SPRINGER-VERLAG / BERLIN . GÖTTINGEN . HEIDELBERG

Hefte zur Unfallheilkunde

Heft 52: Verhandlungen der Deutschen Gesellschaft für Unfallheilkunde, Versicherungs- und Versorgungsmedizin. XIX. Tagung am 26. und 27. Mai 1955 in Goslar. Im Auftrage des Vorstandes herausgegeben von Professor Dr. R. Herget, Essen. Mit 62 Abbildungen im Text. IV, 239 Seiten Gr.-8°. 1956. DM 30,—

Heft 53: Die Spanplastik nach Phemister. Theoretische Grundlagen, Indikation, Technik und Ergebnisse. Von Dr. **Karl Blanke,** Privatdozent für Chirurgie an der Universität Marburg, Leitender Arzt der Chirurgischen Abteilung der Diakonissenanstalt Bremen. Mit einem Geleitwort von Professor Dr. R. Zenker, Marburg/Lahn. Mit 26 Abbildungen. V, 61 Seiten Gr.-8°. 1956. DM 12,80

Heft 54: Bericht über die bei 3308 Unterschenkelbrüchen in den Jahren 1926 bis 1950 im Wiener Unfallkrankenhaus erzielten Behandlungsergebnisse unter Benützung des Hollerithverfahrens. Von Professor Dr. **Lorenz Böhler,** Leiter des Unfallkrankenhauses Wien XX der AUVA, Dr. R. Bartl, Dr. J. Ender, Dr. H. Jahna, Dr. W. Krösl, Dr. H. Krotscheck, Dr. E. Scharizer, Dr. G. Zrubecky. Mit 144 Abbildungen in 246 Einzeldarstellungen. IV, 257 Seiten Gr.-8°. 1957. DM 39,60

Heft 55: Verhandlungen der Deutschen Gesellschaft für Unfallheilkunde, Versicherungs- und Versorgungsmedizin. XX. Tagung am 17. und 18. Mai 1956 in Heidelberg. Im Auftrage des Vorstandes herausgegeben von Professor Dr. R. Herget, Essen. Mit 162 Abbildungen im Text. V, 265 Seiten Gr.-8°. 1957. DM 39,60

Heft 56: Verhandlungen der Deutschen Gesellschaft für Unfallheilkunde, Versicherungs- und Versorgungsmedizin. XXI. Tagung am 6. und 7. Juni 1957 in Köln. Im Auftrage des Vorstandes herausgegeben von Professor Dr. **R. Herget,** Essen. Mit 81 Abbildungen im Text. V, 241 Seiten Gr.-8°. 1958. DM 39,60

Heft 57: Die Begutachtung des Unfallzusammenhanges der Meniscusbeschädigung. Von Privatdozent Dr. **Heinrich Breitenfelder,** Chefarzt der Orthopädischen Klinik Kassel. Mit 4 Abbildungen. IV, 40 Seiten Gr.-8°. 1958. DM 7,60

Heft 58: Experimentelle Grundlagen für den Aufbau einer neuen Knochenbank. Von Dr. med. **Armin Bauermeister.** Mit einem Geleitwort von Professor Dr. R. Wanke, Direktor der Chirurgischen Universitätsklinik Kiel. Mit 60 Abbildungen. IX, 145 Seiten Gr.-8°. 1958. DM 29,60

Heft 59: Zerreißung des äußeren und inneren Knieseitenbandes. Behandlungsergebnisse von 1211 röntgenologisch nachgewiesenen und mit Hollerithkarten verarbeiteten Fällen. Von Dr. **Erich Jonasch,** aus dem Arbeitsunfallkrankenhaus Wien XX der AUVA, Leiter Professor Dr. L. Böhler. Mit 57 Abbildungen. VIII, 88 Seiten Gr.-8°. 1958. DM 18,60

Die Abonnenten der „Monatsschrift für Unfallheilkunde" erhalten die „Hefte zur Unfallheilkunde" zu einem gegenüber dem Ladenpreis um **20 %** *ermäßigten Vorzugspreis.*

HEFTE ZUR UNFALLHEILKUNDE

BEIHEFTE ZUR „MONATSSCHRIFT FÜR UNFALLHEILKUNDE UND VERSICHERUNGSMEDIZIN"

HERAUSGEGEBEN VON PROF. DR. A. HÜBNER, BERLIN

HEFT 60

VERHANDLUNGEN DER DEUTSCHEN GESELLSCHAFT FÜR UNFALLHEILKUNDE VERSICHERUNGS-, VERSORGUNGS- UND VERKEHRSMEDIZIN

XXII. Tagung am 22. und 23. Mai 1958 in Kiel

Im Auftrage des Vorstandes herausgegeben

von

PROFESSOR DR. R. HERGET

Essen

Mit 51 Abbildungen im Text

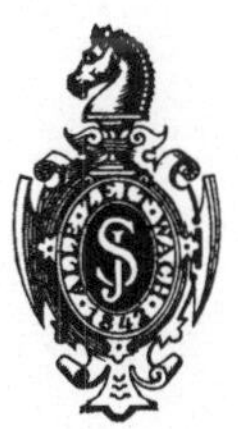

1959

SPRINGER-VERLAG / BERLIN · GÖTTINGEN · HEIDELBERG

ISBN-13: 978-3-540-02422-4   e-ISBN-13: 978-3-642-94760-5

DOI: 10.1007/978-3-642-94760-5

Inhaltsverzeichnis

Seite

Sitzungsbericht

G. E. Störring, Kiel: **Eröffnungsansprache des Vorsitzenden.**

Meine Damen und Herren! Als diesjähriger Vorsitzender der Deutschen Gesellschaft für Unfallheilkunde habe ich die Ehre, Sie hier in Kiel auf das herzlichste zu begrüßen und die 22. Tagung zu eröffnen. Ich freue mich, daß nicht nur die Mitglieder unserer Gesellschaft, sondern auch zahlreiche Gäste und Ehrengäste aus dem In- und Auslande in so großer Zahl heute erschienen sind. Unser besonderer Gruß gilt unseren Mitgliedern, Freunden und Gästen aus dem Osten unseres leider immer noch geteilten Vaterlandes. Hoffentlich bleibt uns Jupiter pluvius in den kommenden Tagen gewogen, damit sich unsere schöne Stadt an der Förde Ihnen von der besten Seite präsentiert.

Vor 19 Jahren, im Juli 1939, fand hier in Kiel schon einmal eine Tagung unserer Gesellschaft statt, und zwar unter der Leitung unseres hochverehrten Ehrenmitgliedes Herrn Prof. A. W. Fischer. Die damalige Tagung war bereits von dem drohenden zweiten Weltkrieg überschattet, der dann ja zu einer Unterbrechung der Tätigkeit unserer Gesellschaft bis zum Jahre 1950 führte.

Gestatten Sie, meine Damen und Herren, daß ich von unseren Ehrengästen zunächst den Oberbürgermeister der Stadt Kiel, Herrn Dr. Müthling, als Gastgeber und Hausherrn dieser Schule begrüße und ihm wie auch dem Leiter der Schule sehr herzlich dafür danke, daß sie uns diesen schönen Saal zur Verfügung gestellt haben. Noch im letzten Augenblick haben Sie, Herr Oberbürgermeister, über tausend DM aus dem Stadtsäckel für die Verdunkelungsanlage locker gemacht und außerdem die Schüler der Hebbelschule einen Tag vor Pfingsten auf Wanderschaft geschickt, — eine Maßnahme übrigens, die uns in Anbetracht des unerschütterlichen Ernstes, mit dem das Reglement des Schulbetriebes im allgemeinen gehandhabt wird, mit besonderer Hochachtung erfüllt.

Die Teilnahme von zahlreichen Vertretern des Bundes, des Landtages, der Regierung, der Universität und der Ärztekammer des Landes Schleswig-Holstein, der Herren Sanitätsoffiziere der Bundeswehr, des Wehrkreisarztes und der Herren des Landessozialgerichtes, wobei ich besonders Herrn Dr. Götz als Vertreter des Bundesarbeitsministeriums und Herrn Min.-Rat Dr. Heigl als Vertreter des Innenministeriums und aus unserem engeren Kreis der Universität den Herrn Prorektor und den Herrn Prodekan der medizinischen Fakultät begrüßen möchte, zeigt Ihnen, wie sehr die Aufgaben unserer Gesellschaft von öffentlichem Interesse sind. Ich bitte zu entschuldigen, wenn ich nicht alle Ehrengäste namentlich angesprochen habe.

Bevor ich nun zum sachlichen Teil übergehe und einige Hinweise zum Programm unserer Tagung gebe, möchte ich zunächst der im letzten Jahr verstorbenen Mitglieder gedenken, an erster Stelle unseres allgemein bekannten Ehrenmitgliedes Herrn Prof. Dr. Fiedrich Quensel, der am 19. 10. 1957 im 85. Lebensjahr verstorben ist. Durch seine klaren, sachlichen Gutachten in schwierigen Zusammenhangsfragen ist er in Ärzte- und Versicherungskreisen in ganz Deutschland bekannt. In der Begutachtungswissenschaft hat er sich durch Arbeiten über Unfallneurose, Spätfolgen von Kopfverletzungen, traumatische Stirnhirn- und Stammganglienschädigungen und vieles andere einen Namen gemacht. In jungen Jahren war er Oberarzt des Leipziger Psychiaters Flechsig gewesen, seit 1910 hat er lange Jahre hindurch die Nervenheilanstalt „Bergmannswohl-Schkeuditz" bei Leipzig geleitet.

Ebenfalls im hohen Alter von 83 Jahren verloren wir am 16. 11. 1957 einen der Altmeister der Chirurgie, Herrn Prof. Dr. Franz Oehlecker, der auch Nicht-Chirurgen als Pionier auf dem Gebiete der Bluttransfusion bekannt ist.

Im Alter von erst 45 Jahren starb der in Hamburg-Altona niedergelassene Chirurg Dr. Lothar Bamberg, der übrigens ein Schüler von Oehlecker war.

Am 7. 8. 1957 verloren wir im Alter von 65 Jahren Herrn Prof. Dr. Erich Eichhoff, Leiter der chirurgischen Abteilung des St.-Elisabeth-Krankenhauses Köln-Hohenlind.

Mit 53 Jahren starb der Facharzt für Chirurgie Dozent Dr. med. habil. Erich Fenster, Chefarzt des Krankenhauses Schloß Büdesheim in Büdesheim/Hessen.

73jährig starb am 20. 12. 1957 der Facharzt für Chirurgie und Chefarzt am Krankenhaus Bergmannsheil in Gelsenkirchen, Dr. Emil Koch.

Kurz vor seinem 56. Geburtstag starb am 15. 1. 1958 der Facharzt für Chirurgie Dr. Ernst Kuhlmann, Hamburg-Fuhlsbüttel.

Im 65. Lebensjahr verstarb am 31. 10. 1957 der Chefarzt der chirurgischen Abteilung des Städt. Krankenhauses Berlin-Kaulsdorf, Herr Dr. med. Karl Martin.

Am 22. 1. 1958 verloren wir im 57. Lebensjahr den Facharzt für Chirurgie, Herrn Prof. Felix Mondry, Chirurg am Stiftshospital in Andernach. Fünf Jahre lang war er Chefarzt des Versorgungskrankenhauses Hessen gewesen; für seine besonderen Verdienste um die Kriegsversehrten war ihm das Bundesverdienstkreuz verliehen worden.

Am 19. 3. 1958 starb im Alter von 73 Jahren der frühere Chefarzt der chirurgisch-gynäkologischen Abteilung des Bethesda-Krankenhauses in Essen-Borbeck, Dr. Rudolf Moser. Im Jahre 1945 hatte er den Wiederaufbau des fast völlig zerstörten Krankenhauses eingeleitet und war bis 1953 Chef des Hauses geblieben.

Wir verloren ferner im 61. Lebensjahr den leitenden Arzt des kathol. Krankenhauses Mönchen-Gladbach-Neuwerk, den Facharzt für Chirurgie Dr. Roland Müller.

Im 85. Lebensjahr verstarb unser altes Mitglied, der Facharzt für Orthopädie Dr. Gustav OTTENDORFF. Er war viele Jahre leitender Arzt des Krüppelheimes Stellingen, Hamburg-Altona, gewesen.

Im 48. Lebensjahr verstarb der Dozent Dr. med. habil. Rolf SCHEIDT, Chefarzt einer chirurgisch-orthopädischen Privatklinik in Ulm.

Außerdem beklagen wir den Tod unseres Mitgliedes Dr. Hans SCHMEIL, Orthopädisches Institut Hamburg.

Im 60. Lebensjahr verstarb der Orthopäde Prof. Dr. Alexander Freiherr VON DANCKELMANN, der zuletzt als Werksarzt der Klöckner-Bergbau A.G., Castrup-Rauxel tätig war.

Erst in diesem Berichtsjahr erfuhren wir schließlich, daß der Facharzt für Chirurgie, Herr Dr. med. Helmut SEIRING, Mühlheim/Ruhr, im Juni 1956 mit 49 Jahren verstorben ist.

Meine Damen und Herren, ich bitte Sie, sich zum Andenken der Verstorbenen von Ihren Plätzen zu erheben. — Ich danke Ihnen.

Meine Damen und Herren, es ist kein Zufall, daß Sie bei der Totenehrung fast ausschließlich Namen von Chirurgen und Orthopäden gehört haben, denn diese stellen ja die überwiegende Mehrheit unserer Mitglieder dar. Sind es doch unsere Chirurgen, die den Betriebs- und Verkehrsverletzten zuerst in Behandlung bekommen und auch die weitere Betreuung vorwiegend zu übernehmen haben. Sie haben daher auch das allergrößte Interesse daran, durch die Tagungen und Tagungsberichte unserer Gesellschaft über die modernen Methoden der Unfallheilkunde auf dem laufenden zu bleiben und mit ihren Fachkollegen die eigenen Erfahrungen auszutauschen. Bei dem Fortschritt unserer ärztlich-wissenschaftlichen Erkenntnisse und der komplexen Natur mancher Unfallfolgen wurde jedoch die Mitarbeit auch anderer medizinischer Fachrichtungen in steigendem Maße erforderlich: Ich brauche nur an die Behandlung der Verbrennungen zu erinnern, an der neben dem Chirurgen auch Dermatologen, Internisten, Serologen u. a. beteiligt sind. Ich erinnere ferner an die gerade bei Verkehrsunfällen so überaus häufigen Schädel-Hirnverletzungen — nach K. H. BAUER sind es etwa 40,5% aller Verkehrsverletzten und 70,8% bei Berücksichtigung der Verkehrstoten —, zu deren diagnostischer Erfassung und fachgerechter Behandlung der Neurologe und Psychiater hinzugezogen werden muß. Da alle Schädel-Hirnverletzten dem nächstgelegenen chirurgischen Krankenhaus zugeführt werden müssen, um Transportgefährdungen wegen des lebensgefährlichen Hirnödems tunlichst zu vermeiden, sollte jeder Chirurg, der solche Verletzten behandelt, grundlegende Kenntnisse der Neurochirurgie wie auch der Neurologie und Psychiatrie besitzen. — Die spätere Begutachtung stellt den Unfallarzt wieder vor neue Probleme. Sie verlangt von ihm besondere Kenntnisse auf dem Gebiet der Versicherungs- und Versorgungsmedizin und Verständnis für die juristische Begriffswelt. Eine enge Zusammenarbeit mit Ärzten und Juristen der Versicherungs- und Versorgungsbehörden hat sich hier als sehr fruchtbar erwiesen.
Die wichtigen Fragen der Unfallverhütung, die in unserer Gesell-

schaft besonders gepflegt wurden, rufen den Arbeitsphysiologen, den technischen Unfallfachmann und — besonders bei Alkoholfragen — den Gerichtsmediziner auf den Plan. Geht es um die Beurteilung der Fahrtauglichkeit, dann sind es vor allem die Psychiater, Psychologen, Augen- und Ohrenärzte, die in den medizinisch-psychologischen Untersuchungsstellen der Technischen Überwachungsvereine tätig sind, die nun wieder Anregung und Gedankenaustausch in unserer Gesellschaft finden können. Schließlich ist durch die Ausdehnung des Unfallbegriffes auf die allerverschiedensten Berufsschäden und Berufskrankheiten ein weites Arbeitsfeld für Internisten und Arbeitsmediziner entstanden.

Die von mir gekennzeichnete Vielschichtigkeit der Unfallproblematik war daher für den Vorstand unserer Gesellschaft, in dem unser Ehrenmitglied Herr Prof. Bürkle de la Camp als langjähriger Schriftführer ein nimmermüder Motor und Initiator war, der eigentliche Grund dafür gewesen, den Beirat über den chirurgischen Bereich hinaus auf die verschiedensten Fachgebiete zu erweitern. Seit 1950 wurde daher alljährlich der Vorsitz und damit die Gestaltung der Tagung einem anderen Fachvertreter übertragen. Die Bonner Tagung 1951 war durch unser Ehrenmitglied Herrn Prof. von Redwitz geleitet worden. Aber schon bei der Tagung in Oldenburg im Jahre 1952 hatte ein Internist und Neurologe, Herr Prof. Bohnekamp, den Vorsitz, wodurch internistische Fragestellungen eine besondere Berücksichtigung fanden. Ein ganzer Nachmittag wurde schon damals verkehrsmedizinischen Problemen gewidmet. Im Jahre 1953 hatte dann in Bad Neuenahr der bekannte Arbeits- und Versorgungsmediziner Herr Min.-Rat Prof. Bauer den Vorsitz, der neben speziellen unfallchirurgischen Fragen der Verbrennung die ihm besonders am Herzen liegenden arbeitsmedizinischen, versicherungs- und versorgungsärztlichen und epidemiologischen Probleme in den Vordergrund stellte. Im nächsten Jahr wurden unter Vorsitz von Herrn Prof. Kreutz chirurgisch-orthopädische Probleme und organisatorische Fragen der orthopädischen Heilbehandlung besonders berücksichtigt. Gleichzeitig wurde aber auch eingehend über Schädelhirnverletzungen bei Verkehrsunfällen, über Unfallpsychologie, Grundlagen der Begutachtung und ihre Fehlerquellen diskutiert. 1955 gab in Goslar der Gerichtsmediziner Herr Prof. Jungmichel der Tagung das Gepräge. Er stellte das Problem: „Alkohol und Verkehrssicherheit" in den Mittelpunkt und ließ durch Herrn Prof. K. H. Bauer, Heidelberg, in einem programmatischen Vortrag über Ursachen der Verkehrsunfälle und ihre Verhütung eine eindrucksvolle Statistik vorlegen. K. H. Bauer leitete dann 1956 in Heidelberg die 20ste Tagung, auf der er wiederum mit Elan und Überzeugungskraft über das Unfallgeschehen in der heutigen Zeit, insbesondere über Verkehrsunfälle und ihre Verhütung wichtige Untersuchungsergebnisse mitteilte, die nicht zuletzt zur Einführung der Geschwindigkeitsbegrenzung in geschlossenen Ortschaften beigetragen haben. Die Statistik hat seiner Prophezeiung, daß dadurch die Zahl der Verkehrsunfälle mit tödlichem Ausgang zurückgehen werde, recht gegeben. Auf der letzten Tagung in Köln wurden von Herrn Prof. Tönnis wiederum verkehrsmedizinische Probleme unter den verschiedensten Gesichtspunkten beleuchtet und die

Fragen einer wirkungsvollen ersten Hilfe eingehend erörtert. Von ihm und seinen Mitarbeitern wurden in einem Rahmenthema Probleme der Hirnerschütterung und Hirnprellung sowie der Rückenmarksverletzung vorgetragen und zur Diskussion gestellt, wobei verständlicherweise den neurologischen und neurochirurgischen Gesichtspunkten eine besondere Beachtung zuteil wurde.

In diesem Jahre habe ich als Psychiater die Aufgabe, der Vielschichtigkeit des unfallmedizinischen Problemkreises gerecht zu werden und psychologisch-psychiatrischen Gesichtspunkten einen etwas größeren Raum zu geben. Meine Aufgabe ist nicht ganz leicht, denn ich stehe im Schatten eines großen Meisters der praktischen Begutachtung und Begutachtungswissenschaft, des Nestors der Psychiatrie und Unfallbegutachtung, Prof. REICHARDT, unseres verehrten Ehrenmitgliedes, der vor 21 Jahren in Würzburg als Psychiater die 12. Tagung unserer Gesellschaft leitete. Leider konnte Herr Prof. REICHARDT nicht nach Kiel kommen. Ende vorigen und Anfang dieses Jahres mußte bei ihm wegen einer Sepsis eine zweimalige Amputation vorgenommen werden, von der er sich jetzt noch nicht genügend erholt hat. Bei einem Krankenbesuch konnte ich feststellen, daß mein verehrter Lehrer jetzt, wo ihn selbst das Schicksal schwerer Krankheit heimgesucht hat, das vorlebt, was er immer gelehrt hat, daß nämlich zur Gesundung ein starker Gesundungswille gehört. Er hat ja früher in Rede und Schrift immer wieder darauf hingewiesen, daß der Gesundungswille durch das Bewußtsein des Versichertseins gelähmt und der Heilverlauf erheblich verzögert werden könne. Es war mir auch eine Freude zu sehen, welch' großen Auftrieb es ihm gab, als er die Korrekturen seines wiedergeborenen Lieblingskindes, seiner „Einführung in die Unfall- und Rentenbegutachtung", erhielt. Es ist das Buch, von dem Herr Prof. WARNER auf der Tagung in Stuttgart sagte, daß es in seinen Grundlagen noch heute modern sei und ein Bollwerk gegen eine allwärts anzutreffende Willkür in der unfallmedizinischen Begutachtung darstelle. Schon vor 43 Jahren hatte REICHARDT im Vorwort zur ersten Auflage 1915 gesagt, er habe dieses Buch nur deshalb geschrieben, weil nach seinen Feststellungen von jeder Gutachtergeneration immer wieder dieselben Fehler gemacht würden. Diese Fehler liegen, wie Sie auch heute wieder hören werden, viel seltener auf fachlichem als auf psychologischem Gebiet. Vergeblich erging schon damals der Ruf nach einer sorgfältigen Ausbildung der Ärzte in medizinischer Psychologie, von der die Begutachtungspsychologie ja ein wichtiger Bestandteil ist. Sie besteht bekanntlich nicht nur aus der Psychologie des zu begutachtenden Versicherten, sondern auch aus der Psychologie des untersuchenden und begutachtenden Arztes. Unsachlichkeiten in der Beurteilung entstehen vor allem dadurch, daß der Arzt es vielfach nicht fertig bringt, seine subjektiv einfühlende Einstellung, an die er als Helfer seiner Kranken gewöhnt ist, mit der des objektiv feststellenden und urteilenden Sachverständigen zu vertauschen. So verfällt er z. B. bei der Beantwortung von Zusammenhangsfragen allzu leicht in den Fehler eines gefühlsbetont-naiven Kausalitätsdenkens, das er ungeprüft von seinen Patienten übernimmt. Vage Denkmöglichkeiten werden dann für Wahrscheinlichkeiten gehalten, und in unklaren Fällen, wo er ein „non liquet" aussprechen müßte, entschließt er sich zu einem „in dubio pro aegroto" und verwertet Vorgeschichte und Befund in entsprechender Weise. Fehler entstehen aber auch dadurch, daß dem dynamischen, biologisch-genetischen Denken des Arztes die mehr statisch-logischen Begriffe berufsgenossenschaftlicher, versicherungs- und versorgungsrechtlicher Art fremd sind und nicht selten falsch verstanden werden. Auf der Seite des zu Begutachtenden liegen ja bekanntlich die Fehlerquellen für eine objektive Beurteilung vor allem darin, daß er dazu neigt, alle von ihm registrierten Störungen und Beschwerden, denen ganz andere Ursachen zugrunde liegen können, auf den Unfall bzw. die Verletzung zu beziehen.

Über diese abnormen seelischen Reaktionen der verschiedensten Herkunft wird Ihnen mein Mitarbeiter Herr DÖHNER berichten. Aus dem reichen Programm unserer Tagung, das sich in Ihren Händen befindet, möchte ich einige Themen in aller Kürze nennen. Neben verschiedenen Fragen der Begutachtung und Begutachtungspsychologie werden wir ein chirurgisch-orthopädisches Rahmenthema über die Wiederertüchtigung von Ohnhändern hören, ferner ein Rahmenthema mit wichtigen neurochirurgischen Stellungnahmen zu der Frage, welche Kontrastdarstellungen nach frischen Kopfverletzungen in diesem sehr labilen Ödemstadium dem verletzten Hirn zumutbar sind, schließlich sind auch wieder mehrere verkehrsmedizinische Vorträge vorgesehen, die unter dem Gesamtthema „Alter und Verkehrssicherheit" stehen.

Meine Damen und Herren, möge auch diese 22. Tagung unserer Gesellschaft dazu beitragen, daß der Unfallverletzte die denkbar beste Betreuung erhält, daß ferner die sachliche Begutachtung gefördert wird und daß schließlich der Unfallverhütung neue Impulse gegeben werden.

Bevor wir nun in unser Programm eintreten, haben wir die große Freude, daß einige unserer Ehrengäste zu uns sprechen werden, zunächst Herr Oberbürgermeister Dr. MÜTHLING, dann Herr Dr. GÖTZ als Vertreter des Bundesarbeitsministers, Herr Ministerialrat Dr. HEIGL als Vertreter des Innenministers und Sozialministers und schließlich von unserer Universität der Prorektor Herr Prof. HAMMER als Vertreter von Rektor und Senat und Spektabilität Herr Prof. PROPPE für die medizinische Fakultät der Universität Kiel.

J. MÜLLER, Düsseldorf-Oberkassel: Einige Anhaltspunkte für die ärztliche Gutachtertätigkeit im Versorgungswesen in der gesetzlichen und privaten Unfallversicherung.

Für einen Gutachter ist eine gründliche ärztliche Kenntnis unbedingte Voraussetzung. Diese Kenntnis kann sich nicht nur auf sein Fachgebiet selbst erstrecken, sondern muß auch hinüberreichen auf die Nachbarfachgebiete. Vor allen Dingen muß er sein eigenes Können sicher einzuschätzen vermögen und da, wo die Grenzen des eigenen Wissens und Könnens erreicht sind, andere Gutachter hinzuziehen. Die ärztlichen

Kenntnisse sind jedoch nur *eine* der Voraussetzungen für die Erstellung eines Gutachtens. Ebenso wichtig ist auch die genaue Kenntnis der Vorschriften oder Bedingungen, die für die Beurteilung des gerade anstehenden Falles gelten. Ohne dieses genügende Wissen kann ein Gutachten seinen Zweck nicht erfüllen, wenn es auch unter Zugrundelegung der vollkommensten ärztlichen Kenntnisse erstellt worden ist. Das schädigende Ereignis selbst, das für den zu begutachtenden Körperschaden verantwortlich gemacht wird, wird von der zuständigen Verwaltungsbehörde (dieses kann sein das Versorgungsamt, eine Berufsgenossenschaft, eine private Versicherungsgesellschaft, eine Behörde) im einzelnen festgelegt.

Der Gutachter ist an diese Feststellungen gebunden und hat sein Gutachten entsprechend einzurichten. Er kann wohl den Auftraggeber auf vorhandene Unstimmigkeiten aufmerksam machen. Für den Arzt ist es nur zu begrüßen, daß er sich um die Feststellungen und näheren Umstände des Ereignisses selbst zunächst nicht zu kümmern braucht und klare Angaben darüber erhält. Diese Angaben muß er oft jedoch wesentlich ergänzen, wenn es die Diagnosenstellung erfordert.

Aufgabe des Arztes ist es nun, festzustellen, ob der vorhandene Körperschaden mit dem angeschuldigten Ereignis ursächlich in Zusammenhang gebracht werden kann. Dies ist meist nicht schwierig, wenn kurz nach dem eingetretenen oder behaupteten Ereignis eine erschöpfende Untersuchung stattgefunden hat. Diese Untersuchung selbst kann nicht genau genug sein und muß mit allen zur Verfügung stehenden Hilfsmitteln durchgeführt werden. Eine bei der ersten Untersuchung unterlassene Röntgenaufnahme kann später zu vielen Unklarheiten und Streitigkeiten führen.

Wenn die erste Untersuchung und das Ereignis zeitlich weit auseinandergerückt sind und die erforderlichen Unterlagen fehlen, treten häufig Schwierigkeiten auf, die der Arzt in seinem Gutachten erörtern muß. Nicht immer wird es gelingen, mit absoluter Sicherheit die Frage des ursächlichen Zusammenhanges zu lösen. Es genügt die Wahrscheinlichkeit, jedoch nicht die Möglichkeit.

Auf diese Begriffe im einzelnen einzugehen, verbietet mir die zur Verfügung stehende Zeit. Ich verweise auf die vom Bundesministerium für Arbeit herausgegebenen „Anhaltspunkte für die ärztliche Gutachtertätigkeit im Versorgungswesen".

Das schädigende Ereignis kann eine Einwirkung auf den Körper von längerer Dauer sein, es kann sich auch um ein nur kurzfristig einwirkendes Geschehen handeln. Die länger einwirkenden Schädigungen bezeichnen wir für die ehemaligen Soldaten als die dem Wehrdienst eigentümlichen Verhältnisse. Nach der gesetzlichen Unfallversicherung sind es die Berufskrankheiten, d. h. Erkrankungen ganz besonderer Art, die durch ganz bestimmte und im Gesetz festgelegte Schädigungen entstehen.

In der Privatunfallversicherung kennt man Entschädigungen für Ereignisse dieser Art nicht, weil die private Unfallversicherung nur für die Unfälle besteht.

Der Unfallbegriff findet sich im Bundesversorgungsgesetz, im Soldatenversorgungsgesetz, in der gesetzlichen Unfallversicherung, im Bundesbeamtengesetz, bei der Wehrmachtversorgung der ehemaligen Berufsssoldaten und Wehrmachtsbeamten und in der Privatunfallversicherung. Er wird jeweils anders ausgelegt, und zwar erweitert oder eingeengt, je nachdem die Art der Versicherung dies für tunlich hält.

In dem jetzt nicht mehr geltenden Wehrmachtsfürsorge- und Versorgungsgesetz, nach dem die Soldaten während des Krieges versorgt wurden, findet sich unter § 4 eine Erklärung für den Unfall, und zwar werden als Unfallfolgen Körperschäden angenommen, die während des Dienstes durch ein auf äußerer Einwirkung beruhendes, plötzliches, örtlich und zeitlich bestimmbares Ereignis verursacht sind.

Als Unfall konnte nach diesem Gesetz auch gelten eine akute Erkältung (z. B. nach Erhitzung im Dienst und plötzlicher starker Abkühlung), und eine Infektionskrankheit, auch wenn sich weder der Ort noch die Zeit der Infektion genau feststellen läßt, sondern nur feststeht, daß der Soldat dieser Infektion bei Ausübung seines Dienstes in besonderem Maße ausgesetzt war. Hier finden wir eine sehr weitgehende Ausdehnung des Unfallbegriffes, die deshalb möglich ist, weil alle Körperschäden, die durch den Dienst verursachte Einwirkungen entstehen, als Wehrdienstbeschädigungen anzusehen sind. Das Bundesversorgungsgesetz erwähnt im § 1 auch den Unfall. Eine Erklärung des Unfallbegriffes findet jedoch nicht statt.

Da nach dem BVG der Unfall keine besondere Art der Beurteilung findet, ist auch von einer näheren Bestimmung des Unfallbegriffes abgesehen worden. Das gleiche gilt für das neue Soldatenversorgungsgesetz der heutigen Bundeswehr.

In der Reichsversicherungsordnung findet sich auch keine abschließende Definition des Unfallbegriffes. Er ist festgelegt durch gerichtliche Entscheidungen und durch den allgemeinen Gebrauch.

Das Ereignis ist dann ein Arbeitsunfall, wenn es ein auf äußerer Einwirkung beruhendes, plötzliches, längstens in einer Arbeitsschicht auftretendes, örtlich und zeitlich bestimmbares Ereignis ist, das den Tod, eine Körperverletzung oder die Beschädigung eines Körperersatzstückes verursacht hat und das in Ausübung oder infolge der dienstlichen Tätigkeit eintritt.

Nach dem Bundesbeamtengesetz erhalten Beamte eine besondere Unfallversorgung, wenn sie sich einen Dienstunfall zugezogen haben. Nach § 135 des BBG wird folgende Definition gegeben:

Dienstunfall ist ein auf äußere Einwirkung beruhendes plötzliches, örtlich und zeitlich bestimmbares, einen Körperschaden verursachendes Ereignis, das in Ausübung oder infolge des Dienstes eingetreten ist.

Erkrankt ein Beamter durch seine Tätigkeit an einer Infektionskrankheit, so liegt auch ein Unfall vor, wenn es sich um eine der besonders bezeichneten Infektionskrankheiten handelt.

Im Gegensatz zu der Auslegung des Unfallbegriffes nach dem W.F.V.G. ist also die Zahl der Infektionskrankheiten wesentlich eingeengt.

Dies hat volle Berechtigung, weil der Beamte gleichzeitig auch außerhalb des Dienstes sehr vielen Infektionen ausgesetzt ist und als Dienstunfall nur *die* Erkrankung gelten kann, die mit Sicherheit durch den Dienst erworben wurde. Die ehemaligen Berufssoldaten und Wehrmachtbeamten können eine entsprechend günstigere Versorgung z. T. auch bekommen, wenn sie einen Dienstunfall erlitten haben.

Die Privatunfallversicherung hat den Unfallbegriff ganz anders gefaßt.

Während das Merkmal des Plötzlichen bei einem Arbeitsunfall sich über eine ganze Arbeitsschicht ausdehnen kann, also z. B. der ungünstige Witterungseinfluß während der Schicht, ist die Unfalldefinition in der privaten Unfallversicherung wesentlich strenger und enger gefaßt. In der privaten Unfallversicherung liegt ein Unfall vor, wenn der Versicherte durch ein plötzlich von außen auf seinen Körper wirkendes Ereignis unfreiwillig eine Gesundheitsschädigung erleidet.

Als Unfall gelten auch: a) durch plötzliche Kraftanstrengung hervorgerufene Verrenkungen, Zerrungen und Zerreißungen. (Hierbei handelt es sich nicht um von außen wirkende Ereignisse.) b) Wundinfektionen, bei denen der Ansteckungsstoff durch eine Unfallverletzung in den Körper gelangt ist.

Hier wird also die Infektionskrankheit im allgemeinen, die durch Eindringen der Krankheitskeime durch die natürlichen Körperöffnungen entsteht, ausgeschlossen. Es werden nur die Infektionen als Unfallfolgen angesehen, bei denen es zu einer Verletzung der Haut kommt. Um aber völlige Klarheit zu schaffen, schließen die Versicherungsgesellschaften als Unfall aus: Vergiftungen (bei diesen kann der Giftstoff durch die natürlichen Körperöffnungen sowie durch die Haut eindringen), und als Infektionskrankheiten besonders Malaria und Flecktyphus, weil bei diesen Erkrankungen die Erreger durch die Haut infolge eines Mückenbzw. Lausebisses eindringen. Gewerbekrankheiten und Erkrankungen infolge psychischer Einwirkungen, Gesundheitsschädigung durch Licht, Temperaturen und Witterungseinflüsse, sowie durch radioaktive Strahlungen werden auch ausgeschlossen. Für die Heilberufe gibt es noch besondere Bedingungen, die die Eigenart dieser Berufe berücksichtigen.

Die Unfallfolgen können durch den Unfall hervorgerufen werden, der Unfall kann aber auch die Verschlimmerung eines bereits bestehenden krankhaften Zustandes verursachen. Sind die Unfallfolgen durch den Unfall hervorgerufen, dann ist er die Hauptursache und alle weiteren Verschlimmerungen sind dem Unfallgeschehen im allgemeinen zur Last zu legen, falls nicht eine besondere neue Einwirkung nachweisbar ist.

Hat dagegen das Unfallgeschehen nur eine verschlimmernde Wirkung, so ist bei späterer weiterer Verschlimmerung zu entscheiden, ob die anerkannte Verschlimmerung richtunggebend für den weiteren Verlauf gewesen ist. Von einer vorübergehenden oder vorübergegangenen Verschlimmerung eines Leidens kann nur dann gesprochen werden, wenn der Ausgangszustand vor Eintritt der Schädigung entweder erreicht ist oder in absehbarer Zeit erreicht wird.

Es ist also bei der vorübergehenden oder vorübergegangenen Verschlimmerung nachher keine Unfallfolge mehr vorhanden. Diese Unfälle interessieren gutachterlich kaum.

Wesentlich sind die Fälle, in denen eine bleibende oder sehr lang anhaltende Verschlimmerung durch einen Unfall eingetreten ist. Dabei muß dann noch unterschieden werden, ob es sich um eine richtunggebende oder um eine nicht richtunggebende Verschlimmerung handelt. Auf diese Unterschiede einzugehen, muß ich mir leider auch versagen.

Der Unfall kann auch ein nur in der Anlage vorhandenes Leiden oder ein Leiden, das keine Krankheitssymptome zur Zeit aufweist, manifest werden lassen, also auslösen. Dann ist zu entscheiden, ob der Unfall als wesentliche und unwesentliche Teilursache anzusehen ist.

Ist das auslösende Ereignis geringfügig, also nur eine Gelegenheitsursache, eine unwesentliche Teilursache, so ist es nur ein Anlaß. In einem solchen Falle kann keine Unfallfolge vorliegen, da das angeschuldigte Ereignis durch jedes belanglose Ereignis ähnlicher Art ersetzt werden kann.

Das Ereignis (der Unfall) kann aber auch eine wesentliche Teilursache für den späteren Zustand sein. In diesem Falle muß das Leiden als Unfallfolge im Sinne der Verschlimmerung angenommen werden.

Beim Bücken oder Aufstehen stellt sich ein plötzlich auftretender Schmerz im Rücken im Sinne eines Hexenschusses ein. Der krankhafte Zustand ist zurückzuführen auf eine schon lange vorhanden gewesene Bandscheibenschädigung. Wenn dagegen im unmittelbaren Anschluß an einen schweren Autozusammenstoß, womöglich noch mit Gehirnerschütterung und vielen Knochenbrüchen erstmalig sich die Symptome eines depressiven Schubes oder einer multiplen Sklerose zeigen, so muß dem schweren Ereignis doch meist eine wesentliche Teilursache an der Auslösung des depressiven Schubes oder der organischen Nervenkrankheit zugeschrieben werden.

Die Unfall*folgen*, also der durch einen Unfall entstandene Körperschaden, können auch ein schon vorhandenes, völlig unabhängiges Leiden ungünstig beeinflussen. Tritt dann z. B. der Tod an diesem unabhängig bestehenden Leiden durch den unfallbedingten ungünstigen Einfluß mindestens ein Jahr früher ein, als er normalerweise eingetreten wäre, dann muß der Tod als Unfallfolge angesehen werden. Sehr häufig wird diese Art der Beweisführung versucht, aber leider oft zu Unrecht oder nicht völlig schlüssig. Ein Pathologe behauptete vor kurzer Zeit in einem Gutachten folgendes: Er fand bösartige Tumormetastasen eines Melanosearkomes in der Wirbelsäule und Gehirnmetastasa-sen, die vor dem Einbruch in einen Ventrikel standen. Den schnellen Verlauf der Tumorentwicklung führte er auf mangelnde Abwehrfähigkeit des Organismus zurück. Diese war nach seiner Auffassung entstanden durch eine jahrelange Fisteleiterung in der Analgegend nach Granatsplitterverletzung. Er vertrat die Auffassung, daß der Tod durch den Tumor wenigstens ein Jahr früher eingetreten sei, als er normalerweise ohne die Eiterung sich eingestellt hätte. Solchen Schlüssen kann man wohl nicht folgen.

Für den vorhandenen Körperschaden wird ein Entgelt gezahlt, eine Rente. Die Berechnung der geldlichen Entschädigung ist jedoch in der Kriegsopferversorgung, in der gesetzlichen Unfallversicherung und in der privaten Unfallversicherung völlig verschieden. Die Schwere des Körperschadens wird in Prozenten ausgedrückt, die besagen, um wieviel die Erwerbsfähigkeit gemindert ist. Wir reden also von der Minderung der Erwerbsfähigkeit. Unrichtigerweise wird vielfach der Ausdruck Erwerbsminderung (EM) oder Erwerbsverminderung (EvM) gebraucht. Diese Bezeichnungen sind unlogisch; es kann niemals eine Minderung oder Verminderung des Erwerbes angegeben werden, da dieser von ganz anderen Umständen abhängig ist als von der körperlichen Behinderung.

In der privaten Unfallversicherung wird der Ausdruck Invalidität und Invaliditätsgrad angewandt.

In der Kriegsopferversorgung wird die Minderung der Erwerbsfähigkeit in Prozenten ausgedrückt, deren Wert durch 10 teilbar ist. Dabei wird erst Rente gezahlt von einer MdE von 30% ab. Werte unter 5% erhöhen den Zehnersatz nicht, Werte über 5% erhöhen den Zehnersatz.

Dies gilt, wie ich eben sagte, jedoch nur für die Kriegsopferversorgung. In der gesetzlichen Unfallversicherung kennt man kleinere Einteilungen. Außerdem wird dort Rente gezahlt schon von einer MdE von 20% ab.

Die ärztlich geschätzten Werte geben nun nicht immer die wirkliche MdE an, sie liegen meist darüber. Ihre Anwendung richtet sich nach besonderen Tabellen, die Allgemeingut geworden sind. Dabei ist die Bewertung in der Kriegsopferversorgung etwas höher, als bei der gesetzlichen Unfallversicherung. Körperschäden, die nicht in den Tabellen enthalten sind, werden bewertet, indem sie zu in der Tabelle vorhandenen Angaben in Vergleich gesetzt werden. Sowohl in der Kriegsopferversorgung, wie auch in der gesetzlichen Unfallversicherung wird die Minderung der Erwerbsfähigkeit auf dem allgemeinen Arbeitsmarkt eingeschätzt, in der privaten Unfallversicherung wird dagegen der versicherte Beruf oder die versicherte Tätigkeit zugrunde gelegt. Es können also beim gleichen Körperschaden je nach dem Grund der Begutachtung völlig verschiedene Werte sich ergeben. In der privaten Unfallversicherung gibt es feststehende Sätze für den Verlust von Gliedmaßen. Hierbei beträgt der Verlust der Gliedmaßen einen bestimmten Prozentsatz der Versicherungssumme. Ein *geschädigtes* Glied wird in der privaten Unfallversicherung danach bewertet, wie es in seiner Funktion gestört ist.

Dies will ich an einem Beispiel klar machen: Unterstellt wird eine Unfallversicherung mit DM 100000,— für volle Invalidität.

Der Verlust eines Beines beträgt 50% der Versicherungssumme. Somit würde der Unfallverletzte bei Verlust des Beines DM 50000.— erhalten. Wenn das Bein nun z. B. durch eine erhebliche Verletzung des Kniegelenkes um 25% in seiner Funktionsfähigkeit gestört ist, dann würde der Versicherte ein Viertel von 50000,— DM = 12500,— DM erhalten.

„Jede Störung der körperlichen Unversehrtheit beeinträchtigt in mehr oder weniger großem Ausmaß das seelische Gleichgewicht." Die Durchschnitts-MdE-Sätze berücksichtigen die üblichen seelischen Begleiterscheinungen bereits. Anders wären sonst die angegebenen MdE-Werte für die verschiedenen Arten der Entstellung des Gesichtes oder für Verlust von Teilen des Gesichtes, oder eine hohe MdE für den Verlust von Körperteilen, die mit der Erwerbsfähigkeit nichts zu tun haben, nicht zu verstehen. Scharf getrennt von den seelischen Begleiterscheinungen, bei denen der Beschädigte Objekt eines Geschehens ist, müssen die psychogenen und neurotischen Erscheinungen anläßlich einer Schädigungsfolge werden, bei denen der Träger der psychogenen oder neurotischen Reaktion Subjekt ist. Diese seelischen Erscheinungen haben einen in dem Träger der Reaktion selbst liegenden Grund, und der Träger verfolgt damit — meist ohne klare Absicht — eine Tendenz.

Liegen mehrere Körperschäden vor, die nicht durch ein einzelnes, sondern durch mehrere zeitlich getrennte Ereignisse entstanden sind, so wird in der *Kriegsopferversorgung*, die für die einzelnen Leiden sich ergebende Teil-MdE zu einer Gesamt-MdE zusammengezogen.

Dabei ist das Resultat nicht eine bloße Addition. Die Gesamt-MdE kann niedriger, sie kann auch höher liegen als die Gesamt-Addition; höher z. B. wenn zu einem Augenverlust der zweite Augenverlust hinzutritt. In der *gesetzlichen Unfallversicherung* wird jedoch jeder Unfall mit seinen Folgen für sich bewertet. Für jeden Unfall wird ein besonderer Bescheid erteilt. Es kommt also hier niemals zur Feststellung einer Gesamt-MdE für die Folgen *mehrerer* Unfälle. Dadurch ist es z. B. möglich, daß ein Beschädigter, der mehrere Unfälle erlitten hat, Rente bekommt, die höher als 100% ist. Wenn also z. B. ein Beinamputierter für einen Unfall Rente nach einer MdE von $66^2/_3\%$ bezieht, nachher auch noch einen Arm verliert, dann bekommt er für diesen Armverlust noch einmal 60 oder 70%, also insgesamt erhält er weit über 100%. Dies trifft sowohl zu, wenn die beiden Unfälle von verschiedenen Berufsgenossenschaften entgolten werden, als auch, wenn es sich in beiden Fällen um die gleiche Berufsgenossenschaft handelt.

Die nach Festlegung eines bestimmten Prozentsatzes auszuzahlende Rente liegt in der Kriegsopferversorgung allgemein fest, lediglich wird bei Schwerbeschädigten, d. h. bei Kriegsbeschädigten, deren MdE über 50% liegt, dann noch eine Ausgleichsrente bezahlt, wenn ein gewisses Mindesteinkommen nicht überschritten wird.

In der gesetzlichen Unfallversicherung richtet sich die Höhe der Rente nach dem letzten Jahresarbeitsverdienst. In der privaten Unfallversicherung ist die Auszahlung abhängig von der Höhe der Versicherungssumme. Während — wie vorher schon erwähnt — bei den Berufsgenossenschaften der letzte Jahresarbeitsverdienst zugrunde gelegt wird, bildet die landwirtschaftliche Berufsgenossenschaft eine Ausnahme. Hier wird nach festliegenden Sätzen für den Jahresarbeitsverdienst die Rente berechnet. Dabei ergibt sich aber bei Beurteilung von landwirtschaftlichen Unfällen für den Arzt eine besondere Schwierigkeit, das ist die Berücksichtigung der Vorbeschränkung. Der Jahresarbeitsverdienst wird nämlich bei der Rentenberechnung um den Prozentsatz gekürzt, der als Minderung der Erwerbsfähigkeit schon bei Eintritt des Unfalles vorlag.

Bestand also z. B. vorher eine MdE von 50%, also eine Vorbeschränkung, gleichviel aus welchem Grunde, so vermindert sich der der Rentenberechnung zugrundezulegende Arbeitsverdienst auf die Hälfte. Die dann noch verbliebene Erwerbsfähigkeit muß ärztlicherseits als voll zugrunde gelegt werden, und es muß beurteilt werden, um wieviel Prozen der neu eingetretene Schaden diese um die Hälfte schon reduzierte Erwerbsfähigkeit herabgesetzt hat. Wenn also normalerweise die Versteifung eines Kniegelenkes mit 30% bewertet ist, so müßte sie in vorliegendem Falle mit 60% bewertet werden. Der Beschädigte erhält dann eine Rente von 60%, berechnet nach der Hälfte des Jahresarbeitsverdienstes.

Ein anderes Beispiel: Ein selbständiger Landwirt, Besitzer eines mittleren Betriebes, der selbst aber noch voll körperlich mitarbeiten muß, leidet an einer weit fortgeschrittenen Bechterew'schen Erkrankung. Er ist nur noch in der Lage, in seinem Betrieb Aufsicht zu führen. Er kann mühsam seinen Hof besuchen, sich in den Ställen aufhalten, die Fütterung überwachen und die Hofarbeit kontrollieren. Während eines solchen Aufsichtsganges wird er von einem frei herumlaufenden Widder umgerannt und zieht sich eine Schenkelhalsfraktur zu, die mit einer Versteifung des Hüftgelenkes endete. Der Gutachter schätzte die Minderung der Erwerbsfähigkeit auf 30%. Dagegen Klage. Im Sozialgerichtsverfahren wurde berücksichtigt, daß eine Vorbeschränkung von 80% vorlag. Der noch verbliebene Rest von Erwerbsfähigkeit, diese 20%, waren durch den Unfall verlorengegangen. MdE deshalb 100% bei einer Vorbeschränkung von 80%. Der Rentenberechnung werden nur 20% des Jahresarbeitsverdienstes zugrunde gelegt. Die Berücksichtigung der Vorbeschränkung bei Begutachtungen für landwirtschaftliche Berufsgenossenschaften erwähne ich deshalb so ausführlich, weil die wenigsten Gutachter diese Tatsache kennen und dadurch ihre Gutachten nicht dem Sinne des Gesetzes entsprechend erstellen. Es gibt dadurch vor den Gerichten unnötige Streitverfahren, bei denen die erstellten Gutachten keine Geltung haben können, da sie zwar ärztlich richtig, aber nicht den gesetzlichen Bestimmungen entsprechend ausgestellt sind.

In den meisten Fällen, in denen eine Rente einmal festgesetzt ist, erfolgt später auch noch eine Nachuntersuchung von Amts wegen oder auf Antrag, um festzustellen, ob eine Änderung des Zustandes eingetreten ist, und zwar eine Besserung oder Verschlimmerung. In allen diesen Fällen muß zum Vergleich das Gutachten herangezogen werden, das dem letzten maßgeblichen Bescheid zugrunde lag. Dies braucht nicht immer das letzte Gutachten zu sein.

Wenn mehrere Körperschäden gleichzeitig durch den Bescheid anerkannt sind und ihr Gesamteinfluß auf den Körper durch eine Gesamt-MdE zum Ausdruck gekommen ist, dann muß bei einer Änderung irgendeines der vorhandenen Leiden eine Neufestsetzung der Einzel-MdE für jedes einzelne Leiden erfolgen. An die frühere Einschätzung ist der Gutachter dann nicht mehr gebunden, es empfiehlt sich jedoch, nur dann von der früheren Einschätzung abzuweichen, wenn gewichtige Gründe hierfür vorliegen.

Als Beispiel gebe ich folgendes an: Drei Leiden a, b, c mit je 20% Einzel-MdE sind insgesamt anerkannt mit einer Gesamt-MdE von 50%.

Unterstellen wir, das Leiden a) ist ausgeheilt, so bleiben noch Leiden b) und c) übrig. Dann ist erneut zu prüfen, wie hoch die Einzel-MdE für Leiden b) und c) und wie sich die Gesamt-MdE für die beiden noch vorhandenen Leiden berechnet.

In der privaten Unfallversicherung wird ein Schaden meist dann, wenn ein Dauerzustand erreicht ist oder überbleibt, in einer Summe abgefunden, die sich nach der Höhe der Versicherungssumme richtet.

Es gibt aber auch den Fall einer dauernden Rentenzahlung. In diesem letzten Fall ist der Versicherte verpflichtet, in den auf die erstmalige Festsetzung der Entschädigung folgenden 5 Jahren sich auf Verlangen der Versicherung einer Untersuchung zu unterziehen. Tritt eine Änderung des Zustandes ein, so haben beide Teile das Recht, eine Änderung der Rente zu verlangen. Dies gilt aber nur für die private *Unfall*versicherung, nicht für die Haftpflichtversicherung.

Erklärt sich der Beschädigte mit dem Rentenbescheid in der Kriegsopferversorgung oder in der gesetzlichen Unfallversicherung nicht einverstanden, so hat er das Recht, diesen Bescheid anzufechten. In der Kriegsopferversorgung steht ihm zunächst der Widerspruch beim Landesversorgungsamt, dann noch die Klage beim Sozialgericht, die Berufung beim Landessozialgericht und die Revision beim Bundessozialgericht zu. In der gesetzlichen Unfallversicherung stehen ihm nur die Instanzen der Sozialgerichtsbarkeit zur Verfügung. Ein Widerspruchsverfahren gibt es nicht.

In der privaten Unfallversicherung tritt auf seinen Einspruch hin eine Kommission zusammen. Die Kommission setzt sich rechtmäßig zusammen aus zwei Ärzten, von denen jede Partei einen benennt und als drittem Arzt einem Obmann. Dies ist entweder ein beamteter Arzt oder der leitende Arzt einer öffentlichen Heilanstalt oder ein Hochschullehrer. Das Urteil dieser Kommission ist für den Versicherten und Versicherer verbindlich.

Es tritt auch häufig der Fall ein, daß im Verlauf der Zeit die Unrichtigkeit der bisherigen Anerkennung festgestellt wird, daß also zu Unrecht eine Rente gezahlt wird. In der Kriegsopferversorgung kann eine Berichtigung stattfinden durch Erteilung eines Zuungunstenbescheides. Dabei ist jedoch die Verwaltung verpflichtet, die offensichtliche Unrichtigkeit nachzuweisen. Es kommen hier die Fälle in Frage, bei denen sich später herausstellt, daß eine Schädigung in dem früher anerkannten Sinne nicht stattgefunden hat oder daß eine Täuschung vorgelegen hat. Es kann auch sein, daß die ärztlich gestellte Diagnose unrichtig war und zu der damaligen Zeit hätte richtig gestellt werden können, wenn die natürlichen Voraussetzungen dafür vorhanden gewesen wären. Wenn also z. B. eine Lungentuberkulose anerkannt war und sich später herausstellt, daß es sich nicht um eine Lungentuberkulose, sondern um einen Tumor handelt, ist eine offensichtlich unrichtige Diagnose gestellt worden. Das Verfahren kann jedoch nicht angewandt werden, wenn sich lediglich im Laufe der Zeit eine andere wissenschaftliche Meinung gebildet hat und die damals gestellte Diagnose zur damaligen Zeit als richtig angesehen wurde. So wurden während des zweiten Weltkrieges alle Fälle von Lymphogranulomatose anerkannt, da die Infektions-Theorie zur damaligen Zeit eine gewisse Wahrscheinlichkeit hatte. Nach dem Krieg hat sich die Auffassung erheblich geändert. Eine Berichtigung war jedoch nicht möglich, da es sich hier lediglich um die Änderung der wissenschaftlichen Auffassung handelt. Diese Fälle spielen z. Zt. keine Rolle mehr, weil die Erkrankten längst gestorben sind.

Während des Krieges und nach dem Kriege erfolgten sehr viele An-erkennungen wegen Ischias und Lumbago, die zurückgeführt wurden auf die entzündlichen Veränderungen durch Erkältung, Durchnässung usw. Heute ist es ärztliches Allgemeingut, daß die Ischiasschmerzen in fast allen Fällen hervorgerufen werden durch Veränderungen an der Wirbelsäule, nämlich durch Bandscheibenschäden und dadurch erzeugten Druck auf das Rückenmark oder die austretenden Wurzeln. Fälle solcher Art können nicht berichtigt werden, da die damalige Anerkennung dem damaligen ärztlich-wissenschaftlichen Stande entsprach. Im Laufe der Zeit hat sich nur die wissenschaftliche Auffassung geändert.

In der gesetzlichen Unfallversicherung gibt es die Berichtigung nicht. Es ist wohl möglich, zwei Jahre nach Eintritt des Unfalles bei Aner-kennung der Dauerrente eine neue Leidensbezeichnung und MdE anzu-geben, die dem augenblicklichen Stande des Körperschadens entspricht. Ist aber einmal die Dauerrente anerkannt, dann sind die Berufsgenossen-schaften verpflichtet, sich an die mit Dauerrentenbescheid anerkannten Körperschäden zu halten und können sie, wenn die Unrichtigkeit der Anerkennung sich später herausstellt, nicht mehr berichtigen.

Hierfür gebe ich folgendes Beispiel: Durch Unfall zog sich ein Arbeiter eine Beschädigung eines Kniegelenkes zu mit einer MdE von 20%. Nach Anerkennung der Dauerrente fand eine Nachuntersuchung statt. Der Gutachter bezog eine inzwischen eingetretene Erkrankung des Hüft-gelenkes auch auf den Knieschaden und führte ihn auf Überlastung zurück. Die Berufsgenossenschaft hat durch Bescheid zusätzlich dann die Erkrankung des Hüftgelenkes anerkannt und die Gesamt-MdE erhöht. Infolge der fortschreitenden Hüftgelenkerkrankung stellte der Be-schädigte einen Erhöhungsantrag. Die Nachuntersuchung in einer Klinik ergab, daß die Hüftgelenkerkrankung völlig unabhängig von dem Knie-schaden war, daß sie zu Unrecht anerkannt war. Die Klinik stellte auch fest, daß die Hüftgelenkserkrankung sich verschlechtert hatte. Eine Be-richtigung, d. h. eine Aberkennung der Hüftgelenkserkrankung war rechtlich nicht möglich. Ob allerdings die Berufsgenossenschaft ver-pflichtet ist, bei offensichtlich unrichtiger Anerkennung dann die Rente zu erhöhen, wenn das zu Unrecht anerkannte Leiden sich verschlimmert hat, ist eine strittige Frage, die nicht ärztlich zu entscheiden ist. Der Gutachter macht es dann richtig, wenn er auf die Tatsache der Unrichtig-keit hinweist, ebenso auch darauf hinweist, daß das zu Unrecht aner-kannte Leiden sich verschlimmert hat und die entsprechende MdE an-gibt. Welche rechtlichen Schlußfolgerungen die Berufsgenossenschaft aus diesen Tatsachen zieht, unterliegt nicht ärztlicher Entscheidung.

C. Dierkes, Bonn: **Begriffswandlungen und Begriffsunterschiede im Zusammenhang mit der Reform der sozialen Leistungen.**

Im Bereich der zozialen Leistungen vollzieht sich augenblicklich ein Begriffswandel, der auf Grund geänderter Voraussetzungen und Änderungen der qualitativen und quantitativen Seite der Leistungen seitens der Versicherungsträger notwendig wurde. Für diejenigen Ärzte, die als Gutachter die Feststellungen zu treffen haben, ob die Voraussetzungen für eine Versicherungsleistung erfüllt sind, ist die Kenntnis der neuen bzw. geänderten Begriffe wichtig. Aber nicht nur die Reform der sozialen Leistungen im nationalen Bereich veranlaßt einen Begriffswandel, auch die Zusammenarbeit auf internationalem Gebiet bringt Begriffsbestimmungen, die in Form von Empfehlungen den einzelnen Ländern nahegebracht werden und dort möglichst einheitlich gebraucht werden sollen. Vor einem Jahr, bei der Tagung in Köln, habe ich versucht, einige oft gleichlautende Begriffe in ihrer ¦unterschiedlichen Bedeutung je nach dem Versicherungszweig, dem sie angehören, zu erläutern. Es waren dies:

Minderung der Erwerbsfähigkeit, Erwerbsunfähigkeit, Berufsunfähigkeit, Arbeitsunfähigkeit, Leistungsvermögen, ursächlicher Zusammenhang, wesentliche Bedingung, um die hervorstechendsten zu nennen. Ich darf auf diesen Vortrag, der in „Hefte zur Unfallheilkunde" Heft 56, S. 214—219 (1958), erschienen ist, verweisen.

Heute möchte ich einige Begriffe und Probleme ansprechen, die mit der Reform des Unfallversicherungsgesetzes und des Krankenversicherungsgesetzes zusammenhängen. Die Ärzte wird besonders interessieren, daß für das Unfallversicherungsgesetz selbst eine Generalklausel vorgeschlagen ist, nach der beruflich bedingte Erkrankungen *wie* eine Berufskrankheit entschädigt werden können. Ich darf dabei bemerken, daß als Berufskrankheiten nur solche gelten, die in die *Liste* der Berufskrankheiten Eingang gefunden haben, so daß Krankheiten, die durch neue gewerbliche schädigende Stoffe entstehen, zunächst nicht im Sinne des Gesetzes Berufskrankheiten sein können. In solchen Fällen soll der Versicherungsträger in Zukunft die Möglichkeit haben, eine Entschädigung zu geben, ohne daß damit eine Anerkennung *als* Berufskrankheit verbunden ist; daher die Formulierung in der Kannbestimmung: *wie* eine Berufskrankheit entschädigen. Das kommt den sogenannten Härtefällen zugute, zumal die Aufnahme neuer Krankheiten in die Liste im Wege der Gesetzgebung zeitraubend und schwierig ist. Für die Liste der Berufskrankheiten sind mehrere Krankheiten neu vorgeschlagen worden, wie z. B.:

Erkrankungen durch Vanadium und seine Verbindungen;
Lungenfibrosen durch Hartmetallstaub;
Berufsbedingtes Bronchialasthma, das zum Wechsel des Berufes oder zur Aufgabe jeder Erwerbsarbeit zwingt.

Daneben wird die Frage der Aufnahme geprüft bei der chronischen Bronchitis und Emphysem-Bronchitis der Bergleute.

Einige Positionen der Berufskrankheitenliste werden neu formuliert werden müssen entsprechend den neueren Erkenntnissen, die sich aus den Fortschritten von Wissenschaft und Technik ergeben, so z. B.: Erkrankungen durch Röntgenstrahlen, durch die Strahlen radioaktiver Stoffe und *andere ionisierende Strahlen*.

Für die Nr. 22, die bisher lautete: „Chronische Erkrankungen der Sehnenscheiden, Sehnen und Muskelansätze durch Überbeanspruchung" wird die Fassung erörtert: „Chronische Erkrankungen der Sehnenscheiden und des Sehnengleitgewebes, der Sehnen und Muskelansätze, die zum Wechsel des Berufes oder zur Aufgabe jeder Erwerbsarbeit zwingen".

Auch die Nr. 24, deren bisherige Fassung lautete: „Chronische Erkrankungen der Schleimbeutel der Gelenke durch ständigen Druck oder ständige Erschütterung" soll die Fassung erhalten: „Chronische Erkrankungen der Schleimbeutel der Gelenke durch ständigen Druck".

Die bisherige Nr. 31: „Erkrankungen der Knochen, Gelenke und Bänder durch Fluorverbindungen (Fluorose)" soll in der neuen Fassung lauten: „Erkrankungen durch Fluor oder seine Verbindungen".

Die bisherige Nr. 32: „Erkrankungen der Zähne durch Mineralsäuren" soll erweitert werden auf: „Erkrankungen der Zähne durch Säuren".

Die bisherige Nr. 35: „Durch Lärm verursachte Taubheit oder an Taubheit grenzende Schwerhörigkeit" soll mit dem Wortlaut: „Lärmschwerhörigkeit und Lärmtaubheit für alle Unternehmen" gelten.

Die bisherige Nr. 36: „Grauer Star" soll mit dem Zusatz (Wärmestar) für alle Unternehmen Gültigkeit haben.

Die Entscheidung, ob all die Überlegungen und Anregungen bei der Reform berücksichtigt werden, wird der Gesetzgeber treffen.

Die Reformarbeiten im Bereich der Krankenversicherung sind außerordentlich umfangreich, zumal manche neue Aufgaben der Rentenversicherungsträger, z. B. auf dem Gebiet der Rehabilitation und Prävention von den Krankenversicherungsträgern durchgeführt werden müßten. Daneben wird das Kassenarztrecht neu ausgerichtet werden müssen, Zulassungsfragen, Selbstbeteiligung der Patienten stehen dabei im Mittelpunkt des Interesses.

Einige Begriffe vor allen anderen müssen mit neuem Inhalt versehen werden: Der Krankheitsbegriff in Verbindung mit dem der Arbeitsunfähigkeit und der Begriff der Behandlungsbedürftigkeit. Die angestrebte Vergrößerung und Verbesserung der sozialen Leistungen bedeutet eine starke Zunahme der sozialen Aufwendungen für die Zukunft.

Wenn die soziale Last zur Zeit auch tragbar erscheint, so erhebt sich doch die ernste Frage: Wird das in Zukunft bei Änderungen in der wirtschaftlichen Lage, bei der sich jetzt schon abzeichnenden Wandlung der Bevölkerungspyramide auch noch so sein? Ich denke dabei besonders daran, daß die die sozialen Lasten tragende Schicht in den nächsten Jahrzehnten eher schwächer als stärker sein wird, andererseits aber die nicht-tragende Schicht, d. h. also diejenige der alten Berufsunfähigen und Erwerbsunfähigen wahrscheinlich größer werden wird, das um so mehr, als die Fortschritte in der Medizin voraussichtlich die Lebenserwartung noch mehr als es in den letzten hundert Jahren schon geschehen ist, ausdehnen werden. Die Aussicht, älter werden zu können, als unsere Vorfahren noch, ist an sich erfreulich. Gut wäre, wenn die zu erwartende Lebensverlängerung einhergehen würde mit einer Erhaltung der Leistungsfähigkeit. Rein menschlich gesehen ist es sicherlich angenehmer, seinen Lebensabend in körperlicher und geistiger Frische verbringen zu können, als infolge der natürlichen Abbau- und Alterungsvorgänge allmählich immer mehr an Substanz zu verlieren und schließlich mehr oder weniger hilflos an der sogen. Altersschwäche zu sterben. Ebenso wichtig aber scheinen mir die überpersönlichen Interessen, d. h. die des Staates, an diesem Phänomen zu sein. Länger dienstfähig bleiben würde für die Gesamtheit bedeuten, daß die Frühinvalidität, wie wir es bisher genannt haben, die vorzeitige Berufs- und Erwerbsunfähigkeit, wie wir es jetzt nennen müssen, nach oben verschoben würde, so daß damit ein wesentlicher Teil der nichttragenden Schicht wieder zur tragenden Schicht werden könnte und somit eine Ausbalancierung der Einnahme- und Ausgabenseite möglich würde. Diese zu wünschende längere Leistungsfähigkeit kann nur dann erreicht werden, wenn es gelingen sollte, die Menschen länger berufsfähig zu erhalten, als es zur Zeit möglich ist. Als ich das Problem in dieser Weise erläuterte und darauf hinwies, daß damit auf die Ärzteschaft eine sehr große und gewichtige Aufgabe zukäme, wurde mir erklärt, man könne sich denken, daß auch ein moralischer Appell an die arbeitenden Menschen Erfolg haben könnte. Ganz abgesehen davon, daß in diesem Vorschlag ein Mißtrauen deutlich wird, sehr viele seien darum vorzeitig berufsunfähig, weil sie nicht mehr arbeiten wollten, was man in dieser Verallgemeinerung sicher nicht behaupten kann, ist der Glaube an die Wirkungsmöglichkeit eines moralischen Appells erstaunlich genug. 1914, in einem gewissen Ausmaß vielleicht auch 1939, konnte man noch durch einen Appell an die idealistische Haltung einen Begeisterungssturm hervorrufen, dessen große Kraft sich in dem Opferwillen einer ganzen Nation demonstrierte. Heute aber, so möchte ich meinen, darf man eine idealistische Grundhaltung nicht mehr, zumindest nicht in so starkem Maße, annehmen. Die Entwicklung im letzten Kriege und vor allem in den Notjahren danach, bewirkte eine Entillusionierung in einem erschreckenden Ausmaß, die besonders bei der deutschen Jugend sichtbar wurde, d. h. bei der tragenden Schicht von morgen. Der moderne Mensch ist Realist; wenn wir bewirken wollen, daß er sich positiv zu einer Sache einstellt, dann muß diese für ihn attraktiv sein. Das schließt nicht aus, daß ethische Werte angesprochen und angerührt werden können. Eine ethische Haltung aber muß zu gleicher Zeit einen materiellen Vorteil bedeuten, sonst glaube ich, werden wir manche Enttäuschung erleben.

Wodurch ist der augenblickliche Stand besonders charakterisiert? Der Altersaufbau der Bevölkerungspyramide ist anders als früher. Durch die Verminderung der durchschnittlichen Kinderzahl der Familie, durch die großen Verluste an jungen Menschen in zwei Kriegen einerseits, durch die Verlängerung der Lebenserwartung und die damit verbundene Zunahme an alten und gebrechlichen Menschen, die gegenläufige Bewegung der sogen. Frühinvalidität, d. h. eine weitere Vermehrung der zu versorgenden nicht-tragenden Schicht, durch die allgemeine Hebung des Lebensstandards, durch alle diese Dinge wurde es immer schwieriger, eine soziale Absicherung der nicht-tragenden Schicht zu erreichen. Dazu kommt eine häufigere Arbeitsunfähigkeit als früher — diese trifft also vorwiegend die tragende Schicht —, die trotz der Fortschritte der Medizin nicht geleugnet werden kann. Vielleicht spielt hier eine Steigerung des Arbeitstempos und eine damit verbundene stärkere Notwendigkeit zur Konzentration eine Rolle, vielleicht auch eine Wandlung der seelischen Einstellung des einzelnen Menschen, vielleicht auch eine Änderung im Vertrauensverhältnis zwischen Arzt und Patient. Bedeutungslos in diesem Zusammenhang ist sicherlich auch nicht, daß die Strapazen der Kriegs- und Nachkriegszeit sowie die Nöte der Gefangenschaft nicht ohne Einfluß auf den Gesundheitszustand und damit auf die Arbeitsfähigkeit geblieben sind. Jedenfalls bleibt festzuhalten, die tragenden Pfeiler des großen Gebäudes, das sich soziale Sicherung nennt, erscheinen für die Zukunft zahlenmäßig zu gering, die zu tragende Last wird so groß, daß eine Störung des Gleichgewichts durchaus im Bereich der Möglichkeit liegt.

Eine zukünftige Not bzw. eine drohende Gefahr erkennen, zieht die Verpflichtung nach sich, alles zu tun, um die besorgniserregende Entwicklung günstig zu beeinflussen. Wenn es gelingen sollte, die aktive Seite der Bilanz zu vermehren, dann dürfte man freudiger in die Zukunft schauen. Welche Maßnahmen empfehlen sich dafür? Ein wesentlicher Fortschritt würde schon sein, wenn die durchschnittliche Kinderzahl erhöht werden könnte. Daß ein solches Ziel nicht unerreichbar ist, beweist die Entwicklung in Frankreich. Früher einmal hat man vom sterbenden Volk der Franzosen gesprochen, heute ist mit Erstaunen festzustellen, daß dort die durchschnittliche Kinderzahl deutlich gestiegen ist, und ich glaube nicht, daß das auf eine Änderung der ethischen Haltung allein zurückzuführen ist, sondern weil kinderreichen Familien sehr wirksame Hilfen des Staates sicher sind. Vielleicht gelingt es auch dem deutschen Volk auf diese Weise, das Nachwuchsproblem zu lösen. Ebenso wichtig wäre aber, durch weitgehende Ausschaltung von schädigenden Milieufaktoren nachteilige Folgen zu verhindern, z. B. durch Anpassung des Rhythmus der Maschinen an den physiologischen Arbeitsrhythmus des Menschen. Ein wesentlicher Teil der Verpflichtung fällt aber den Ärzten zu, die bemüht sein müssen, erkrankte Menschen, durch Unfall Geschädigte und durch Verschleißerscheinungen in ihrer Erwerbsfähigkeit Beschränkte so gründlich — und wenn es geht —, so schnell wie möglich wieder gesund und leistungsfähig zu machen. Diese Wiederertüchtigung bzw. Wiederherstellung der Erwerbsfähigkeit ist eine dringende Forderung. Es ist für das deutsche Volk nichts Neues, da seit Jahrzehnten caritative Verbände, die Kriegsopferversorgung, die Berufsgenossenschaften, die Rentenversicherungsträger und auch die Krankenversicherungsträger in diesem Sinne bemüht waren. Daß wegen des Vorranges der inneren Krankheiten beim Zustandekommen der vorzeitigen Erwerbsunfähigkeit die Rentenversicherungsträger eine besondere Aufgabe zu erfüllen haben, die vielfach Neuland bedeutet, sei am Rande vermerkt.

Noch wesentlicher aber ist, durch präventive Maßnahmen ein Abgleiten des arbeitenden Menschen in Krankheit, Arbeitsunfähigkeit und Erwerbsunfähigkeit zu verhindern. An sich ist seit Jahrtausenden die Menschheit bemüht, dieser Forderung gerecht zu werden. Der uralte Grundsatz: „Vorbeugen ist besser als heilen" bringt das ganz klar zum Ausdruck. Das damit angesprochene Ziel aber muß, wenn es mit Erfolg erreicht werden soll, methodisch richtig und gründlich angestrebt werden. Der in Frage kommende Personenkreis besteht aus den von den Sozialversicherungsträgern betreuten Personen. Im eigenen und im Familieninteresse, vor allem aber auch im Interesse der Sozialgemeinschaft sollte dieser Personenkreis bestrebt sein, das Gnadengeschenk der Gesundheit solange wie möglich zu erhalten. Andererseits sollen ihm die Versicherungsträger, und in deren Auftrag die Ärzte, alle erdenkliche und vertretbare Hilfe geben. Es ist damit der Wille zur Gesundheit des Einzelnen angesprochen. Wie ist es damit bestellt? Gerade in den letzten Monaten ist häufig von einer Flucht in die Krankheit gesprochen worden. Daneben sogar von Krankfeiern im wahrsten Sinne des Wortes ohne versicherungsrechtlichen Grund. Es fiel das Wort vom eingebildeten Kranken. Es mag das für einzelne Personen durchaus seine Richtigkeit haben, daneben aber steht ein großer Personenkreis von solchen, die in Gefahr sind, den Managertod zu sterben. Hier wiederum hat man vom eingebildet Gesunden gesprochen. Und damit kommen wir auf den Kern der Dinge. Es gibt zweifellos viele Einzelpersonen im Arbeitsleben, die nach jahrelanger harter Arbeit sich selbst durchaus noch als gesund betrachten, leichte Beschwerden nicht zur Kenntnis nehmen oder als unvermeidliche Verschleißerscheinungen deuten, vielleicht aber sich subjektiv noch durchaus wohl fühlen. Werden diese Personen einer gründlichen ärztlichen Untersuchung unterzogen, dann wird in vielen Fällen objektiv festzustellen sein, daß schon Symptome einer beginnenden Gesundheitsstörung eindeutig vorhanden sind, die bei fachgerechter Behandlung schnell wieder behoben werden können, jedenfalls viel schneller und gründlicher, als wenn die Gesundheitsstörung bereits einen nicht mehr zu übersehenden Schweregrad erreicht hat. Diesen subjektiv Gesunden, aber objektiv schon Angekränkelten (nachzuweisen durch die Warnsymptome) gilt unsere besondere Sorge. Es muß an dieser Stelle hervorgehoben werden, daß es also kein Gesundheitstraining ist, wie es Schulen, Turn- und Sportvereine und viele Personen in eigener Initiative durchführen, die nicht nur subjektiv, sondern auch objektiv gesund sind. Wir meinen die Grenzfälle, die aber schon eindeutig in den Verantwortungsbereich der Sozialversicherungsträger fallen. Wegweisende Versuche der Umsorgung dieses Personenkreises im Sinne der Prävention werden von einigen Versicherungsträgern, so besonders der Knappschaft, bereits durchgeführt.

Die Vorsorgebehandlung stößt nach dem geltenden Recht auf gewisse Schwierigkeiten, soweit die Krankenversicherung betroffen ist, weil diese sich nach der bisherigen Übung nur für die Behandlung von Krankheiten zuständig gefühlt hat. Es ist daher erforderlich, entweder den Begriff „Krankheit" sehr weit zu fassen und die Grenzzustände mit hineinzunehmen, oder die Vorsorgemaßnahmen unter einem eigenen Titel zu verankern. Der Erfolg der Vorsorgemaßnahmen darf auch darum optimistisch als gut erwartet werden, weil eine Personengruppe angesprochen wird, die noch in voller Aktion ist und bei der die zweifellos vorhandene, primär starke Einsatz- und Arbeitsbereitschaft der deutschen Menschen weitgehend erhalten ist und nicht damit zu rechnen ist, daß die bei Frührentnern und stark Beschädigten oder im Kampf gegen schwere Krankheiten lust- und initiativlos gewordene beobachtete passive Haltung erst behoben werden müßte.

Da die neue Rentenformel auf dem Gedanken beruht, daß die Rente individuell und aktuell sein soll, kommt es sehr auf die erbrachte Arbeitsleistung und damit auf die Erhaltung der Arbeits- und Berufsfähigkeit an. Die vom Gesetzgeber festgelegte Formulierung „Maßnahmen zur Erhaltung, Besserung und Wiederherstellung der Erwerbsfähigkeit" ist mehr als ein Programm. Sie bedeutet, daß diese Maßnahmen, durch die die Erwerbsfähigkeit erhalten, gebessert oder wiederhergestellt werden kann, den Vorrang vor der Gewährung der Rente haben.

Ganz allgemein gesagt, darf ich zum Schluß feststellen: Gesundsein muß sich wieder lohnen. Dabei genügt es nicht, mit Argumenten der Vernunft allein den Einzelmenschen überzeugen zu wollen, sondern wir müssen die emotionale Resonanzwand wieder zum Miterklingen bringen. Ob eine maßgebliche Besserung der Verhältnisse durch Krankenscheingebühr, Rezeptanteilgebühr u. ä. erreicht werden kann, wage ich zu bezweifeln. Sie haben gelesen, daß das Bundesministerium für Arbeit und Sozialordnung einen Weg sucht, der Gesundsein wieder erstrebenswert macht. Sowohl ethisch als auch materiell muß gesund sein, gesund bleiben und wieder gesund werden die Qualifikation des Vorbildes bekommen.

EHRLICH, Bochum: Die Ausführungen des Herrn MÜLLER kann ich nicht unwidersprochen lassen. Er sagte, eine Rente würde erst bei einer E. V. von 20% gezahlt. Dieses ist nicht richtig. Bereits bei einer E. V. von 10% wird eine Rente gezahlt, falls durch Folgen eines älteren Unfalls oder einer KDB noch eine E. V. von mindestens 10% vorliegt. Es bleibt sich dabei gleich, ob diese 10% gezahlt werden oder nicht. Auch Gesamtrenten gibt es in der gesetzlichen Unfallversicherung. Diese sind dann zu zahlen, wenn infolge eines Unfalls, für den eine Rente bisher nicht bezogen worden ist, bereits eine E. V. von 10% vorliegt. In solchen Fällen ist bei erneuten Unfällen der Gesamtzustand einzuschätzen. Auch der von dem Herrn Vorredner geäußerten Ansicht über die Zahlungen in der Privatunfallversicherung kann ich nicht folgen. Wenn ich wegen einer unfallbedingten Arthrose im Kniegelenk eine E. V. von 25% annehme, so beziehen sich diese 25% auf die Gesamterwerbsfähigkeit. Da der Zustand des Verlustes eines Beines bei der Privatunfallversicherung mit 50% angesetzt ist, so bedeutet die Einschätzung der E. V. für die Kniegelenksarthrose mit 25% meines Erachtens nicht, daß der Betrag für ein Viertel des Beinverlustes, d. h. ein Achtel der Versicherungssumme zu zahlen ist. Diese Einschätzung bedeutet vielmehr, daß der Zustand dem halben Verlust des Beines entspricht und somit ein Viertel der Versicherungssumme fällig wird.

A.W.FISCHER, Kiel: Im Vortrag von Herrn Dr. GÖTZ ist erneut die Forderung aufgestellt worden, die Studenten sollten im Rahmen ihrer Universitätsausbildung auch die Begutachtung Unfallverletzter lernen. Das gleiche findet sich in der Resolution eines Kursus für sozialmedizinische Begutachtung in Heidelberg (Der Medizinische Sachverständige, 1958, S. 98). Hierzu muß ich aus eigener Erfahrung berichten, daß im Rahmen eines studentischen Unterrichtes es nahezu unmöglich ist, über gewisse Anfangsgründe hinaus eine Ausbildung zu vermitteln. Der Student hat zu den Fragen der Begutachtung keinen Kontakt, er kann ihn auch nicht haben, weil ihm die Erfahrung am Kranken fehlt. Eine solche Erfahrung kann man weder lehren noch aus Büchern lernen, man muß sie erleben. Eine Ausbildung und Belehrung in den Fragen ärztlicher Gutachtertätigkeit wird mit Erfolg erst dann möglich sein, wenn der junge Arzt sich in der Krankenbehandlung und in dem Umgang mit Kranken eine Erfahrung hat aneignen können. In diesem Sinne sind die von den BG veranstalteten Fortbildungstagungen für Ärzte sehr zu begrüßen, sie sind das richtige Forum.

An dieser Stelle sei auch darauf hingewiesen, daß die Zahl der für eine Gutachtertätigkeit geeigneten Ärzte nicht groß ist. Viele Ärzte stehen diesen Aufgaben, welche ihnen die Allgemeinheit nun einmal übertragen muß, sehr ablehnend gegenüber. Mit einer gewissen Sorge muß man sehen, wie die dauernde Produktion neuer Sozialgesetze zwangsläufig zu immer neuen Streitverfahren führt, für deren Abwicklung ärztliche Gutachten erstellt werden müssen. Wir haben nicht so viele erfahrene Gutachter, wie wir sie zur Bewältigung dieser Aufgaben haben müßten. Zwangsläufig werden Ärzte mit Gutachtenaufgaben betreut, die nicht aus eigener Erfahrung an Entstehung und Ablauf von Krankheiten urteilen können, sondern darauf angewiesen sind, ihr Wissen aus entsprechenden Lehrbüchern zu schöpfen. Derjenige Gutachter wird am besten geeignet sein, der über eine jahrelange praktische Erfahrung der Krankenbehandlung verfügt.

W. Schellworth, Berlin: Fehler bei der Begutachtung.

Wenn unter Gutachtern über Fehler bei der Begutachtung die Rede ist, so tut der Vortragende gut, sich zunächst an die eigene Brust zu schlagen und den Fehlern, die er selbst begangen hat — und noch begeht! — ein stilles Gedenken und den Lehrern, die ihm geholfen haben, sie nach Möglichkeit abzustellen oder möglichst klein zu halten, ein Wort des Dankes zu widmen.

Denn das Thema, das mir hier gestellt wurde, könnte leicht zu Beckmesserei verleiten. Davor möchte ich mich aber streng hüten, um nicht etwa in die Lage von Brahms zu geraten, dem man nachsagt, er habe einmal beim Weggang aus einer Gesellschaft erklärt: „Sollte ich einen der Anwesenden nicht beleidigt haben, so bitte ich hiermit um Entschuldigung!" Darum möchte ich mich lieber darauf beschränken, ohne Kasuistik, ohne Versuch einer Systematisierung und ohne Anspruch auf Vollständigkeit die Hauptfehler lediglich aufzuzählen, um mich dann einigen grundsätzlichen Betrachtungen über deren Folgen zuzuwenden.

Diese Hauptfehler bestehen in einer nicht genügenden Objektivierung der Vorgeschichte (wobei eine zu seltene Verwendung des Konjunktives oder des Wortes „angeblich" bei deren Erhebung nicht selten dazu führt, daß subjektive Angaben schließlich als Gegebenheiten angesehen werden), in einer mangelnden Beachtung der gutachtlichen Fragestellung, in ungenauer Begriffsbildung und -anwendung (z. B. „auslösen"), in zu großer Beweisgenügsamkeit durch unzulässige Verallgemeinerungen, durch Anwendung der „petitio prinzipii" oder des „post hoc, ergo propter hoc", infolge der Suggestion durch den Einzelfall, in der Abstellung der Beweisführung nicht auf die Beweisaufgabe, sondern auf das vermutete oder erwünschte Ergebnis, in einem Lavieren zwischen wissenschaftlichem Postulat und menschlichem Desiderat, in Konzessionen, um ein „non liquet" zu vermeiden, (was dazu führt, daß wissenschaftliche Fragen als Ermessensangelegenheiten behandelt werden).

Wie Sie sehen, enthält dieser gedrängte Fehlerkatalog nichts Neues. Ich möchte aber glauben, daß sich im Rahmen dieses groben Schemas wohl die meisten Fehler, denen man in Gutachten begegnet, unterbringen ließen.

Werden solche Fehler im medizinisch-wissenschaftlichen Bereich begangen, so können sie ohne viel Aufhebens ausgemerzt werden. Sobald aber die Medizin als angewandte, als Hilfswissenschaft dient und gutachtliche Aussagen in rechtliche Entscheidungen aufgenommen werden, so gewinnen sie Dauer, weil sie dann ohne Zustimmung des gutachtlichen Auftraggebers nicht mehr korrigiert werden können — noch nicht einmal vom Gutachter selbst. Durch eine rechtskräftige Entscheidung werden sie nämlich zu „Tatsachen".

Die Aufgabe des Sachverständigen kann begrifflich nicht kürzer und präziser definiert werden als durch das alte, eigentlich an den Rechtssuchenden gerichtete Juristenwort: Gib mir die Tatsachen — und ich spreche dir Recht!

Der medizinische Sachverständige soll seinem Auftraggeber die Tatsachen liefern, die dieser zur Erfüllung seiner ihm durch das Gesetz auferlegten Aufgaben braucht, aber mangels der hierfür erforderlichen Sachkunde nicht selbst ermitteln kann. Die Aussage eines Sachverständigen wird zu einer „Tatsache im Rechtssinne" dadurch, daß sie der Richter in den Tatbestand seines Urteils aufnimmt.

Wer an einer solchen Tatsache im Rechtssinne deuteln will, möge einmal versuchen, sie rechtskräftig umzustoßen. Dann steht er vor der Aufgabe, den Nachweis ihrer „offenbaren Unrichtigkeit" zu führen. Er wird bald erkennen, daß Tatsachen im Rechtssinne nahezu unerschütterlich sind. Die Beweisanforderungen, welche die Rechtsprechung an den Nachweis der offenbaren Unrichtigkeit einer Entscheidung stellt, sind so streng, daß man in den meisten Fällen wegen der voraussichtlichen Aussichtslosigkeit trotz begründeter Zweifel an der Richtigkeit darauf verzichtet, sie anzufechten. Eine gerichtlich festgestellte Tatsache ist gegen Zweifel durch die Rechtskraft des Bescheides gewissermaßen gesetzlich geschützt. Sofern der Nachweis ihrer offenbaren Unrichtigkeit nicht schlüssig zu führen ist, vermögen ihr auch die größten Bedenken nichts anzuhaben. Alles, was dem Entscheidenden einleuchtet, hat Aussicht, in der Entscheidung als Tatsache im Rechtssinne zu figurieren; das ist letzten Endes eine Frage der Evidenz.

Während über jede Tatsachenfrage im Rechtssinne nach der letzten, rechtskräftigen Entscheidung einmal die Akten geschlossen werden können, bleibt die Frage, was denn nun eigentlich als Tatsache im Sinne der Wissenschaft gelten kann, im Grunde genommen immer offen. Nichts ist hier endgültig, vieles im Fluß, nur weniges kann über den Augenblick hinaus als feststehend gelten. Das Lebenselement der Wissenschaft ist der Zweifel (das hat kürzlich der Pharmakologe Mothes in Halle seinen doktrinären Machthabern mit lutherischem Bekennermut entgegengehalten), der ständige Zweifel auch an den eigenen Ergebnissen; das der Rechtspflege ist die Gewißheit. Im Bereich der Rechtspflege können Meinungen zu feststehenden Tatsachen erhoben werden — wenn auch nur „im Rechtssinne". Was rechtlich gesehen als Tatsache gilt, kann in wissenschaftlicher Sicht äußerst fragwürdig und zweifelhaft erscheinen.

Die Rechtspflege erfährt die Hilfe der Wissenschaft, die sie zur Erfüllung ihrer Aufgaben braucht, durch ihre Vertreter, deren Sachkunde unterschiedlich ist, da eben Menschen nun einmal verschieden sind. Diese Verschiedenheit kommt natürlich auch in Gutachten zum Ausdruck und reicht bis in die Entscheidungen hinein, die sich darauf stützen. So kann es dazu kommen, daß z. B. völlig entgegengesetzte Ansichten von Wissenschaftlern in verschiedenen Urteilen über analoge Sachverhalte im Rechtssinne als Tatsachen unterstellt werden, von denen doch nur eine in wissenschaftlicher Sicht richtig sein kann.

Der gutachtliche Auftraggeber setzt zwar die Einheitlichkeit der wissenschaftlichen Anschauungen, deren Einzelaspekte er gutachtlich erfährt, stillschweigend voraus. Wie es mit dieser Einheitlichkeit aber in Wirklichkeit steht, kann man sich am besten dadurch verdeutlichen, daß man sich vorstellt, man sei genötigt, aus gerichtlichen Entscheidungen, die sich auf Gutachten gründen, das Bild des Standes der wissenschaftlichen Anschauungen über bestimmte Fragen zu rekonstruieren. Natürlich ist hier nicht an die Gebiete z. B. der Unfallmedizin zu denken, die als weitgehend gesichertes wissenschaftliches Erfahrungsgut gelten können, sondern an die Grenzbereiche, auf denen man sich befindet, wenn es gilt, z. B. Unfallzusammenhänge mit ihrem Wesen nach nicht-traumatischen Krankheiten zu erörtern. Hier können unter Umständen sehr umstrittene Anschauungen zu „Tatsachen" im Rechtssinne werden, wenn man sie rechtlichen Entscheidungen zugrunde legt.

Ursachenzusammenhänge können nicht unmittelbar wahrgenommen, sondern müssen indirekt erschlossen werden. Indizien, die für eine bestimmte Ursächlichkeit sprechen, bedürfen, um wissenschaftliche Gültigkeit zu erlangen, der Bestätigung durch eine Probe aufs Exempel. Dem Geständnis im Bereich des Strafrechts entspricht als Beweismittel in der Wissenschaft die Wiederholbarkeit durch das Experiment. Daß wir von der Erfüllung dieser Forderung einer exakten wissenschaftlichen Beweisführung von Kausalzusammenhängen in Wirklichkeit noch weit entfernt sind, erleben wir immer wieder, wenn es gilt, gutachtliche Aussagen über Trauma-Zusammenhänge mit Problemkrankheiten zu machen.

Hier scheiden sich denn auch die Geister der Gutachter; viele sind bereit, die ihnen auferlegte Beantwortung der Zusammenhangsfrage als Ermessensangelegenheit zu behandeln. Da man sich scheut, den Auftraggeber durch ein „non liquet" zu enttäuschen, entschließen sich nur wenige dazu, bei ihren gutachtlichen Aussagen an den Grenzen halt zu machen, die uns durch unser gesichertes Wissen gezogen sind. So ist es auf verschiedenen Gebieten dazu gekommen, daß die pathologische und klinische Erfahrung einerseits und die gutachtliche Praxis andererseits durch verschiedene Beurteilung einer bestimmten Zusammenhangsfrage in unvereinbare Gegensätze gerieten, während es doch eigentlich selbstverständlich sein sollte, daß beide miteinander übereinstimmen. Ist doch die Übereinstimmung beider ein entscheidendes Kriterium für die Richtigkeit des Gutachtens!

Denn was im Einzelfall plausibel erscheint, kann sich bei dem Versuch der Einordnung in die generelle Zusammenhangsfrage als falsch erweisen. Manchmal vermißt man die Kontrolle der individuellen Beurteilung durch den Blick auf das Ganze. Es gibt nicht so viele Ausnahmen von den Erfahrungsregeln, wie es nach Einzelgutachten manchmal den Anschein hat. Nicht nur dem gutachtlichen Auftraggeber fällt es gelegentlich schwer, die Beweiskraft der Argumente gegen die Wünschbarkeit der Ergebnisse abzuwägen. Es soll auch Gutachter geben, die an Stelle des von ihnen erwarteten Wirklichkeitssinnes viel Sinn für Möglichkeiten ursächlicher Zusammenhänge entwickeln und dabei manchmal mit der klinisch-pathologischen Wirklichkeit in Gegensatz geraten. Leider gibt es keine wissenschaftlichen Einrichtungen für die Erforschung der Beziehungen zwischen Traumen und ihrem Wesen nach nicht-traumatischen Krankheiten. Dem Einzelgutachter fehlt daher die Gelegenheit, seine Zusammenhangsbeurteilung an hierfür zusammengetragenen, *außerhalb* der Begutachtungsaufgabe gewonnenen einschlägigen Erkenntnissen zu orientieren und er ist daher vielfach auf schwer nachprüfbare Eindrücke aus eigener Erfahrung angewiesen. Das führt leicht zu einer Betrachtungsweise, die LUBARSCH als „gutachtlichen Voluntarismus" bezeichnet hat. Der Gutachter darf aber nicht aussagen, was er möchte, sondern das, was er zwingend aus den Prämissen ableiten *muß*. Es ist ein überaus weit verbreiteter Irrtum, zu glauben, daß ein Gutachter das erwünschte Ergebnis liefern könne, wenn nur der gute Wille dafür vorhanden wäre.

Nicht selten ist die Erklärung, man könne ein Gutachten nicht verstehen, nicht als Eingeständnis, sondern als Vorwurf, als Tadel gemeint und wird auch gelegentlich so empfunden. Gerade wissenschaftlich exakte und kritische Gutachter sind häufig diesem Vorwurf ausgesetzt. Wenn man sich durch weniger kritische Gutachten bei Begutachteten und Auftraggebern stets unbeliebt machen würde, so käme das der Qualität der gutachtlichen Arbeit manchmal sehr zugute. Die Einschätzung medizinischer Gutachten durch Nicht-Mediziner orientiert sich weniger an der Beweisführung als am gutachtlichen Ergebnis; es schadet daher aus deren Sicht dem Gutachter selten, wenn er sowohl bei der Beurteilung der Zusammenhangsfrage, als auch bei der Bemessung des MdE-Grades gelegentlich ein Auge zudrückt.

Da immer wieder (ohne an dieser paradoxen Wortverbindung Anstoß zu nehmen) von einem „großzügigen Maßstab" gesprochen wird, den der Gutachter anlegen solle, habe ich mir zur besseren Veranschaulichung einen solchen anfertigen lassen, weil ich glaube, mir durch dessen Demonstration theoretische Ausführungen ersparen zu können. Sie sehen hier ein auf Großzügigkeit hin hergestelltes Meßband, nämlich ein Gummi-Bandmaß, das ich so großzügig anlegen kann, wie es in meinen Kräften steht. Wer es beim Ankauf von Grundstücken oder von Anzugsstoffen verwenden möchte, wird voraussichtlich entschiedenen Widerspruch finden; in der Hand des Gutachters sieht man dergleichen aber offenbar gern und es erfüllt ja auch den damit angestrebten Zweck. Allerdings bestehen begründete Zweifel, ob man die damit gewonnenen Meßergebnisse bei einer Nachprüfung genau wieder trifft.

Auf Genauigkeit kommt es hier offenbar nicht so sehr an, wenngleich das Fehlen jener Genauigkeit und genauen Nachprüfbarkeit, die doch eigentlich das Wesen eines Maßstabes ausmachen soll, ein gleiches Maß für alle Beteiligten ernstlich in Frage stellt. Der gutachtliche Auftraggeber, der Großzügigkeit vom Gutachter fordert (die *selbst* zu üben ein streng wissenschaftliches Gutachten ihn nicht zu hindern braucht), regt damit an, fünfe gerade sein zu lassen und bedenkt nicht, daß er damit eine wissenschaftliche Aussage entwertet. Er erwartet vom Gutachter, daß dieser vom Messen zum Ermessen übergeht — oder verwechselt beides. Dieser Einstellung liegt ein mißverstandenes soziales Denken zugrunde, das den zu Begutachtenden isoliert und nicht gleichzeitig auch als Glied der Sozietät sieht. Großzügigkeit kann gutachtlich nicht einheitlich und gleichmäßig geübt werden; sie wird von verschiedenen Gutachtern individuell-verschieden betätigt und fast immer auf Kosten der Wissenschaftlichkeit.

Wenn man sich veranschaulichen will, in welchem Umfange individuelle Verschiedenheiten der Auffassung und des Temperaments auch bei Vorhandensein eines genauen Maßstabes ausschlaggebend werden können, so braucht man nur den Straßenverkehr in einer Großstadt zu beobachten. Obwohl alle Autofahrer einen Tachometer als Maßstab für ihre Geschwindigkeit vor Augen haben, nach dem sie sich richten können, wenn sie nur einen Blick darauf werfen, scheinen sie doch dem Augenmaß, d. h. ihren eigenen, sehr verschiedenen Auffassungen über die vorgeschriebene Höchstgeschwindigkeit von 50 Kilometern den Vorzug zu geben.

Den Autofahrern gegenüber, die es vorziehen, ihre Geschwindigkeit zu schätzen, obwohl sie sie *messen* könnten, befindet sich der Gutachter bei der Ermittlung des MdE-Grades im Nachteil insofern, als er auf Schätzungen *angewiesen* ist, die sich nicht exakt nachmessen lassen. Die Aufgabe des Gutachters, den Grad der sogenannten Minderung der Erwerbsfähigkeit zu bestimmen, enthält dadurch einen uneliminierbaren Ermessensanteil, der für den gleichen Fall unterschiedliche Schätzungen verschiedener Gutachter nahezu unvermeidlich zu machen scheint.

Mein verehrter früherer Chef, Prof. Dansauer, hat einmal eine Arbeit veröffentlicht, aus der der einleitende Satz (in dem das Wort „gleich" fünfmal vorkommt) seither häufig zitiert worden ist. Er lautet: „Man könnte der Ansicht sein, daß bei Anwendung der *gleichen* allgemein anerkannten Grundsätze, bei *gleicher* wissenschaftlicher Zuständigkeit der einzelnen Gutachter, bei *Gleichheit* der tatsächlichen Feststellungen das *gleiche* Problem von verschiedenen Gutachtern in der *gleichen* Weise gelöst werden müßte."

Die Gründe, *warum* das nicht der Fall ist, liegen auf psychologischem

Gebiet und sollen uns in diesem Zusammenhang nicht weiter beschäftigen. Uns interessiert hier vielmehr, warum diesem Autor die Einheitlichkeit der Begutachtung so sehr am Herzen liegt, daß in dem zitierten Satz das Wort „gleich" so häufig wiederkehrt.

Es ist sein soziales Verantwortungsbewußtsein und sein Rechtsgefühl, das ihn die Forderung nach Gleichheit immer wieder wiederholen läßt. Er befindet sich damit in völliger Übereinstimmung mit den Juristen, die in der Rechtsprechung das Recht zu verwirklichen haben. „Für die Verwirklichung des Rechts und den Begriff der Gerechtigkeit", so hat Buresch erst kürzlich ausgeführt (Sie können es im April/Mai-Heft des „Med. Sachverständigen" nachlesen), „gibt es keine andere Forderung, die annähernd so wichtig wäre wie diese."

Diese Rechtseinheitlichkeit und Rechtsgleichheit kann selbst durch gutachtliche Fehler nicht beeinträchtigt werden, sofern diese nicht individuell, sondern generell begangen werden. Durch neue Erkenntnisse, mögen sie sich auch als noch so richtig und den überkommenen schließlich als überlegen erweisen, wird sie jedoch unter allen Umständen gestört. Daher sind Gutachten nicht der richtige Ort, um neue Forschungsergebnisse zur Geltung zu bringen.

Nicht aus wissenschaftlichen, sondern aus Rechtsgründen, die hier den Ausschlag zu geben haben, verdient die sogenannte „herrschende Lehre" in Gutachten unbedingt den Vorzug — nicht weil sie „herrscht", sondern weil sie allgemein verbreitet ist und daher der angestrebten Einheitlichkeit am besten dient.

Ich kann hier nur wiederholen, was ich in einem anderen Zusammenhang schon einmal ausgeführt habe:

Man mag über die sogenannte Schulmedizin denken wie man will, aber im Interesse einer gleichartigen gutachtlichen Beurteilung gleichartiger Fälle und damit auch im Interesse der Rechtssicherheit und -einheitlichkeit darauf gegründeter Entscheidungen müßte sie geschaffen werden, wenn es sie nicht schon gäbe.

W. Hallermann, Kiel: **Operationsrecht und ärztlicher Kunstfehler**

Rechtliche und soziale Fragestellungen und Lösungen sind nach ihrer Form und ihrem Inhalt weitgehend von epochalen Einflüssen und vom jeweiligen Weltbild abhängig. Die Änderung unserer Anschauungen zwingt uns, auch die Bereiche zwischenmenschlicher Beziehungen auf eine neue Grundlage zu stellen, die den heutigen Notwendigkeiten entspricht. Die Fragen des Arztrechtes verlangen ein neues Durchdenken des Verhältnisses zwischen Patient und Arzt. Die Stellung des Arztes zum Patienten, die rechtlich durch den stillschweigenden Abschluß des sog. Dienstvertrages gekennzeichnet ist, gründet sich im menschlichen Bereich auf dem Vertrauen des Patienten, der erwartet, daß der Arzt ihm nach allen seinen Kräften helfen wird. Sie hat beim Arzt zur Voraussetzung, daß er gewillt ist, aus dem großen Mitleid zu dem Kranken als verschworener Kämpfer für die Gesundheit alles aufzubieten, was in

seiner Macht steht, um die Hoffnung des Patienten nicht zu enttäuschen.
Der Gesetzgeber hat es für richtig gehalten, auch im Strafrecht Bestimmungen einzufügen, die die ärztliche Situation für uns Ärzte in einem
eigenartigen Licht erscheinen lassen. Wir müssen uns zunächst noch
— hoffentlich nur bis zur neuen Strafrechtsreform — damit abfinden,
daß der Strafrichter in jedem ärztlichen Eingriff tatbestandsmäßig den
Sachverhalt einer Körperverletzung für gegeben erachtet. Das ist nicht
unwidersprochen geblieben und die Strafwissenschaft steht heute fast
einmütig auf einem anderen Standpunkt, der schon im Strafgesetzentwurf 1930 seinen Niederschlag gefunden hat. Er lautet: „Eingriffe
und Behandlung, die der Übung eines gewissenhaften Arztes entsprechen,
sind keine Körperverletzung". Eberhard SCHMIDT[1] hat schon immer
betont, ENGISCH[2] und GÖPPINGER[3] stimmen damit überein, daß der
ärztliche Eingriff zu Heilzwecken nie eine Körperverletzung sein könne,
weil keine Körperinteressenverletzung vorliege. MEZGER weist darauf
hin, daß das Gesetz ja stillschweigend im echten Heileingriff eine generelle sozial notwendige, wie es heißt sozial adäquate, Handlung sehen
müsse und man sinngemäß annehmen könne, daß solche sozial adäquaten
Handlungen schon generell nicht vom Tatbestand des Gesetzes betroffen
sein dürften. Bei Eingriffen an einem Dritten (Blutentnahme zur Transfusion, zur Transplantation usw.) liegen die rechtlichen Verhältnisse
etwas anders. Hier wird man auch in Zukunft eine ähnliche Fassung,
wie sie jetzt der § 226a StGB vorsieht, nicht entbehren können. Im
übrigen sagt dieser heute noch gültige Paragraph, daß ein ärztlicher Eingriff tatbestandsmäßig als Körperverletzung gilt, dann aber nicht rechtswidrig ist, wenn er mit Einwilligung des Patienten erfolgt und wenn die
Tat nicht gegen die guten Sitten verstößt. Mit dieser Formulierung hat
der Gesetzgeber zum Ausdruck gebracht, daß er in der Selbstbestimmung
des Patienten über seinen Körper ein höheres Rechtsgut erblickt als in
der Wahrung der Gesundheit. Es gibt nur wenige Ausnahmen von der
Regel, wobei immer wieder auf die Verpflichtung des Arztes hingewiesen wird, einem bewußtlosen Selbstmörder zu helfen und u. U. hier
auch Eingriffe vorzunehmen, ohne daß die Einwilligung vorliegt. Beim
Selbstmörder werde, wie GÖPPINGER schreibt, die Forderung des Sittengesetzes höher gestellt als das zu schützende Recht der Selbstbestimmung, während kein Verstoß gegen die Sittengesetze darin erblickt
werde, wenn der Arzt jemanden sterben läßt, obgleich man ihm helfen
könnte, nur weil der willensfähige Patient eine Behandlung ablehnt.
Hier ist m. E. doch ein grundsätzlicher Unterschied zwischen der
Wunschsituation Suicid und der Haltung des lebensgefährlich Erkrankten, der sein „Schicksal" tragen will. Der Entschluß des willensfähigen
Kranken wird zu respektieren sein. Es ist doch sehr fraglich, ob beim

---

[1] SCHMIDT, E.: Der Arzt im Strafrecht, i. Ponsolds Lehrb. gerichtl. Medizin.
Stuttgart: Georg Thieme 1957.
[2] ENGISCH, K.: Die rechtliche Bedeutung der ärztlichen Operation, in: Fehler
und Gefahren bei chirurgischen Operationen. Herausg. v. Stich, R., u. K. H. Bauer.
Jena: Gustav Fischer, Bd. 2, 3. Aufl. 1954.
[3] GÖPPINGER, H.: Neurol. u. Psychiatr. **24**, 53 (1956).

mißlungenen Suicid der Selbstvernichtungswille des durch die Tat Willensunfähigen als weiterbestehend angenommen werden darf. E. Schmidt spricht beim Eingriff am Bewußtlosen von einem übergesetzlichen Notstand und meint, man müsse in den Fällen des Eingriffes an dem Bewußtlosen, über den das Gesetz schweigt, so handeln, wie es das Sittengesetz vorschreibe. Im Falle des willensfähigen Kranken, der sterben will, ohne den vielleicht lebensrettenden Eingriff dulden zu wollen, bleibt dem Arzt nur die Möglichkeit der restlosen Aufklärung des Patienten und der Angehörigen. Ich glaube, Fälle echter Weigerung, die Hilfe anzunehmen, die aus der gegebenen Situation unverständlich erscheinen, werden selten sein. Der Arzt darf hier sich nicht verärgert zeigen, sondern nicht nachlassen in den Bemühungen, den Patienten zu überzeugen.

Die Einwilligung, die die Grundlage des stillschweigend getroffenen Dienstvertrages darstellt, und die auch im strafrechtlichen Bereich die Rechtswidrigkeit der Körperverletzung aufhebt, setzt voraus, daß der Patient darüber aufgeklärt wird, worin er einwilligen soll. Über diese Aufklärungspflicht ist gerade in letzter Zeit viel geschrieben worden. Sie richtet sich vorwiegend auf die Inkenntnissetzung vom Operationsanlaß und vom Operationsrisiko, von typischen und belangvollen Gefahren gerade bei dem Eingriff, den der Arzt vornehmen will. Eine typische Gefahr liegt dann vor, wenn man mit ihr in etwa zu rechnen hat. Perret[1] meint, man könne von typischer Gefahr sprechen, wenn die Komplikation mit einer Häufigkeit von über 1% aufzutreten pflegt. Die Aufklärungspflicht erstreckt sich nicht auf alle denkbaren Gefahren, man kann „auf das Wissensbedürfnis des Patienten abstellen" (EKG v. 24. 11. 1932). Man ist sich ferner darüber einig, daß in den Fällen, in denen Gefahr im Verzuge ist, die Aufklärungspflicht reduziert werden kann, aber eine Unterlassung jeden Hinweises würde auch hier den Eingriff rechtswidrig machen. Der Arzt wird gerade bei lebensgefährlichen Zuständen die Pflicht haben, dem Patienten die Entscheidung zu erleichtern.

Wenn Lebensgefahr durch den Eingriff gegeben ist, wird man auch bei der vital indizierten Behandlung den Patienten in schonender Form und hier besonders die Angehörigen, aufklären müssen. Die Grenze der Aufklärungspflicht muß nach ärztlichem Ermessen da liegen, wo eine eingehende Aufklärung dem Patienten schaden könnte. Die Aufklärung kann, wie Göppinger mit Recht betont, nicht in der formaljuristischen Rechtfertigung ihren Sinn haben.

Ein Aufklärungs*recht* hat derjenige Patient, der willensmäßig in der Lage ist, Entscheidungen zu treffen, der die Reife und die Fähigkeit besitzt, die Tragweite seines Entschlusses zu würdigen, und der gewillt ist, an der Verantwortung des Arztes mittragen zu helfen. Die Willensfähigkeit ist etwas anderes wie die Geschäftsfähigkeit und die Zurechnungsfähigkeit. Bei Kindern wird derjenige die Einwilligung zu geben haben, der das Sorgerecht hat. Macht er von dem Sorgerecht falschen

---

[1] Perret, W.: Med. Klin. **50**, 773 (1955).

Gebrauch zum Schaden des Kindes, so wird der Arzt die Verpflichtung haben, nach § 1666 BGB das Vormundschaftsgericht zu bitten, die zur Abwendung der Gefahr für das Kind erforderlichen Maßregeln zu treffen. Das kann auf telefonische Benachrichtigung des Arztes hin durch das Gericht geschehen, und wurde kürzlich in einer hiesigen Klinik bei einem Kind mit starken Brandverletzungen notwendig, bei dem die Eltern, Zeugen Jehovas, sich weigerten, dem Kinde Bluttransfusionen zukommen zu lassen.

Die Einwilligung muß sich bei ungefährlichen Eingriffen, z. B. auch bei kosmetischen Operationen, auch auf entferntere Gefahrenmöglichkeiten erstrecken. Das Maß der Aufklärung steht in reziprokem Verhältnis zur Schwere der Erkrankung (Göppinger). „Die Aufklärungspflicht endet da, wo aus Gründen des Einzelfalles eine Beeinträchtigung der Heilung zu befürchten ist" (R.GESt.-G.E.St. 66, S. 183).

Die Schwierigkeiten bei der Behandlung Geisteskranker, die nicht entmündigt sind, bei denen die Willensäußerung aber rechtserheblich erscheint, sind auch heute noch gegeben und durch das bekannte sog. Schockurteil des BGH vom 10. 7. 1954 nicht geringer geworden. Hier zeigt die Fassung des Art. 6 im Bayer. Gesetz über die Verwahrung Geisteskranker vom 30. 4. 1952, die in ähnlicher Form hoffentlich bald auch in anderen Ländern eingeführt wird, eine im Interesse des Kranken zu erstrebende Lösung. Dieser § 6 heißt: „Die in einer Heil- und Pflegeanstalt, einer Nervenklinik oder Entziehungsanstalt verwahrten oder vorläufig untergebrachten Personen unterliegen dort der nach den Regeln der ärztlichen Kunst gebotenen oder zulässigen Behandlung".

Diese Vorschrift bedeutet im Hinblick auf die durch Film und Illustrierte geprägte verhängnisvolle Irreleitung der Öffentlichkeit einen großen Vertrauensbeweis des Gesetzgebers an den behandelnden Arzt. Er wird sich dessen würdig erweisen, wenn er in jedem Einzelfall bedenkt, welch schicksalhafte Bedeutung der einzelne Eingriff für seinen Patienten haben kann und er wird aus echten ärztlichen Gründen seinen Patienten auch jetzt, wenn es ihm geboten erscheint, über typische und belangvolle Gefahren aufklären. Diese Aufklärung wäre m. E. bei jedem willensfähigen Patienten auch dann erforderlich, wenn sie gesetzlich nicht verlangt würde. Unsere in den letzten Jahrzehnten sehr erweiterte Kenntnis von der Reichweite seelischer Kräfte, von der Bedeutung der Erwartungsspannung für die Verarbeitung eines Erlebnisses auch im körperlichen Raum, läßt uns erkennen, daß die richtig durchgeführte Aufklärung vor dem Eingriff an Wirksamkeit der medikamentösen evtl. notwendigen Praemedikation gleichwertig an die Seite gestellt werden muß. Ich habe unter meinen Fällen von plötzlichem Tod im Anfang der Narkose eine Reihe von Beobachtungen, die mit älteren Literaturangaben auch vor Einführung der Anaesthesie übereinstimmen und aus denen hervorgeht, daß die Angst vor dem Eingriff bei falscher Operationsvorbereitung und fehlender vertrauensvoller Aufklärung durch schwersten seelischen Stress zum akuten Herzversagen führte. Mangelnde Aufklärung ist die schlechteste Vorbereitung zur Operation.

Ein mit Einwilligung durchgeführter Eingriff kann auch dann rechtswidrig sein, wenn er gegen die guten Sitten verstößt. Diese Frage spielt bei der Schwangerschaftsunterbrechung, der Sterilisierung usf. eine besondere Rolle. Der Arzt wird hier gerechtfertigt sein, wenn er bei kritischer Würdigung des Einzelfalles versucht, in Übereinstimmung mit dem Consensus omnium bonorum zu handeln. Er wird gut tun, sich hier nicht allein zu entscheiden, sondern auf die Meinung eines Fachgremiums zu hören.

Ein Kunstfehler setzt den Verstoß gegen die anerkannten Regeln ärztlicher Kunst voraus. Die meisten Kunstfehler entstehen durch Verwechseln und durch unterlassene notwendige und belangvolle Kontrollen. Ist ein solcher Vorwurf erhoben, so wird der Arzt nachzuweisen haben, daß sein Handeln dem Tun eines gewissenhaften Durchschnittsarztes entsprochen hat. Das ist nicht leicht festzustellen, und die Frage, welche Anforderung etwa an den viel beschäftigten Chirurgen für die Beachtung aller der vielen Einzelheiten zu stellen sind, ist nur von dem gewissenhaften Fachkollegen zu entscheiden. Manche der Fragen betreffen aber auch grundsätzliche Einstellungen des ärztlichen Berufes. Dabei spielt manchmal schon die Frage eine Rolle, ob der Arzt den Fall überhaupt hätte übernehmen dürfen und ob er ihn zur rechten Zeit etwa einem Krankenhaus überwiesen hat. Bei der Beurteilung spielt ferner die Frage der Kausalität des Handelns oder Unterlassens zum gesetzten Schaden eine entscheidende Rolle, wobei die verschiedenen Kausalitätsvorstellungen in Zivil- und Strafrecht berücksichtigt werden müssen. Mit der Feststellung des Tatbestandes und der Kausalität ist jedoch noch keinesfalls die Schuldfrage geklärt. Der Arzt muß die Körperverletzung fahrlässig begangen haben und der schädigende Erfolg muß voraussehbar gewesen sein. Dabei handelt der Arzt nur dann fahrlässig, wenn er die erforderliche Sorgfalt außer acht gelassen hat. Hier ist in der letzten Zeit wiederholt von der Rechtsprechung darauf hingewiesen worden, daß für den Arzt das Beachten der üblichen Sorgfalt nicht genügt, sondern daß er die Erfolgsabwendungspflicht verletzt, wenn er nicht alles bedenkt, was den schädigenden Erfolg hätte verhüten können. Auch das ist keine Überspitzung der Sorgfaltspflicht, sondern eine z. B. im Straßenverkehr selbstverständliche Forderung. Mit anderen Worten, schuldhaftes Handeln des Arztes mit zivilrechtlichen und strafrechtlichen Folgen liegt dann vor, wenn er die Sorgfalt außer acht läßt, die ganz allgemein für jeden Menschen in seinem Berufsbereich für den Mitmenschen geboten, aber auch zumutbar erscheint. Im übrigen liegt im Zivilprozeß, in der Schadensersatzklage, in der Regel die Beweislast bei dem Patienten. Eine Umkehr der Beweislast gilt, wie GEIGEL[1] ausführt, für den Arztprozeß selbst dann nicht, wenn die fehlerhafte ärztliche Behandlung die Unaufklärbarkeit des ärztlichen Zusammenhangs herbeigeführt hat.

Die Zunahme der Schadensersatzklagen gegen Ärzte wegen Kunstfehlers hat m. E. nicht mit einer strengeren Auslegung rechtlicher Be-

---

[1] GEIGEL, R.: Der Haftpflichtprozeß. München und Berlin: Beck'sche Verlagsbuchhandlung, 6. Aufl. 1952.

griffe zu tun, sondern entspringt, wie immer wieder festgestellt werden muß, dem schwindenden Vertrauensverhältnis zwischen Patient und Arzt. Dabei mag auch die zeitbedingte Entstellung ärztlicher Haltung und ärztlichen Verhaltens im Krankenkassen- und Krankenhausbetrieb eine wesentliche Rolle spielen. Letztlich ist es fast immer die Störung dieses intimen Verhältnisses zwischen Arzt und Patient, das fehlende Vertrauen in die mitmenschliche Achtung und Anerkennung. In der heutigen Zeit, wo sich die Klassenunterschiede aufzulösen beginnen, wo die Angst und das Mißtrauen der Menschen gegeneinander immer neue Nahrung finden, muß der Arzt im Einzelfall in oft mühsamer Arbeit jene atmosphärische Grundsituation schaffen, die er in früheren ruhigeren Zeiten von vornherein als gegeben erwarten durfte. Gerade der junge wissenschaftlich geschulte Arzt darf nicht in Überschätzung der technischen Erfolgsmöglichkeiten die Grundlage des ärztlichen Handelns, das Vertrauen zwischen Arzt und Patient, gering achten. Er muß sich vor jedem größeren ärztlichen Eingriff, der nur zu Heilzwecken für diesen Patienten erlaubt ist, vergewissern, daß sich der Kranke ihm willig anvertraut. Der Kassenpatient im großen Krankenhaus hat dasselbe menschliche Anrecht auf gewissenhafte Beratung, auf schonende überredende Aufklärung, auf vorbereitende seelische Entspannung, eben auf ärztliche Hilfe im menschlichen Bereich wie der nächste Angehörige des Arztes, der Privatpatient oder die hochgestellte Persönlichkeit. Nur die schonende, beruhigende Aufklärung, für die der Arzt auch Zeit benötigt, und die stets auf den Einzelfall abgestimmt sein muß, kann die Erwartungsangst und Unsicherheit des Kranken lindern. Der Arzt darf diese psychische Praemedikation keinem anderen überlassen, er muß sich in einer ruhigen Aussprache vergewissern, daß der Patient ihm vertraut. Er wird das Vertrauen des Patienten, der diesen Schutz und diese Sicherheit ja sucht und erwartet, in der Regel leicht errringen können, wenn er sich ein solches Verhalten zur Gewohnheit gemacht hat, wenn er es übt und aus der täglichen Erfahrung den Wert und die Bedeutung seines Tuns stets von neuem erfährt.

H. Hellner, Göttingen: **Kunstfehler, Gutachten und kein Ende.**

Die Formulierung des Themas aus der Sicht eines Chirurgen bringt das Mißbehagen am Kunstfehlerproblem zum Ausdruck. Es hat sich in den letzten dreißig Jahren nämlich am Begriff und am Vorgehen gegen den meist angeblichen „Kunstfehler" nichts, dagegen sehr viel in der Chirurgie geändert.

Für den *Juristen* ist „Kunstfehler" Verstoß gegen „die" Regeln der ärztlichen Kunst, das Außerachtlassen der „im Verkehr erforderlichen Sorgfaltspflicht", was auch als „Fahrlässigkeit" bezeichnet wird. Strafrechtlich und zivilrechtlich kann ein Arzt belangt werden, der bei der Berufsausübung „rechtswidrig und fahrlässig" einen „Schaden" herbeiführt. Goldbach macht darauf aufmerksam, daß sich im Anschluß an die Auslegung des BGB die Vorstellung ausgebildet hat, Kunstfehler wäre gleichbedeutend mit Nachlässigkeit im ärztlichen Handeln, was selbstverständlich nicht zutreffend sein kann.

Die Möglichkeit von Kunstfehlern ist so gut wie unbegrenzt, wie schon öfter betont worden ist. Wer lange in der Praxis steht, wer leitende Stellungen inne hat, und wer sich viel als Sachverständiger mit Kunstfehlerfragen zu beschäftigen hat, kommt aus dem Staunen überhaupt gar nicht heraus, was alles ein „Kunstfehler" *sein soll*, er kommt aber auch nicht um die erschreckende Feststellung herum, was alles „*passieren*" kann. Unmöglich kann aber *jeder* Fehler eines Arztes ein Kunstfehler sein. Irren ist auch ärztlich, und ohne Fehler zu machen, würden wir alle Stümper bleiben. Ich finde es also bedenklich, wenn Eberhard SCHMIDT als Jurist „jeden dem Arzt bei der Behandlung am Kranken unterlaufenen Fehler" „Kunstfehler" nennt.

Für den Laien ist „Kunstfehler" immer und eo ipso etwas Strafbares, viel mehr noch etwas Entschädigungspflichtiges.

Daraus allein würde sich ergeben, daß der Gebrauch des Wortes „Kunstfehler" vor Laienohren besonders gefährlich ist, weil der Laie nicht weiß, daß das Wort „Kunstfehler" an sich noch nichts Strafwürdiges bedeutet, und sofort eine Entschädigung wittert.

Kunstfehler soll etwas sein, was gegen die Regeln der ärztlichen Kunst verstößt. Schon RUDOLF VIRCHOW gebrauchte das Wort im Sinne von „*fahrlässige* Verletzung allgemein anerkannter Regeln der ärztlichen Wissenschaft". Der jeweilige Wissensstand ist aber keine exakt bestimmbare Größe. Und gibt es überhaupt „allgemein anerkannte" Regeln der ärztlichen Kunst? Antwort: Nein. Es gibt für fast alle Erkrankungen *verschiedene* Heilverfahren und *verschiedene* Möglichkeiten der Behandlung, denn es gibt auch für jede Krankheit verschiedene Verläufe. Man kann nicht einmal sagen, nur so, wie es in *dem* Operationslehrbuch steht, und so, wie an *der* Klinik operiert wird, ist es richtig. Selbst der Begriff „schulmäßig" schwankt. Heilverfahren und Operationsmethoden können von verschiedenen Chirurgen durchaus verschieden beurteilt werden. Selbst über Regeln der *allgemeinen* Chirurgie ist man geteilter Meinung.

Es ist z. B. sehr schwer zu beweisen, daß der Verlauf einer chirurgischen Wundinfektion bei Anwendung oder frühzeitigerer Anwendung eines Antibiotikums *anders* gewesen wäre. Denn hier gilt immer noch die Gleichung, daß eine Infektion von der Masse und Virulenz der eingedrungenen Erreger *und* von der Resistenz des Erkrankten abhängig ist. Resistenz ist eine nicht exakt faßbare Größe. Außerdem kann auch die Anwendung eines Antibiotikums Gefahren heraufbeschwören. Es ist überhaupt außerordentlich gefährlich in biologischen Abläufen zu behaupten, daß ein Verlauf anders, „besser" gewesen wäre, wenn etwas geschehen oder nicht geschehen wäre.

Beispiel: Der Tod wäre mit Wahrscheinlichkeit — die Wahrscheinlichkeit nützt uns gar nicht, wir müssen in biologischen Beurteilungen immer von überwiegender Wahrscheinlichkeit sprechen können — abgewendet worden, wenn eine Tetanusserumspritze gegeben wäre. Was nützt z. B. eine Tetanusspritze, wenn eine schwere Fußquetschung durch einen Trecker nicht auch chirurgisch versorgt wurde, wie das für den betreffenden Fall zutraf.

Die ärztliche Behandlung irgendeiner Erkrankung ist immer ein *komplexes Geschehen*, das sich aus *vielfachen* Handlungen zusammensetzt, und es ist immer gefährlich, *eine* Handlung herauszugreifen und von ihr zu behaupten, wenn sie geschehen oder nicht geschehen wäre, dann wäre alles anders gekommen! Genauso gibt es nicht „die" Todesursache. Der Tod ergibt sich aus der Konstellation vielfacher Faktoren. Viele dieser Faktoren sind pathologisch-anatomisch, also morphologisch, überhaupt *nicht* faßbar.

Nun ist allerdings, auch juristisch gesprochen, ein ärztlicher Fehler in der Behandlung oder ein diagnostischer Irrtum an sich nicht strafbar. Es muß dadurch ein *Schaden* entstanden sein. Jeder einsichtige Arzt kann zahlreiche Fälle anführen, wo tatsächlich ein Irrtum der Diagnose vorgelegen hat und wo ein Fehler in der Behandlung gemacht wurde und *doch* kein Schaden entstand. Es ist also richtig, daß ein Schaden subjektiv gemerkt und objektiv nachgewiesen werden muß. Wenn es der Betreffende nämlich nicht merkt, und wenn er nicht von einem Kollegen oder einem Rechtsanwalt mit der Nase darauf gestoßen wird, dann ist es nämlich kein „Kunstfehler". Hierfür ein sehr instruktives Beispiel:

Der 1882 geborene X. wurde 1910 von einem meiner Vorgänger, Geheimrat BRAUN, an der Galle operiert. Er erzählte seinem Arzt, daß dessen Büste in der Göttinger Klinik stände. 1911 sei er dann von Oberarzt K. am Magen operiert worden. 1956 fand sich ein riesenhafter BERGMANN-Schieber, ein Instrument, das wir ja wegen seiner Klobigkeit und seiner Gewebetraumatisierung seit Jahrzehnten nicht mehr benutzen, bei einer Röntgenuntersuchung im Oberbauch (Bild). Der Patient hatte niemals Beschwerden gehabt, hatte auch jetzt keine Beschwerden, und hatte das große Glück, einem Arzt in die Hand geraten zu sein, der nicht in den überflüssigen Ausruf ausbrach: „Was haben Sie denn da im Bauch?" Übrigens war die Sache verjährt, und man hätte in einem Prozeß gar nicht mehr herausgebracht, wer den BERGMANN-Schieber „vergessen" hatte, der Chef oder der Oberarzt.

Es gibt auch bei den Kunstfehlergutachten Fälle, wo ein Schaden behauptet wurde, und wo auch sehr wahrscheinlich ein diagnostischer oder therapeutischer Irrtum oder Fehler zu bejahen war, wo sich aber bei der objektiven Nachprüfung durch einen „Sachverständigen" kein Schaden nachweisen läßt. Oder anders ausgedrückt: Die Differenz zwischen dem Heilergebnis bei *richtiger* Diagnose und *richtiger* Behandlung, und dem Heilergebnis bei *unrichtiger* oder *unvollständiger* Diagnose und bei einer infolgedessen sehr wahrscheinlich auch nicht besten Behandlung war *so* gering, daß sie vernachlässigt werden konnte.

So wurde z. B. der Vorwurf eines nicht entdeckten MONTEGGIA-Schadens bei einem jungen Mädchen erhoben. Es war die Speichenluxation übersehen worden, während die Ellenfraktur allein erkannt war. Der Schaden war aber nach Jahren so gering, daß er sehr wahrscheinlich bei sofortiger Diagnose und womöglicher operativer Behandlung schlimmer gewesen wäre, bzw. es konnte nicht der Beweis erbracht werden, daß sofortige richtige Diagnosestellung oder sofortige manuelle Einrenkung oder operative Behandlung der Speichenköpfchenluxation im Endergebnis besser gewesen wären.

Hier muß ich auf eine wichtige und meines Erachtens sehr oft von Richtern, vom Rechtsanwalt, besonders aber vom Patienten *nicht* genügend berücksichtigte Tatsache hinweisen. Der Patient hat selbstverständlich Anspruch auf beste Behandlung, aber nur auf beste Behandlung durch einen *durchschnittlichen* Arzt, Durchschnitt als Diagnostiker, Therapeut, Operateur. „Der" Patient, vielleicht besser gesagt, viele Laien haben aber heute die Vorstellung, sie hätten Anspruch auf größte Erfahrung und überragendes Können.

So fragte mich z. B. ein Landgerichtsvorsitzender in einem Strafprozeß, ob „mir das auch passieren könnte". Es handelte sich um die Frage einer zu tief angenähten Dünndarmschlinge bei einer Magenresektion. Tatsächlich war mir das noch niemals passiert. Ich antwortete aber impulsiv: „Jetzt könnte mir das nicht mehr passieren". „Jetzt" — nach Kenntnis der Akten, der genauen Literatur, nach eingehender Befassung mit dem Gegenstand des Prozesses. Darauf wollte mich der Vorsitzende festnageln: „Aha, Sie geben also zu, daß das nicht passieren durfte." Ich setzte ihm daraufhin auseinander, daß er nicht Operateur und Operateur (verschiedene Ausbildung, verschiedenes Alter, verschiedene Erfahrung), und große Klinik mit vielen Hilfskräften und Landkrankenhaus gleichsetzen könnte. Ich mußte *weiter* darauf hinweisen, daß der Fehler der Beurteilung, ob es sich um die richtige Dünndarmschlinge für die Magen-Darm-Verbindung handelte, unter *besonderen* und *abwegigen* Verhältnissen auch dem Geübtesten passieren könnte. Es hatten nämlich allerschwerste Verwachsungen nach perforiertem übernähten Ulkus vorgelegen, und eine Darmschlinge war mit dem TREITZschen Band verwechselt worden. Ich bemerkte, es wurden ja wohl auch kaum zahlreiche Veröffentlichungen über dieses Thema im Schrifttum erschienen sein, wenn die betreffenden Autoren das Gefühl gehabt hätten, eine *strafwürdige* Handlung mit ihrer irrtümlichen Operation begangen zu haben. Der betreffende angeklagte Kollege gab ohne weiteres sofort zu Beginn der Verhandlung seinen Irrtum zu, sagte aber mit Recht, daß das auch anderen passieren könnte, daß er den Patienten später gar nicht wieder in die Behandlung bekommen hätte und daß bis zum Tode des Patienten nach etwa einem Jahr mehrere Internisten und Röntgenologen die Diagnose nicht gestellt hätten. Der Arzt wurde freigesprochen. In welcher unangenehmen *arztfeindlichen* Haltung die Presse über das Urteil berichtete, will ich hier nicht weiter erörtern.

Bei der Gerichtsverhandlung machte meines Erachtens auch der Verteidiger einen Fehler, indem er auf eine Entschuldigung des Angeklagten durch Überlastung mit Arbeit, Übermüdung, mangelhafte ärztliche Einrichtung im Krankenhaus usw. hinaus wollte. Das wird *juristisch* nämlich *nicht* anerkannt, worauf ich besonders aufmerksam mache. Es ist sehr wichtig, das zu wissen, weil sich unter Umständen daraus heute Konsequenzen von erheblicher Tragweite ergeben können.

Ich hatte zwei Schwestern für die Anaesthesieabteilung beantragt, die vom Anaesthesisten ausgebildet, und nur als Helferinnen für die Anaesthesisten und nicht für den chirurgischen Operationsdienst tätig sein sollten. Die beiden Schwestern wurden abgelehnt. Sie wurden aber nach dem Münchener Unglück (Benzin in der Pentothalflasche) *sofort* bewilligt.

Es wird bei dem ganzen Problem des Kunstfehlers völlig außer acht gelassen, daß sich ein chirurgischer Betrieb in den letzten zehn Jahren infolge der Ausdehnung der Chirurgie auf früher nicht chirurgisch angegangene Krankheiten und Organe *und* der zunehmenden Größe, Länge und Kompliziertheit der Eingriffe außerordentlich kompliziert hat. Die *Verantwortung* hat damit in einem Maße zugenommen, daß sie *nicht* mehr von einem Arzt, dem Chef, getragen werden kann, worauf A. W. FISCHER gerade eben eindrücklich hingewiesen hat. Es ist also selbstverständlich, daß zunächst bei der Gleichberechtigung der Anaesthesisten, die von diesen mit Recht angestrebt wird, auch alles das, was mit der *Anaesthesie* zusammenhängt, zu Lasten der Verantwortung des Anaesthesisten geht. Es kann auch nicht bezweifelt werden, daß bei sorgfältiger Auswahl, Ausbildung und staatlicher Prüfung der *Schwestern*, diese die Verantwortung für das tragen müssen, was in ihr Bereich fällt. Wenn also z. B. eine Schwester — meines Erachtens wirklich fahrlässig — Benzin in eine Pentothalflasche füllt, und diese Flasche der Anaesthesistin hingestellt wird, dann kann man weder der Anaesthesistin noch dem Operateur, geschweige denn dem Chef der Klinik, den Vorwurf mangelnder Aufsichtspflicht machen, wenn die Anaesthesistin nicht den Stöpsel der Flasche herauszieht, am Inhalt der Flasche riecht, oder die Schwester fragt, ob wirklich in der Flasche das drin ist, was auf dem Schild steht. Ebenso *muß* die Schwester dafür geradestehen, daß sie dem Arzt nicht eine falsche Injektionsflüssigkeit reicht (eigene Erfahrungen: Alkohol statt Novocain, Novocain mit zu viel Adrenalin, falsche Farbstofflösungen!). Wir sind heute infolge der Ausdehnung der chirurgischen Eingriffe auf *sehr viel mehr Hilfskräfte angewiesen als früher*. Damit würde sich die an sich schon sehr große Verantwortung eines Klinikchefs ins Untragbare steigern, wenn die Verantwortung nicht geteilt würde.

Bekanntlich haben die Direktoren der chirurgischen Universitätskliniken durch K. H. Bauer ein Memorandum abgegeben, daß Schulen für Operationsschwestern geschaffen werden müssen. Damit verbindet sich aber die Notwendigkeit einer anderen Stellung (und Bezahlung) der leitenden Operationsschwester und der Operationsschwestern überhaupt. Und da Übermüdung, Überarbeitung und mangelhafte ärztliche Einrichtung juristisch nicht als Entschuldigung gelten, muß gefordert werden, daß die Betriebe *technisch, instrumentell und personell* so zu gestalten sind, daß keine mangelhaften Einrichtungen mehr da sind, daß die Operationsschwestern mit Nachtdienst nicht am nächsten Morgen im Operationssaal stehen und daß Ärzte, die nachts operieren müssen, auch nicht am nächsten Morgen im Operationssaal tätig sind, kurz, daß Schwestern und Ärzte nicht übermüdet und überarbeitet sind. Ich will und kann das nicht im einzelnen ausführen und bin mir durchaus der fast an das Utopische grenzenden Forderung bewußt. Was das an personellem Zuwachs und Kosten bedeutet, kann sich jeder von Ihnen selbst klarmachen. Es ist traurig, daß *erst etwas „passieren" muß, ehe eine Änderung eintritt.*

Gegen den Irrsinn, daß operative Eingriffe nach den Bestimmungen des Strafgesetzbuches über Körperverletzungen §§ 223, 223a, 224, 225, 226, 230 beurteilt werden können, ist von vielen Seiten (Stich, Eberhard Schmidt, K. H. Bauer, Mikorey usw.) Einspruch erhoben. Geschehen ist bisher *nichts*, geändert hat sich *nichts*. Es ist nun aber höchste Zeit, daß etwas geschieht!

Nach meinen Erfahrungen muß ich nun zum Thema auch noch kurz zu folgenden Fragen Stellung nehmen:

Wer soll *Sachverständiger* in einem Kunstfehlerprozeß sein? Der Richter kann einen ärztlichen Sachverhalt überhaupt nicht beurteilen. Er ist also auf den Sachverständigen angewiesen. Mir fiel auf, daß in mehreren Fällen als Sachverständige nicht Ärzte, sondern Gerichtsmediziner für rein praktisch-ärztliche Fragen oder Vertreter theoretischer Fächer *zuerst* gehört wurden. Das *muß* meines Erachtens zu Schwierigkeiten führen, ja, es ist mit Recht darauf aufmerksam zu machen, daß unter Umständen für einen Fehler, den ein praktischer Arzt begangen haben soll, gegebenenfalls auch *nicht* ein „großer" Kliniker zu hören ist. Ebenso kann ein Anaesthesist nicht gegenüber einem Chirurgen, und der Chirurg nicht gegenüber einem Anaesthesisten als Sachverständiger tätig sein.

Über die Frage, ob ein praktischer Arzt *sofort* eine Einweisung in ein Krankenhaus hätte vornehmen müssen, ob eine rechtzeitige Überweisung nicht erfolgt ist, ob ein praktischer Arzt eher als ein Chirurg eine schwierige chirurgische Diagnose stellen mußte, kann nur *der* urteilen, der solche Fälle immer wieder sieht.

In meinen Beobachtungen wurde zweimal bei einer stumpfen Bauchverletzung von nicht chirurgischer Seite der Vorwurf erhoben, daß die Diagnose früher hätte gestellt und daß die Operation früher hätte stattfinden müssen. Wer die Schwierigkeiten der Diagnosenstellung bei einer stumpfen Bauchverletzung kennt, muß verlangen, daß über die Entscheidung dieser Frage ein Chirurg und nicht ein Gerichtsmediziner gehört wird. Übrigens, was immer wieder bei den Zweifelsfällen festzustellen ist, hatte in beiden Fällen keine Sektion stattgefunden!

Das Wichtigste für den Sachverständigen scheint mir zu sein, daß er *ex ante* und nicht *ex post* urteilt, mit anderen Worten, sich aus der bestehenden Anfangssituation heraus ein Bild macht, und daß er sich dabei eingehend die Frage vorlegt, hätte dir das nicht passieren, hätte das in deiner Klinik nicht vorkommen können? Da stellt sich dann bei genauer Prüfung oft überraschend heraus, daß etwas ganz Ähnliches auch im eigenen Betrieb und in eigener Regie oder in der „Nachbarschaft" schon passiert war.

Nach dem oben angeführten Prozeß über die zu tief genommene Dünndarmschlinge bekam ich zufällig heraus, daß ein ähnlicher Fall in der Göttinger Klinik in den 30er Jahren lange als „endemische Sprue" in der Medizinischen Univ.-Klinik behandelt war!
Eine meiner ersten Handlungen als Klinikchef bestand darin, daß ich einen von einem Assistenten unterbundenen und durchgeschnittenen Choledochus plastisch wiederherstellen mußte. Die Patientin lebt heute noch nach 13 Jahren und ist gesund.

„Wird der Sachverständige vom Gericht zu einem Behandlungsschaden gefragt, fällt er leicht der Versuchung anheim, nicht *die* Situation zu beurteilen, die sich dem Behandler im Augenblick des „Versagens" ergab, die sich jedem anderen Behandler auch unvermeidbar evtl. einmal ergeben kann, sondern manches Urteil ist diktiert von der Sicht dessen, der nachträglich entscheidet, wie dies und jenes, was passierte, hätte vermieden werden können. Manche dem Arzt unverständliche Urteile haben ihre letzte Wurzel nicht in falscher Blickrichtung des Richters, sondern in falscher Aufklärung durch den Sachverständigen" (PERRET).

PERRET zitiert auch ESSER, der der Rechtsprechung als Jurist vorwirft, daß man sich vom echten Culpaprinzip entfernt habe, indem man die Anforderungen an die Sorgfaltspflicht nicht mehr vom normalen

Standort aus betrachte, sondern vom Schadensfall ausgehe und die Haftung von der Notwendigkeit des Erkannten aus beurteile.

Der Sachverständige muß eingehend prüfen, ob der „Angeklagte" wirklich *fahrlässig* gehandelt hat. Dabei darf eben nicht vom *Mißerfolg* allein ausgegangen werden; denn wenn wir nach dem Erfolg einer ärztlichen Handlung urteilen, dann kommen wir auf manchen Gebieten zu betrüblichen Feststellungen und bei der alleinigen Beurteilung nach dem Ausgang einer Operation zu merkwürdigen Kriegsgebräuchen: Erfolg — Ritterkreuz; Mißerfolg — Degradation — Strafkompanie. Schon bei den chinesischen Würdenträgern des Mittelalters soll es so gewesen sein: Schlechter Ausgang — Kopf herunter; guter Ausgang — hohe Belohnung. Diese fragwürdige Tendenz, den schlechten Ausgang zum Anlaß der Anklage zu machen, besteht nämlich in Laienkreisen *tatsächlich*, während die „fürstliche" Belohnung des Arztes beim guten Ausgang *heute nicht mehr winkt.* „Ein Patient kann nach mißlungener Operation und in vorheriger Kenntnis der damit verbundenen Gefahren nicht erklären, er sei nur unter der Bedingung eines guten Ausgangs mit der Operation einverstanden gewesen" (Goldbach).

Die Menschen verlangen heute, aufgeklärt durch Illustrierte (Aufklärung = Halbaufklärung = Vernebelung) und durch Zeitungsartikel, daß alles „100%ig" gut geht. Der Kranke will einfach nicht mehr wahrhaben, daß gegen den Tod noch immer kein Kraut gewachsen ist. So steht in der Frankfurter Zeitung vom 14. 4. 1958 in einem Bericht über den diesjährigen Chirurgenkongreß von einer Journalistin, daß man nur sechs Todesfälle auf 30000 allgemein-chirurgische Eingriffe zu rechnen brauchte. Mich würde interessieren, wie derartige Milchmädchenrechnungen zustande kommen. Der Laie bekommt sie aber in den „falschen Hals". Der Kranke will nicht glauben, daß es Krankheiten gibt, wo wir nur von einem therapeutischen Versuch und einem Tasten sprechen können, ja, daß es Krankheiten gibt, wo wir ohnmächtig und zerknirscht eingestehen müssen, daß wir *nichts*, gar nichts erreichen, daß wir mit jeder Behandlung womöglich nur noch etwas schlimmer machen. Der Laie will nicht mehr wahrhaben, daß es Alters- und Verbrauchsleiden gibt, gegen die kein Hormon und keine Spritze hilft.

Wir stehen vor der Tatsache: Der Kranke kann nicht verstehen, daß zum Heilen immer zwei Größen notwendig sind, nämlich der Kranke *und* der Arzt. Der Kranke unserer Zeit stellt immer höhere Anforderungen an den Arzt. Der Arzt hat an einer Nichtheilung, an einem Mißerfolg stets Schuld. Der Kranke forscht nicht nach und kann nicht beurteilen, ob an dem Mißerfolg nicht andere Faktoren Schuld tragen (Krecke, Guleke).

Der Sachverständige darf selbstverständlich nicht nach dem Grundsatz „Eine Krähe hackt der andern nicht . . ." (wie mir ein Jurist einmal freundlich sagte), oder „Alles verstehen, heißt alles verzeihen" urteilen, sondern er soll sich selbst auf Herz und Nieren prüfen, und er muß von der Sache etwas verstehen. Keine Beurteilung vom grünen Tisch her!

Beispiel: Ohne daß eine Sektion stattgefunden hat, wird behauptet, daß die Operation zu einem früheren Zeitpunkt Erfolg gehabt hätte. Nach meinem Urteil wäre sie auch zum früheren Zeitpunkt unter den gegebenen Umständen tödlich ausgegangen.

Oder: Der Patient wäre wahrscheinlich gerettet worden, wenn die und die Diagnose gestellt wäre. Es muß die überwiegende Wahrscheinlichkeit nachgewiesen werden, daß die richtige Diagnose von der überwiegenden Anzahl aller Ärzte gestellt worden wäre, und es muß die überwiegende Wahrscheinlichkeit dafür bestehen, daß der Verlauf bei richtiger Diagnose ein wesentlich günstigerer gewesen wäre.

Zu den immer wieder erhobenen Vorwürfen — und auch das hängt nur mit der grenzenlosen medizinischen Halbbildung zusammen — gehört nun weiter der Vorwurf der *ungenügend ausgeübten Aufklärungspflicht*. Den Schaden hat der Patient, zum mindesten den psychischen, vielleicht sogar den physischen! Man kann dem Patienten nicht vor einer schwierigen Operation alle möglichen Komplikationen aufzählen. Damit macht man ihn kopfscheu. Einem hoffnungslos Krebskranken die volle Wahrheit zu sagen, halte ich persönlich für eine Gemeinheit. Es gibt ganz wenige sehr weise und sehr abgeklärte oder sehr religiös gefestigte Menschen, die die „ganze", „volle", „ungeschminkte" Wahrheit vertragen.

Eigenartig sind auch in den Kunstfehlerprozessen die Ausführungen der klägerischen Rechtsanwälte, die von irgendeinem „lieben" ärztlichen Kollegen bezogen sein müssen. Da kommen *geradezu groteske* Behauptungen vor.

Bei einer Pyelotomie trat beim Suchen nach einem Stein eine heftige Blutung auf. Die Niere wurde entfernt. Vorwurf: Die Blutung hätte nicht passieren dürfen, und mangelnde Aufklärungspflicht! Meine Ansicht: es *kann* passieren, und wenn man solche doch Gott sei Dank sehr seltenen Ereignisse vorher erst besprechen würde, dann würde man den Patienten kopfscheu machen.

Bei einer Struma-Operation kommt es zur Rekurrensschädigung, bekanntlich kein Kunstfehler, wie wiederholt entschieden ist. Es wird wegen akuter Atemnot nach 48 Stunden intubiert. Die Intubation rettete dem Mädchen das Leben. Der Rekurrens blieb gelähmt. Vorwurf: Das hätte nicht passieren dürfen. Die Operation hätte in örtlicher Betäubung ausgeführt werden „müssen", dann wäre es „nicht passiert"; mangelnde Aufklärungspflicht. *Wir* operieren seit ein paar Jahren *alle* Strumen in Intubationsnarkose! Und wohl dem seltenen Exemplar von Operateur, der „niemals" eine Rekurrenslähmung erlebte!

Ganz schlimm ist es bei kosmetischen Operationen von Psychopathen.

So wollte neulich eine geschiedene klimakterische Frau den Chirurgen wegen eines Kunstfehlers verklagen, weil nach einer Halshautraffung angeblich das eine Ohrläppchen verzogen war. Ich konnte das bei meiner Untersuchung beim besten Willen nicht sehen. Die Patientin wollte *meinen* Befund einfach *nicht* anerkennen. Eine Patientin, die ich sah (ich habe sie *nicht* etwa selbst operiert), behauptete ihre Nase wäre immer noch schief.

Zu den merkwürdigen Dingen gehören die Ausführungen klägerischer Rechtsanwälte auf medizinischem Gebiet zu bereits vorliegenden Sachverständigengutachten. Da werden Behauptungen aufgestellt, die sich nur aus dem Mißverständnis ärztlich unsachverständiger Ausführungen, womöglich am Stammtisch, und aus einer Mischung von Halbverstandenem mit medizinischer Halbbildung erklären lassen. Es kann doch da nur der „nichtsachverständige" Kollege einem Rechtsanwalt ohne genaue Kenntnis der Akten „*seine*" „Ansicht" mitgeteilt haben. Es werden

Sachverständigengutachten seitenweise zerpflückt, wobei an dem Kern völlig vorbeigegangen wird. Der Kern ist nämlich *sehr oft* allein die Tatsache, daß es sich eben *nicht* um den „alltäglichen Durchschnittsfall", sondern um auch für einen und gerade auch für einen sehr Erfahrenen, *ganz seltenen* oder *abwegigen Ausnahmefall* handelt. Auf den Ausnahmefall sollen dann Durchschnittsregeln zur Anwendung kommen!

Man soll sich doch nun endlich einmal auch in Laienkreisen, einschließlich der Juristen selbst, trotz der *großen Fortschritte der Chirurgie* in den letzten Dezennien — ich selbst habe sie vor einem Jahr dargestellt — von der Vorstellung freimachen, daß *jede* Behandlung und *jede* Operation Erfolg haben *müßte*. Ärzte sind weder Götter, noch Halbgötter. Der gewissenhafteste Arzt und beste Operateur kann keine „Garantie" für den guten Ausgang geben. Als junger Arzt sagte mir mein erster Oberarzt: „Garantieren kann man nur ein Jahr für Nähmaschinen!" Man kann nicht einmal für Nähmaschinen ein Jahr garantieren. Der Patient ist ein „Individuum" und der Arzt ist ein „Individuum". Eine Massenfabrikation und eine Massenbehandlung des Menschen ist unmöglich. Der gewissenhafteste Arzt kann nur sagen: „Nach ärztlichem und menschlichem Ermessen rate ich zu dieser Operation. Sie wird mit überwiegender Wahrscheinlichkeit ohne Komplikation verlaufen und Ihnen helfen. Sonst würde ich Ihnen diesen Vorschlag *nicht* machen."

Allerdings sind wir Ärzte nicht ganz frei von Schuld für diese *Massenpsychose*, der Arzt von heute könne *alles* bessern und *alles* heilen. Auf den Kongressen wird immer wieder von großartigen Erfolgen berichtet. Es wird der einmal oder ein paar Male herausgestellte Erfolg vorgetragen, um dann in der Tagespresse breitgetreten zu werden, und als gangbare und erfolgreiche Methode, reich bebildert mit Arzt, Chirurg und „geheilten" Patienten zu erscheinen. Da werden Operationen im Fernsehprogramm gezeigt, was ich für völlig unangebracht halte. Jedes Jahr hat ein Krebsforscher ein neues Heilmittel gefunden, und in den 35 Jahren, die ich jetzt Arzt bin, hat noch keines außer der guten Frühoperation mit sachgemäßer Nachbestrahlung irgendwie auch nur das geringste gebracht.

Zusammenfassung: Ich komme zu folgenden Feststellungen:

1. Es muß eine Abgrenzung der Verantwortlichkeit zwischen Operateur, Operationsschwester, Schwestern und Anaesthesisten erfolgen.

2. Der ärztliche operative Eingriff darf nicht unter die §§ 223, 223a, 224, 226, 230 fallen.

3. Das Wort „Kunstfehler" muß irgendwie ausgemerzt werden. Denn wir können nicht jedes Jahr vor einem Gremium von Fachleuten eine Liste aufstellen lassen, was ein Fehler in der ärztlichen Behandlung ist und was nicht. Es würde gar nichts nutzen, da unmöglich jeder Fehler ein Kunstfehler sein kann. Unser Wissensstand ändert sich ständig.

Jede Erkrankung ist ein persönliches individuelles Geschehen, und ist ein Schicksal, und jeder Patient wird von einem Arzt als Persönlichkeit behandelt. Es gibt keine Behandlungsnormen. Jeder Krankheitsfall liegt individuell verschieden. Das Wort „Kunstfehler" ist, obwohl es juristisch nicht eo ipso mit der Tatsache einer strafbaren Handlung behaftet ist, *so* mit diesem Odium in Laienkreisen behaftet, daß es besser wäre, es nicht mehr anzuwenden, eine Forderung, die von vielen Chirurgen seit 30 Jahren immer wieder erhoben ist.

Fahrlässigkeit bedeutet: Außerachtlassen der im Verkehr erforderlichen Sorgfalt. Statt „im Verkehr" fände ich besser „bei der ärztlichen Behandlung".

4. *Zivilrechtliche Klage* wegen *Fahrlässigkeit* ist möglich: a) bei einer starken Heilungsverzögerung, oder b) bei einem zurückbleibenden nachgewiesenen gesundheitlichen Schaden.

Bei der Mehrzahl aller anderen Ärzte mit etwa gleicher Ausbildung wäre der Schaden mit überwiegender Wahrscheinlichkeit *nicht* eingetreten.

Strafrechtliche Klage ist nur möglich wegen grober Fahrlässigkeit mit tödlichem Ausgang oder schwerer dauernder gesundheitlicher Schädigung.

Der Schaden muß vom Geschädigten nachgewiesen werden. Ein Sachverständigengutachten müßte vorher eingeholt werden, ob die Klage Aussicht auf Erfolg verspricht, ob also *schuldhafte* Fahrlässigkeit vorliegt.

5. Bei tödlichem Ausgang muß eine Obduktion stattgefunden haben.

6. Die Ansprüche bezügl. der Aufklärungspflicht eines Patienten vor der Behandlung dürfen nicht überspannt werden, weil sie sich zum Schaden der Patienten auswirken.

7. Es ist trotz aller Fortschritte der Heilkunde nicht vertretbar, von einem Arzt zu verlangen, daß *jede* Diagnose gestellt wird, daß *jede* Behandlung erfolgreich sein und *jede* Operation glücken muß. Der Kranke hat nur den Anspruch auf das durchschnittliche Können eines Durchschnittsarztes und kann nicht an diesen die Ansprüche wie an einen hervorragenden „Spezialisten" stellen, falls er sich nicht von vornherein einen solchen aussucht und sich ihm anvertraut.

8. Die Beurteilung einer ärztlichen Handlung als grobe Fahrlässigkeit setzt mangelndes charakterliches Verhalten des Arztes, mangelndes Können, und den Nachweis eines wirklichen Schadens voraus, der ohne diesen oder einen anderen Arzt gleichen Alters und Ausbildungsstandes mit überwiegender Wahrscheinlichkeit nicht entstanden wäre.

Literatur. Fischer, A. W.: Ärztl. Mitt. **1958**, 210. — Goldhahn, R., u. W. Hartmann: Chirurgie und Recht. Stuttgart: Ferdinend Enke 1937. — Goldbach, H. I.: Operation und Recht, in Kirschner, M. Allgem. u. spez. Operationslehre, 2. Aufl. Band 1. Berlin, Göttingen, Heidelberg: Springer 1958. — Guleke, N.: Arch. klin. Chir. **189**, 359 (1937). — Hellner, H.: Hefte Unfallheilk. **43**, 126 (1952). — Hübner, A., u. H. Drost: Ärztliches Haftpflichtrecht. Berlin, Göttingen, Heidelberg: Springer 1955. — Koenigsfeld, H.: Ärztliches Rechtsbrevier. — Mikorey, M.: Med. Klin. **1956**, 1779. — Perret, W.: Arzthaftpflicht. München u. Berlin: Urban & Schwarzenberg 1956. — Ponsold: Jahrbuch der Gerichtlichen Medizin. — Schmidt, E.: Arch. klin. Chir. **273**, 410 (1953). — Stich, R.: Arch. klin. Chir. **273**, 398 (1953).

Herzog, Köln: Wir mußten in der Chirurgischen Universitätsklinik Köln in den letzten Jahren in 45 Gutachten zur Frage des Kunstfehlers bzw. der Verletzung der ärztlichen Sorgfaltspflicht Stellung nehmen. In 14 Fällen handelte es sich um einen

Haftpflichtsanspruch gegen eine Versicherung und 31 mal erstatteten wir das Gutachten auf Gerichtsbeschluß. Um einen Überblick zu gewinnen, in welcher Form unsere Beurteilungen bei der endgültigen Entscheidung Berücksichtigung gefunden hatten, baten wir die entsprechenden Institutionen um Mitteilung des Urteils. Von den 45 Anfragen konnten wir 37 Antworten verwerten, da wir zweimal keine Nachricht erhielten und die anderen Verfahren noch nicht entschieden sind.

45 Gutachten über Kunstfehler bzw. Fahrlässigkeit.

19 Vorwürfe der falschen Behandlung: enge Anastomose nach Billroth II, Exitus nach Magenblutung bei der Wehrmacht, Exitus durch arterielle Blutung nach Oberschenkelstichverletzung, Narbe in der Ellenbeuge durch strangulierenden Gipsverband, nicht diagnostizierte Appendicitis, Harnröhrenstriktur nach Cystoskopie, Oberarmkopffraktur durch Elektroschock, schlecht verheilter Radiusbruch, Exitus im diabetischen Koma ohne internistisches Konsilium, Übernähung eines perforierten Ulkus statt Resektion, Blasenverletzung nach Uterusmyom-Operation, Sphinkterinkontinenz nach White haed, intraarterielle Injektion führte zur Oberarmamputation, Hautschädigung durch Lagerung auf Operationsch, Transport bei liegendem Ureterenkatheter, Hautschädigung nach Röntgenbestrahlnug wegen Hautkarzinom, Luxation des Kleinfingers, Operation eines Minderjährigen ohne Zustimmung der Eltern, Zystitis und Pyonephrose nach „Fehlkatheterisierung" bei Prostatahypertrophie.

12 Nervenschädigungen (i.m. und i.v. Injektion, Operationen am Hals).

5 zurückgelassene Fremdkörper (abgebrochene Nadeln und Hohlsonde, Tupfer).

4 Verbrennungen (Wärmflaschen, aethergetränktes Narkosetuch).

3 Tetanusserum (Durchblutungsstörung, Encephalitis, Unterlassung der Prophylaxe).

2 Narkosezwischenfälle (Exitus nach Lumbalanaesthesie und Evipan).

Auswertung von 37 Fällen

Ärztliche Beurteilung	Versicherungsregelung	Gerichtsurteil
22 Ablehnung	entsprechend	entsprechend
4 Entschädigung	entsprechend (Narben nach Verbrennungen und Gipsverband)	—
2 Ablehnung	Vergleich (Blasenverletzung nach Myomoperation und Ischiasschädigung nach i.m. Injektion)	—
2 Ablehnung	ans Gericht	steht aus
1 Kunstfehler	—	entsprechend (Exitus nach Lumbalanaesthesie)
6 Fahrlässigkeit		3 entsprechend (Exitus nach Magenblutung, Verbrennung durch Aether, Operation eines Minderjährigen) 2 entgegen (Hautschädigung durch Operationstisch, Ischiasschädigung durch i.m. Injektion) 1 steht aus (Inkontinenz nach White haed)

Bei Durchsicht der Akten und Gerichtsurteile bewegten uns folgende Überlegungen:

1. Auf Grund des hohen Prozentsatzes von Ablehnungen des Entschädigungsanspruches (ca. $\frac{3}{4}$ der Fälle) erhebt sich die Frage, ob nicht in jedem Fall von un-

begründeter Klage durch frühzeitige Entscheidung eines Gremiums von Juristen und Medizinern manch lang währender aussichtsloser Prozeß verhindert werden kann.

2. Bei unterschiedlicher Beurteilung eines Falles durch mehrere Gutachter erscheint es unseres Ermessens wünschenswert, immer alle beteiligten Mediziner bei der abschließenden Gerichtssitzung noch einmal zu hören. Vielleicht könnten dabei alle Beteiligten im Interesse einer gerechten Beurteilung der Betroffenen profitieren.

VENZLAFF, Göttingen: In den Vorträgen der Herren DIERKES und SCHELLWORTH wurde bereits auf die verhängnisvolle Rolle von Gefälligkeitsattesten und -gutachten hingewiesen. Vielfach hört man aber noch in Ärztekreisen die Ansicht, daß derartige Atteste oder Gutachten keine große Gefahr darstellten, weil ja z. B. der Patient noch zu einem objektiven Gutachter komme oder aber bei einem „wohlwollenden" Gutachten noch die Möglichkeit der Überprüfung durch den Vertragsarzt beim Versorgungsamt bestehe bzw. beim Gericht die Gegenpartei Gelegenheit habe, sich zu dem Gutachten kritisch zu äußern. Der praktizierende Arzt und Facharzt könne es sich heute vielfach nicht mehr leisten, Wünsche um Atteste abzuschlagen oder ablehnende Gutachten zu erstatten. Bei aller Würdigung der Schwierigkeiten, in die der niedergelassene Arzt durch das Überhandnehmen der Jagd nach Attesten heute vielfach gerät, darf doch nicht verkannt werden, welche Belastung für Versorgungsämter und Spruchinstanzen aus leichtfertig ausgestellten Gutachten und Bescheinigungen erwächst, und welche riesigen Summen oft aus öffentlichen Mitteln zu ihrer „Bereinigung" erforderlich werden, da ja — und dies ist im Grunde genommen wieder erfreulich — jeder ärztlichen Äußerung nicht nur von seiten der Versicherten erhebliche Bedeutung beigemessen wird. Hierfür ein Beispiel:

Eine 45jährige Frau besann sich im Jahre 1950 darauf, daß sie beim Einmarsch 1945 einen Thoraxwandstreifschuß erlitten hatte und stellte den Antrag auf Versorgung. Ein Gutachter knüpfte nun an die Feststellung einer — zweifelsfrei affektiv bedingten — Herzfrequenzsteigerung bei der Untersuchung die sachlich in keiner Weise gerechtfertigte Überlegung, ob es nicht durch „Fernwirkung" zu einer Schädigung des sympathischen Grenzstranges mit nachfolgender Regulationsstörung des Herzaccelerans gekommen sein könnte und diskutierte ernsthaft sekundäre Auswirkungen auf das gesamte Vegetativum und die Psyche. Obwohl der Prüfarzt beim Versorgungsamt und ein weiterer Gutachter diese Möglichkeit strikt ablehnten, führte doch dieses eine — in der Einspruchsinstanz der Antragstellerin bekanntgewordene — Gutachten dazu, daß dann insgesamt 4 internistische, 3 chirurgische und 2 neurologische Gutachten erstattet wurden, bis der Fall schließlich an das Landessozialgericht kam. Der um eine Nachtragsäußerung ersuchte erste Gutachter verblieb trotz der überzeugenden Ausführungen der anderen Ärzte auf seinem Standpunkt, was zur Folge hatte, daß die Einholung eines Obergutachtens durch die Landesuniversität mit Beteiligung der Chirurgischen, Neurochirurgischen, Medizinischen und Neurologischen Klinik angeordnet wurde.

Dieser Fall, der für unzählige andere steht, zeigt auf, wie ein aus Gefälligkeit erstattetes oder mit „originellen", unbeweisbaren Hypothesen gespicktes Gutachten gewissermaßen einen Zündstoff abgibt, der geeignet ist, ein Rentenverfahren über Jahre von Instanz zu Instanz zu ziehen, selbstverständlich auf Kosten der Steuerzahler, die in diesem Falle bereits mehrere tausend Mark für Gutachter- und Klinikkosten hatten aufbringen müssen, ohne daß sachlich die Gewährung einer Versorgungsrente gerechtfertigt war. Es gibt kein noch so törichtes ärztliches Attest, das man heute nicht bekommen könnte, und diese Tatsache wird man ebensowenig aus der Welt schaffen können wie die, daß approbierte Ärzte Augendiagnose treiben oder sich durch „ganzheitliche, naturgemäße" Krebsbehandlung ihr Geld verdienen. Die Spruchinstanzen sollten aber, beraten durch erfahrene Gerichtsärzte, lernen, hier die Spreu vom Weizen zu sondern und den Mut haben, auch einmal eine Klage abzuweisen, ohne durch Einholung eines Obergutachtens die dritte Universitätsklinik darüber zu befragen, ob die nun erste und zweite Klinik in ihren Gutachten richtig entschieden hatten.

Es sollten meines Erachtens, um die Gutachter und die Staatskasse zu entlasten,
in die verschiedenen Spruchinstanzen bessere „Bremsen" eingebaut werden, die es
verhindern, daß jeder Querulant seine ungerechtfertigten Rentenansprüche über
Jahre bis zu den höchsten Stellen vortreiben kann, ohne auch nur einen Pfennig
dafür zu bezahlen. Die „Bremse", die man offenbar mit dem § 109 des Sozial-
gerichtsgesetzes hatte 'schaffen wollen, nachdem unter bestimmten Voraussetzungen
im Sozialgerichtsverfahren Obergutachten nur auf Kosten der Kläger eingeholt
werden können, hat jedenfalls versagt. Wenn man es heute erlebt, daß sogar Wohl-
fahrtsämter diese Gelder zur Verfügung stellen, daß Angestellte oder Beamte sie
von ihren Behörden erhalten, daß Interessenverbände für ihre Mandanten die
Gutachtenkosten aufbringen, um in irgendeinem Falle eine Grundsatzentscheidung
durchzudrücken, so wird man sagen können, daß die Einholung eines Gutachtens
nach § 109 zumindest kaum einmal daran scheitert, daß der Kläger die Mittel nicht
aufbringen kann, selbst wenn sich die Kosten in Höhe des Monatsgehaltes eines
Krankenhausarztes bewegen.

HERTEL, Hamburg: Nicht jede von einem Arzt abgegebene Beurteilung stellt ein
Gutachten dar. Das ärztliche Gutachten fällt unter den Oberbegriff der ärztlichen
Stellungnahme. Als Gutachten sollte man nur eine sachverständige Äußerung be-
zeichnen, in der die Abwägung des Für und Wider ausführlich besprochen wird.
Die Begriffsbildung der ärztlichen Gebührenordnungen ist in dieser Hinsicht
reformbedürftig.

Im gerichtlichen Verfahren gehört die Stellungnahme des Sachverständigen
(Arztes) zu den Beweismitteln und unterliegt der freien richterlichen Beweis-
würdigung. Die Verständigung zwischen Ärzten und Juristen ist manchmal schwierig. Dies darf aber nicht zur Ausschaltung der ärztlichen Stellungnahme zugunsten
eigener laienhafter Erwägungen des Gerichtes führen. Ein solches Verfahren pro-
voziert bedenkliche Ergebnisse (zwei Beispiele) und ist abzulehnen.

JUNGMICHEL, Göttingen: Gutachten in Fragen der ärztlichen Fahrlässigkeit
sollten am zweckmäßigsten von einem klinischen, besonders erfahrenen Arzt zusammen mit dem gerichtlichen Mediziner erstattet werden. Wohnt der beschuldigte
oder beklagte Arzt am Ort des Gutachters, sollte dieser das Gericht bitten, einen
außerhalb wohnenden Sachverständigen mit der Gutachtenerstattung zu beauf-
tragen.

W. DÖHNER, Kiel: **Die Bedeutung induzierter psychogener Reaktionen in der Begutachtung.**

Jeder Gutachter weiß, daß unfallfremde Erkrankungen nur unter
besonderen Voraussetzungen entschädigt werden, psychogene Reaktionen
dagegen grundsätzlich nicht und auch für neurotische Störungen im engeren Sinne in der Regel der geforderte Kausalzusammenhang nicht gegeben
ist.

Leider ist es in der Praxis häufig gar nicht so einfach, abnorme seelische Entwicklungen, eine psychogene Körperstörung oder Symptom-
verstärkung zu erkennen und von somatisch bedingten Funktionsstörungen abzugrenzen.

Bei der mangelhaften Ausbildung der Ärzte auf dem Gebiete medizinischer Psychologie, aber auch der Begutachtungslehre einschließlich der
versicherungsmedizinischen Grundbegriffe, ist es kein Wunder, wenn eine
sich anbahnende psychogene Entwicklung oder Überlagerung vielfach
nicht erkannt oder fälschlich als Unfallfolge gedeutet wird. Allzuoft

werden auch durch wohlgemeinte aber ungeschickte Ratschläge im Verlaufe des Entschädigungsverfahrens und eine Außerachtlassung der erhöhten Suggestibilität Verletzter, insonderheit Frischverletzter, zusätzlich Befürchtungen ausgelöst oder unberchtigte Wunschvorstellungen geweckt und damit durch Fremdeinflüsse psychogene Reaktionen erzeugt, also mit anderen Worten induziert.

Andererseits wird von manchem ärztlichen Gutachter wegen Eindringlichkeit der Beschwerdenschilderung oder einem mitunter provozierenden Verhalten in der Untersuchungssituation vorschnell und leichtfertig von Psychogenie gesprochen, oft mit dem Beiklang des hysterisch-simulativen Verhalten. Erweist sich diese Deutung hinterher als falsch, so ist mit einer verständlichen Protesthaltung zu rechnen. Dann kann man es dem Verletzten nicht einmal verübeln, wenn er um die Anerkennung als tatsächlich Geschädigter kämpft und sich dabei obendrein psychogener Mechanismen bedient.

Vorwiegend therapeutisch eingestellte Ärzte laufen leicht Gefahr, psychogene Reaktionen bedenkenlos als unbewußte Fehlhaltungen anzusehen und unterlassen dann — selbst bei durchschaubaren Wunsch- und Zweckreaktionen — die nötigen Belehrungen, Aufforderungen zur Sachlichkeit oder eine mitunter angebrachte Zurechtweisung. Im Frühstadium solcher abnormen Reaktionen versäumen sie damit oft unwiederbringlich den günstigsten Zeitpunkt für eine Korrektur der Fehlhaltung. Gar nicht so selten geschieht dies allerdings auch aus Mangel an Mut oder Furcht vor evtl. Auseinandersetzungen.

Es ist besonders REICHARDTS Verdienst, immer wieder nachdrücklich auf die Folgen ungeschickter auggestiver Fremdeinflüsse hingewiesen zu haben. Schon im vergangenen Jahrhundert prägte RIEGER den Begriff der iatrogenen Hypochondrie. Derartige Warnungen und Aufklärungen scheinen aber bis heute noch viel zu wenig Beachtung gefunden zu haben. Man ist immer wieder erstaunt und erschüttert, wie oft bei Begutachtungen die einfachsten psychologischen Überlegungen gar nicht rest angestellt werden. Dies gilt sowohl für viele Ärzte, Versicherungsträger und Gerichte, in stärkerem Maße für Rechtsvertreter der Verletzten und wegen einer verständlichen und verzeihlichen Befangenheit und Parteinahme erst recht für Angehörige und Zeugen.

Große Wachsamkeit gegenüber psychogenen Reaktionen ist auch deshalb geboten, weil die Neurose- und Psychogeniebereitschaft anzusteigen scheint, wovon in Sonderheit Psychiater und Internisten zu berichten wissen. Dabei spielen zweifellos gewisse negative und vom Gesetzgeber unbeabsichtigte und nicht voraussehbare Auswirkungen des Sozialstaates und der modernen Rentengesetzgebung eine wesentliche Rolle, da ein immer größerer Personenkreis gegen Gesundheitsschäden in irgendeiner Form versichert ist. Dieses ist — wie jeder weiß — aber nur ein Faktor aus der Vielzahl von Erklärungsmöglichkeiten. Im Rahmen dieses Vortrages ist es nicht möglich, auf Einzelheiten einzugehen. Es genügt auch, auf den allgemeinen Stil- und Symptomenwandel psychogener Reaktionen zu verweisen mit einem Überwiegen von Funktionsstörungen innerer Organe und vegetativen Beschwerden. Viel wichtiger erscheint es, auf die Schwierigkeiten der Erkennung psychogenerReaktionen nach entschädigungspflichtigen Unfällen hinzuweisen mit der Vieldeutigkeit ihrer Bilder und einer unter Umständen nur schwer zu erkennenden psychischen Genese der Störungen. Eine darüber hinausgehende Differenzierung zwischen bewußtseinsnahen Motiven und weitgehend unbewußten seelischen Vorgängen — meist in Form von Triebkonflikten oder Verdrängungsmechanismen — stellt den Untersucher gar nicht so selten vor eine kaum lösbare Aufgabe und schafft einen gefährlich breiten Raum für subjektive und spekulative Deutungen.

Trotz dieser Bedenken ist in der Begutachtungspraxis eine begrifflich saubere Abgrenzung von bewußtseinsnahen psychogenen und weitgehend unbewußten neurotischen Reaktionen zu fordern, und zwar nicht nur mit Rücksicht auf die unterschiedliche Pathogenese, sondern auch im Hinblick auf die zu ziehenden therapeutischen Konsequenzen. Es wäre wünschenswert, wenn man sich in Begutachtungsfragen darauf einigen könnte, nur bei den oft sehr verborgenen inneren Konfliktreaktionen von neurotisch zu sprechen. Am besten wird man diese Bezeichnung, die allzuleicht die Assoziation „Unfallneurose" oder „traumatische Neurose" aufkommen läßt, ganz vermeiden. Das gelingt aber nur, wenn sich mit der Anwendung der Bezeichnung psychogen eine einheitliche, klare Vorstellung verbindet.

Wir sehen dabei keinen Grund, von der bekannten Reichardtschen Definition abzugehen, da diese allen praktischen Bedürfnissen Rechnung trägt und unseres Wissens bis zum heutigen Tage eine bessere Formulierung nicht gefunden ist. REICHARDT nennt nur „diejenigen reaktiven, auch die nur subjektiven Erscheinungen psychogen, die deshalb eintreten, weil sie (mit mehr oder weniger starker affektiver Spannung) erwartet (und zwar befürchtet oder erwünscht) werden, wobei die Erscheinung nicht unmittelbar willkürlich hervorgerufen zu sein braucht".

Es ist nicht seine Schuld und beruht auf einem Mißverständnis, wenn ihm von manchem eine moralisch abwertende Haltung des psychogen Reagierenden unterschoben wird oder eine Einengung des Psychogeniebegriffs auf Entschädigungsreaktionen. Manchmal kann man sich nicht des Eindrucks erwehren, daß viele Gutachter nur deshalb den Begriff neurotisch vorziehen, weil er ihnen weniger anstößig klingt oder sogar modern erscheint. In Wirklichkeit ist er, jedenfalls so, wie er vielfach gehandhabt wird, dehnbar, verschwommen, oft sogar falsch und deshalb besser wegzulassen, zumal eine sorgfältige Analyse in Begutachtungssituationen nur selten möglich ist.

Das gleiche gilt für die Bezeichnung psychogen, wenn im Einzelfall unterlassen wird, die Richtung der bestimmenden Motive oder die verschiedensten Motivkoppelungen sorgfältig herauszuarbeiten und z. B. durch den Zusatz „wunschbestimmt", „hypochondrisch", „paranoisch" oder „hysterisch" zu kennzeichnen, denn auch die zuletzt genannte hysterische Reaktion ist ebenfalls nur eine Sonderform psychogener Reaktionen.

Wichtig erscheint uns in diesem Zusammenhang noch zu betonen, daß nicht — wie es vielfach geschieht — psychogen mit psychopathisch gleichgesetzt wird. Wohl lehrt die Erfahrung, daß das Vorliegen einer psychopathischen Veranlagung, einer konstitutionellen Nervosität und vegetativen Labilität das Auftreten psychogener Symptome begünstigen kann. Auch hierbei ist es oft schwierig, Charakterologisches und Somatogenes von Motivationsvorgängen abzugrenzen. Darüber hinaus weiß der Erfahrene um die Trugschlußmöglichkeiten eines scheinbar einfühlenden Verhaltens, kennt die Grenzen eines psychologisierenden Vorgehens und hütet sich vor Fehlentscheidungen, indem er eine sogenannte mehrdimensionale Diagnostik treibt und in Zweifelsfällen die Grenzen seines Wissens offen eingesteht.

In der Unfallbegutachtung begegnen wir besonders häufig der psychogenen Überlagerung oder Fixierung ursprünglich verletzungsbedingter Funktionsstörungen. Man spricht dabei zweckmäßigerweise von psychogen-organischen Mischbildern.

Die flüchtige hypochondrische Reaktion Frischverletzter ist heutzutage so häufig und auch verständlich, daß man nahezu von einer adäquaten Reaktion sprechen kann. Dies gilt auch für Personen, die bedrohliche Situationen überstehen mußten oder starken Schreck- und Schockwirkungen ausgesetzt waren. Beruhigende ärztliche Aufklärung über den zu erwartenden günstigen Verlauf, guter Zuspruch und Aufmunterung sowohl des Verletzten selbst wie auch der Angehörigen ist dabei die wichtigste, aber allzuoft vernachlässigte Therapie.

Allerdings ist die Unterscheidung echter hypochondrischer von pseudohypochondrischen hysterischen Reaktionen für den Ungeübten nicht leicht, denn beide können sich gleicher psychogener Mechanismen bedienen, wobei der Hypochonder ein echtes Krankheitsgefühl hat, während der andere nur krank erscheinen möchte und dabei unecht wirkt. Man muß letzterem daher den Krankheitsgewinn nehmen, ihn erziehen, ihm aber gleichzeitig den Rückweg erleichtern, sonst treibt man ihn unnötig in die Opposition. Die feinpsychologische Analyse hat ausdrucksphänomenologische Besonderheiten zu berücksichtigen und kann daneben auf ein Erforschen der prätraumatischen Persönlichkeitsstruktur und der spezifischen Lebens- und Konfliktsituation nicht verzichten.

Für den ungeübten Gutachter ist es aber verführerisch, einem verständlichen ärztlichen Mitgefühl zu folgen und damit leicht einer einseitig wohlwollenden Parteinahme zu unterliegen, besonders in solchen Fällen, in denen sich hinter einem vermeintlichen Unfallereignis eine schwierige Lebensproblematik mit wirtschaftlichen Nöten, privaten Konflikten, allen möglichen Schuldgefühlen und einem echten subjektiven Krankheitsgefühl verbirgt.

Immer muß man aber auch der Laienmentalität Rechnung tragen. Abergläubische Vorstellungen und negative Fremdsuggestionen durch Angehörige, gute Freunde, Berufskollegen oder Mitpatienten können nachhaltigen psychogenen Entwicklungen Vorschub leisten. Gelegentlich sind die psychischen Induzierungen von seiten der Angehörigen so stark, daß man geradezu von Dressurleistungen sprechen darf, mitunter ganz bewußt und aus naheliegenden verständlichen Motiven durchgeführt.

Besonders eindrucksvoll sahen wir das bei einem 50jährigen, ungelernten, leicht schwachsinnigen Arbeiter, der nach einem schweren entschädigungspflichtigen Unfall mit Stirnhirnverletzung eine Wesensänderung mit Antriebsstörung und Euphorie zurückbehalten hatte. Die Ehefrau war bald zu der richtigen Erkenntnis gelangt, daß ihr Mann bei seinem Zustand niemals in der Lage sein würde, den Lebensunterhalt für seine mehrköpfige Familie zu verdienen. Sie ging mit dem Ziel einer existentiellen Sicherstellung der Familie durch eine möglichst hohe Rente dazu über, ihren Mann zur völligen Unselbständigkeit zu erziehen, indem sie nicht mehr von seiner Seite wich, ihm jeden Handgriff abnahm, ihn an- und auszog und alle vorgeschlagenen Heilmaßnahmen mit dem Hinweis auf ihre Aussichtslosigkeit ablehnte. Damit erreichte sie, daß der Mann in ihrer Gegenwart sich wehleidig und klagsam gab und ausgesprochen demonstrativ wirkte, während er sich, wenn er von ihr getrennt war, unbekümmert zeigte und seine Verärgerung darüber erkennen ließ, daß seine Frau ihm jeden Arbeitsversuch verwehrte.

Besonders, wenn Befürchtung besteht, daß eine Hirnverletzung vorliegen könnte, ist infolge Überwertung und Fehldeutung von Befunden die Gefahr der Induzierung psychogener Reaktionen groß. So kommt es beispielsweise immer wieder vor, daß von einer Commotio cerebri gesprochen wird, weil autosuggestive Bewußtseinseinengungen, Schreckreaktionen und psychogene Ausnahmezustände nicht erkannt werden. Bei ungenügender Kenntnis des Unfallmechanismus und der zeitlichen Reihenfolge der Initialsymptome werden vielfach neurologische Mikrobefunde, Encephalogramm und Hirnstrombild, Auffälligkeiten im Gesamtverhalten oder psychologische Testergebnisse falsch bewertet oder unfallbedingte organische Schmerzzustände angenommen, wo es sich in Wirklichkeit nur um diffuse vorstellungsbedingte psychogene Schmerzen handelt.

Ein aus falsch verstandenem Mitleid begründeter Zwang zur Parteinahme verleitet viele Ärzte zur Ausstellung unkritischer Bescheinigungen, aber auch zu ausgesprochenen Gefälligkeitsattesten. Diese spielen leider in Entschädigungsverfahren noch immer eine betrüblich große Rolle, wirbeln viel Staub auf, führen zum Aufbauschen von Begatellfällen. Es wird leicht Mißtrauen geschaffen und mitunter ein Arzt gegen den anderen ausgespielt. Da der Verletzte häufig Einsicht in diese Atteste erhält, sie mitunter sogar offen vorzeigt, fühlt er sich in einem oft nur vermeintlichen Recht bestärkt, seine Krankheitsvorstellungen nehmen zu, und er stellt sich selbstverständlich hinter den Arzt, der seinen Wünschen am meisten entgegen kommt.

Gar nicht so selten leistet dabei eine von falscher ärztlicher Hilfsbereitschaft bestimmte Bescheinigung dem Betreffenden im Grunde einen schlechten Dienst. Mancher Verletzte würde bei späteren Gelegenheiten viel darum geben, nach seiner tatsächlichen Leistungsfähigkeit eingestuft worden zu sein, können ihm doch durch ein im Augenblick nützlich scheinendes Gefälligkeitsattest leicht späterhin berufliche Nachteile erwachsen. Mit allen Mitteln sollte der Unsitte von Gefälligkeitsattesten Einhalt geboten werden, es geht dabei nicht nur um das Ansehen des ärztlichen Standes, sondern letztlich auch um die Wahrung von Interessen der Antragsteller, die diese zunächst in kurzsichtiger Weise verkannt haben.

Auch der Wert von Zeugenaussagen und eidesstattlichen Erklärungen

— besonders bei Sozialgerichtsverfahren im Rahmen der Kriegsopferversorgung — ist in der Regel nicht sehr groß, da viele mündliche Angaben, aber auch schriftliche Bescheinigungen aus falsch verstandener
Hilfsbereitschaft erstellt werden und Wahrnehmungs- und Erinnerungs-
fälschungen häufig sind.

Die Bitte von uns Ärzten an Versicherungsträger und Gerichte geht
dahin, eine weit verbreitete Gepflogenheit aufzugeben, nämlich von
Rentenantragstellern zum Nachweis der Berechtigung ihrer Forderungen
ärztliche Bescheinigungen zu verlangen. Es muß ausreichen, wenn die
behandelnden Ärzte lediglich benannt werden, damit sie dann in ge-
schickter und suggestivfreier Weise vom Versicherungsträger, dem Gutachter oder den Sozialgerichten befragt werden können, denn selbstverständlich sind die Befunderhebungen und täglichen Beobachtungen des
behandelnden Arztes ein wichtiges, oft unerläßliches Beweismittel. Je
gründlicher von vornherein die Beschaffung aller nur verfügbaren Unterlagen erfolgt, um so eher werden Fehlentscheidungen infolge falscher
Voraussetzungen vermieden, und ein nachträgliches Einholen von Aus-
künften mit der ganzen Gefahr ungünstiger Fremdbeeinflussung erübrigt
sich.

Wenden wir uns wieder dem Gutachter zu: Er sollte stets daran denken, daß viele Verletzte in ihm erst einmal den Arzt als mitfühlenden
Helfer in der Not sehen, damit leicht eine unsachliche wohlwollende
Stellungnahme erwarten, die sich aber nicht mit den Pflichten des un-
parteiischen medizinischen Sachverständigen verträgt; andere Ärzte in
der Klinik oder behördlichen Stellungen werden leicht für voreingenom-
men gehalten. Der zu Begutachtende sieht in ihnen den verlängerten Arm
des Versicherungsträgers, also einer Instanz, die er oft als Gegner
empfindet.

Gelingt es dem Gutachter nicht, sich frei zu machen von spontanen
Sympathie- und Antipathiegefühlen, trotzdem gleichzeitig einen guten
Kontakt herzustellen und eine harmonische Untersuchungsatmosphäre
zu schaffen, so ist er seiner schwierigen Aufgabe eben nicht gewachsen.
Wer als Gutachter zu schroff und autoritär auftritt, trägt leicht dazu bei,
den zu Begutachtenden in eine psychogene Reaktion mit sthenisch-
querulatorischer Entwicklung hineinzutreiben.

Dies geschieht auch dann, wenn vergessen wird, die im Rentenbescheid aufzuführende Leidensbezeichnung im Wortlaut psychologisch
so geschickt zu formulieren, daß nicht durch Aufzählung von Funktionsstörungen zur dauernden Fixierung von Beschwerden beigetragen wird
oder durch sachlich richtige, aber vom Antragsteller als diffamierend
empfundene Bezeichnungen wie „anlagebedingt", „psychopathisch",
aber auch „psychogen" Ablehnungen begründet werden. An sich ist die
Bescheiderteilung, wie bekannt, Aufgabe des Versicherungsträgers. Dabei werden aber ärztliche Diagnosen oft wortgetreu übernommen, so daß
sich der Gutachter die psychologischen Auswirkungen seiner Leidensbezeichnung genau überlegen muß. Wir wissen aus eigener Erfahrung,
daß Versicherungsträger und Gerichte geeigneten diesbezüglichen Vor-
schlägen gern folgen.

Noch ein Wort zur öffentlichen Meinung. Sie trägt leider nicht dazu bei, die Freude an der Gutachtertätigkeit zu heben. Man ist allzuleicht bereit, den Stab über den medizinischen Sachverständigen zu brechen, wenn seine Entscheidungen nicht in der erwünschten Weise ausfallen, erfolgreiche Ausgänge von Entschädigungsverfahren scheinen dagegen selbstverständlich, über sie wird daher nur selten gesprochen.

Oft haben es die Beschädigtenverbände in der Hand, bei unbegründeten Ansprüchen oder Aussichtslosigkeit von Berufungsverfahren, psychogene Entwicklungen durch Abschluß von Vergleichen oder Niederlegung der Vertretung zu beenden. Sie können diese aber auch durch unnötiges Aufbauschen und Erwecken falscher Hoffnungen fördern und damit zu zermürbenden Rentenkämpfen beitragen.

Ich komme zum Schluß. Als medizinischer Sachverständiger habe ich in der Kürze der mir zur Verfügung stehenden Zeit bewußt die ärztlichen Fehler, die bei der Behandlung und Begutachtung Verletzter immer wieder gemacht werden, ausführlich behandelt und andere Möglichkeiten zu Induzierungen nur gestreift. Denn selbstverständlich werden auch von allen anderen am Entschädigungsverfahren beteiligten Stellen viele Fehler gemacht; ich fühle mich aber nicht kompetent, hierzu Stellung zu nehmen. Durch die Thematik war eine bestimmte Akzentsetzung von vornherein gegeben und eine offene Sprache nötig. Es wäre jedoch unbefriedigend, wollte ich nicht abschließend nun auch einige Wege aufzeigen, wie sich ein Großteil induzierter Reaktionen vermeiden läßt.

Viel wäre schon erreicht durch eine noch umfassendere Wissensvermittlung in der Praxis der Begutachtung mit dem Ziel, einen zahlenmäßig ausreichenden und qualifizierten Gutachterstab heranzubilden. Entscheidend sind dabei die zuerst tätigen Gutachter. Ihre Leistung müßte dann aber auch entsprechend honoriert werden, denn die Tätigkeit erfordert viel Zeit und große Erfahrung, außerdem Mut zur Verantwortung einschließlich des Risikos, sich unbeliebt zu machen. Es sollte daher nicht vorkommen, daß man sich aus falscher Sparsamkeit anfangs mit weniger qualifizierten Gutachtern begnügt. Lassen sich doch etwaige Fehldiagnosen, wenn sie einmal bescheidmäßig anerkannt sind, kaum noch aufheben, da der Nachweis ihrer zweifellosen Unrichtigkeit nur selten gelingt.

Oberstes Ziel bleibt aber die Verhütung psychogener Reaktionen schon im Frühstadium der Behandlung durch richtige psychische Führung des Verletzten. Vor allem ist zu beachten, daß man ihn nicht nur nach Beschwerden und Funktionsstörungen fragt — sie womöglich erst hineinfragt —, sondern in erster Linie an die noch verbliebenen Kompensationsmöglichkeiten denkt, sie fördert, indem man den Gesundungswillen stärkt und damit eine für ihn selbst und die Gemeinschaft wünschenswerte Neuorientierung erreicht. Dies kann aber nur gelingen bei gleichzeitiger Beschleunigung im Ablauf des Rentenverfahrens, intensiver nachgehender Fürsorge, enger persönlicher Fühlungnahme und gegenseitiger Achtung aller beteiligten Stellen — Forderungen, die in Schleswig-Holstein bereits weitgehend erfüllt sind.

Literatur. Brocke: Ärztl. Mitteil. **1957**, 1027. — Buresch, E.: Med. Sachverst. LIII Nr. 3 (1957). — Dietrich, H.: Abnorme Reaktionen und ihre sozialversicherungs-medizinische Begutachtung. Leipzig: Georg Thieme 1956. — Döhner, W.: Med. Sachverst. 1957 Nr. 6. — Dukor: Schwz. Med. Wschr. **1950**, 405, 479, 499. — Goetz, E.: Versorgungsbeamte **1957**. — Grosch, H.: Schweiz. Arch. Neurol. u. Psych. **79**, Heft 1. — Hauptmann, A.: Arch. Psychiatr. **74**, 499—513 (1925). — Kretschmer, E.: Dtsch. Med. Wschr. **82**, 433—435. — Panse, F.: Diagnose und Therapie der Neurosen bei Hirnverletzten, in Rehwald: „Das Hirntrauma". Stuttgart: Georg Thieme 1956. — Reichardt, M.: Arch. Psychiatr. **98**, 1—121 (1933). — Schulte: Nervenarzt **28**, 509—514 (1957). — Störring, G. E.: Die sogen. Rentenneurosen bzw. rentenneurotischen Reaktionen. Vortrag Fortbildungstagung der Versorgungsärzte Nordrhein-Westfalens in Düsseldorf am 10. 12. 1952. — Witter, H.: Nervenarzt **27**, 505—509 (1956).

A. W. Fischer, Kiel: **Zur Frage des „Schmerzensgeldes".**

Der Anspruch auf Schmerzensgeld gegen einen Schädiger wird, soweit ich das feststellen konnte, fast in allen Ländern bejaht. Unterschiedlich ist die Formulierung, teils wird von einem Schaden gesprochen, der nicht Vermögensschaden ist, einem sogenannten immateriellen Schaden, teils von Genugtuung (Schweiz). Man darf wohl annehmen, daß das Schmerzensgeld in uralten Rechtsbräuchen wurzelt, schon in Urzeiten konnte sich jemand durch Geld oder auf andere Weise beispielsweise von der Blutrache, loskaufen.

Der Arzt muß sich mit diesen Fragen beschäftigen, denn die Gerichte stellen an ihn häufig die Aufforderung, sich zur Höhe des Schmerzensgeldes zu äußern. Ich habe schon 1932 in einem Aufsatz dazu geraten, der Arzt solle es ablehnen, irgendeine Summe anzugeben, sondern solle dem Richter an Hand einer gemeinverständlichen Skala darlegen, welche Intensität und Dauer gerade in dem betreffenden Einzelfall der Schmerz gehabt habe.

Wenn ich nun heute erneut zu dem Thema des Schmerzensgeldes das Wort ergreife, so deshalb, weil sich mir im Lauf der Jahre immer mehr die Ansicht aufdrängte, daß *das Schmerzensgeld als eine Art Fossil nicht mehr in die heutige Zeit paßt.*

Schon von vornehrein ist es eine nicht erfüllbare Forderung, den Grad bestimmter Schmerzen in Geldwert auszudrücken. Der Geldwert einer Sache wird im allgemeinen von Angebot und Nachfrage bestimmt. Die Rechtsprechung der Gerichte zeigt, in wie weiten Grenzen die Höhe des zuerkannten Schmerzensgeldes schwankt. Es muß nachdenklich stimmen, wenn man weiß, daß für die Höhe des Schmerzensgeldes die wirtschaftlichen Verhältnisse des Schädigenden wie des Geschädigten vom Gericht zu berücksichtigen sind. Zwangsläufig kommt man dann zu der Feststellung, daß *der Schmerz des reichen Mannes wesentlich teurer ist als der Schmerz des armen Mannes.* Das Schmerzensgeld soll ja ein Pflaster sein, wie man das formuliert hat, es soll dem Betreffenden eine Freude bereiten, und so kommt es dazu, daß für den gleichen Schaden jemand mit geringem Einkommen 1000 DM als erhebliche Tröstung empfinden wird, während bei einem anderen schon 10000 DM aufgewandt werden müssen, ehe der Trost beginnt.

Hinzu kommen aber noch eine ganze Reihe von anderen Erwägungen und Fragen:

Warum bekomme ich kein Schmerzensgeld, wenn ich im Kriege verwundet werde und dabei Schmerzen erleide?

Warum bekomme ich kein Schmerzensgeld, wenn ich als berufsgenossenschaftlich Versicherter einen Arbeitsunfall erleide, etwa von einem Baugerüst falle und mir das Bein breche?

Warum bekomme ich kein Schmerzensgeld, wenn ich als Fahrgast eines öffentlichen oder auch privaten Verkehrsmittels, in welchem ich auf Grund eines Beförderungsvertrages mitfahre, *einen Schaden erleide?*

Schließlich muß ich auch noch fragen, *warum ich kein Schmerzensgeld bekomme, wenn ich das Pech habe, etwa Gallen- oder Nierensteinkoliken zu erdulden.*

Der Jurist sagt uns, das Schmerzensgeld ist nach dem Gesetz an das *Verschulden eines Dritten* gekoppelt. Nur für diesen umgrenzten Kreis von Ansprüchen kommt ein Schmerzensgeld in Frage. Als Musterbeispiel wird man den *Verkehrsunfall* heranziehen können, wenn etwa jemand das *Vorfahrtsrecht* eines anderen nicht beachtet, es zum Zusammenstoß und zu einer Verletzung eines „Unschuldigen" kommt. Dieser hat dann einen Schmerzensgeldanspruch neben dem sonstigen Haftpflichtanspruch betreffend Vermögensschaden an den Schädigenden.

Nun muß ich sagen, daß ich einen grundsätzlichen Unterschied zwischen den verschiedenen soeben gekennzeichneten Vorgängen nicht erkennen kann. Ich sehe keinen Unterschied zwischen einer Schädigung im Kriege, bei der Arbeit, bei einer auf dem Boden eines Vertrages erfolgenden Gefahr, bei Krankheit und bei dem soeben geschilderten Verkehrsunfall.

Meiner Ansicht nach gehören all diese verschiedenen Vorgänge, bei denen man einen Schaden erleiden kann, zur *allgemeinen Gefährdung.* Allen diesen genannten Vorgängen kommt das Charakteristikum der Unvermeidbarkeit zu.

Nun wird mir immer entgegengehalten, der *Faktor der Schuld sei das Entscheidende.* Hierzu habe ich folgendes zu sagen:

Wenn ich im Kriege verwundet werde, so hat derjenige die Schuld, der den Krieg angezettelt hat. Wenn ich einen Arbeitsunfall erleide, so hat vielleicht der Vorarbeiter, die Firma oder sonst jemand schuld daran, daß mir dieses Unglück passiert. Bei einem Eisenbahnunfall hat vielleicht der Stellwerksbeamte schuld, *der Faktor Schuld ist also keineswegs ausschließlich in jenem Bereich zu finden, für welchen das Schmerzensgeld heute gewährt wird.*

Welches sind aber die Gründe für ein Schuldigwerden Es ist das ein sehr heikles Thema, wieweit jemand für seine Handlungen verantwortlich ist. Ich glaube, man braucht hierauf nicht näher einzugehen, die Feststellung dürfte genügen, daß es zahlreiche Ursachen für ein Schuldigwerden eines Verkehrsteilnehmers gibt. Für die hier behandelte Frage ist es gleichgültig, ob diese Ursache in einer Charakterveranlagung, in jugendlicher Unbesonnenheit, in mangelnder Reaktionsgeschwindigkeit oder auch in Krankheitsprozessen zu suchen ist. Das Schuldigwerden eines Verkehrsteilnehmers ist die Folge der Unvollkommenheit des Menschen schlechthin. Weil die Menschen unvollkommen sind, werden sie am Steuer eines Kraftfahrzeuges Unfälle verursachen. *Für den davon Betroffenen, das Opfer, ist dieser Schaden durch die Schuld eines Dritten ebenso unvermeidbar wie eine Krankheit.* Die Krankheit überfällt den Menschen ohne sein Zutun, auch der Verkehrs- oder Arbeitsunfall überfällt ihn, genauso ein etwaiger Krieg.

Da das Schuldigwerden die Folge menschlicher Unvollkommenheit ist und da die Unvollkommenheit als Tatsache hingenommen werden muß, kann man auch sagen, dieses Schuldigwerden ist ‚höhere Gewalt' oder ‚Schicksal'.

Ich kann somit nicht einsehen, warum man im Gesetz nur eine ganz bestimmte kleine Gruppe von Schäden herausgreift und nur in diesen Fällen ein Schmerzensgeld zuerkennt. *Ich sehe keinen grundsätzlichen Unterschied zwischen den oben aufgezählten verschiedenen Unfallsarten.*

Selbstverständlich berühren meine Darlegungen in keiner Weise den Anspruch des Verletzten hinsichtlich einer Entschädigung für den erlittenen Vermögensschaden. Ich möchte auch unterstreichen, daß jedem Unfallverletzten unsere herzliche Teilnahme gebührt, ganz besonders wenn er durch die Folgen des Unfalls etwa aus seinem Beruf geworfen wird oder gar dauernd arbeitsunfähig wird. Wir werden einen so Geschädigten genauso bedauern, wie jemand, der schwerste Verwundungen im Kriege erlitten hat oder etwa durch eine Poliomyelitis gelähmt wurde.

Ich weiß sehr wohl, daß viele, namentlich Juristen, mit meinen Darlegungen nicht einverstanden sein werden. Liegt das aber nicht vielleicht zum Teil daran, daß es schwierig ist, althergebrachte Begriffe einmal von einem anderen Gesichtswinkel aus zu betrachten Für jeden von uns, und ich nehme uns Ärzte in keiner Weise aus, ist es nicht leicht von eingefahrenen Denkbahnen abzuweichen.

Darf ich abschließend meine Ansicht noch einmal dahin *zusammenfassen*, daß es für mich keinen Unterschied bedeutet, ob ich einen Schaden durch die unvermeidbare Unvollkommenheit eines Dritten erleide (Verkehrsunfall), ob ich im Kriege verwundet werde, weil die Unvollkommenheit der Politiker es hat zum Kriege kommen lassen, ob mir ein Unfall zustößt durch unvermeidbare Unvollkommenheit von Menschen und Material an meiner Arbeitsstätte oder ob ich an einer folgenschweren, zudem schmerzhaften Krankheit erkranke. In meinen Augen ist das alles Schicksal, alles ist unvermeidbar und gehört zu der Tatsache, daß wir in unserem Leben von Schicksalsschlägen dauernd bedroht sind. Eine Herauslösung einer der oben geschilderten Gruppen dadurch, daß man nur dieser einen Gruppe Schmerzensgeld zubilligt, halte ich nicht für sachlich begründet.

Th. Becker, Leipzig: **Vorschläge zur Bemessung des Schmerzensgeldes für Unfallverletzte. Vortrag ist ausgefallen.**

Dracklé, Mannheim: Wie wir heute schon gehört haben, umfaßt der Begriff „Schmerzensgeld" nach der juristischen Definition nicht nur „Schmerzen" an sich, sondern auch die gesamten sonstigen Beeinträchtigungen in der Lebensführung und subjektiven Lebensfreude, welche ein Verletzter als Folge der schuldhaften Handlung des Schädigers erleidet. Daraus ergibt sich, was auch in der Literatur immer wieder betont wird und ebenso in manchen Urteilsbegründungen auftaucht, daß der Ausdruck „Schmerzensgeld" weder zutreffend ist, noch glücklich gewählt. „Schmerzen" lassen sich nicht mit „Geld" ungeschehen machen oder lindern. Zu letzterem ist schließlich auch nur der Arzt berufen. Man sollte also besser vom „immateriellen Schaden" sprechen.

Die Schwierigkeiten, welche diesem Kapitel anhaften und es tatsächlich mehr und mehr zu einem „Schmerzenskind" für Richter und Arzt als Sachverständiger und Gutachter werden lassen, liegen im wesentlichen darin, daß es sich hier um etwas handelt, welches nur zu einem kleinen Teil der objektiven Betrachtung zugänglich ist, zum größten Teil aber auf rein subjektiven Faktoren beruht.

In den Betrachtungen der Schmerzen und der Beeinträchtigungen liegt es aber dem zur Entscheidung Berufenen ob, sich von diesen subjektiven Faktoren, die ihm von Partei und Gegenpartei immer wieder vorgetragen werden, frei zu machen. Ebenso verlangen aber auch die Gesichtspunkte sozialer Prägung, wie sie soeben A. W. Fischer u. a. betrachteten, eine absolute Objektivität, schon aus dem Grundsatz, daß vor Gesetz und Recht alle Menschen gleich sein sollen.

Der in manchen Arbeiten zu dem Thema, auch von ärztlich-gutachterlicher Seite aus, vertretenen Ansicht, eine Stellungnahme zu dieser Frage liege außerhalb des ärztlichen Bereiches und gehöre einzig und allein in das richterliche Ermessen — eine solche Arbeit vor längerer Zeit schloß mit den Worten „cui bono?" —, muß entgegengehalten werden, daß wohl nur der Arzt, welcher tagtäglich die Schmerzen seiner Patienten miterlebt, aber auch tagtäglich sie zu lindern sucht und dies auch meistens kann, wirklich das Ausmaß tatsächlich durchgestandener Schmerzen beurteilen kann. Ebenso ist er am ehesten imstande, klarzustellen, in welchem Maße sich für die Zukunft bei einem Dauerschaden die Beeinträchtigung der Lebensführung und Lebensfreude auswirken wird und welche Mittel es gibt, um auch hierin zu lindern und möglichst auszugleichen.

Der Richter, welcher sich vor die Notwendigkeit gestellt sieht, ein „Schmerzensgeld" zuzubilligen, kann als medizinischer Laie sich nur in etwa ein Bild über die jeweiligen Verhältnisse machen, wobei naturgemäß das eigene Empfinden und Mitgefühl eine wichtige Rolle spielen. Hinzu kommt, daß von Partei und Gegenpartei alle möglichen Gründe und Gegengründe ihm unterbreitet werden, deren Berechtigung eigentlich wieder nur der in der Praxis erfahrene Fachmann, also der Arzt, beurteilen kann. Aus dem Bestreben, das subjektive Moment bei sich so weit wie möglich auszuschalten, dürfte es sich erklären, daß, wie ich es häufig in meiner Gutachtertätigkeit erleben muß, nicht wenige Richter sich doch an den Arzt wenden mit der Bitte, sich zur Frage des immateriellen Schadens, wobei aber leider oft das Wort „Schmerzensgeld" gebraucht wird, zu äußern.

Letzten Endes ist dies auch folgerichtig, denn der Richter bzw. allgemein der Jurist überhaupt, will ja doch wohl durch das Gutachten — das „gute Erachten" zur Sachlage insgesamt —, nicht nur teilweise, sondern vollständig für seine Urteilsfindung beraten werden. Damit beantwortet sich die obige Frage „cui bono?" mit „zum Besten der Gerechtigkeit".

Wir sollten als Gutachter uns also nicht weigern und auch nicht scheuen, die Frage nach dem „Schmerzensgeld" zu beantworten, wenn sie gestellt wird. Hierin liegt auch eine der Möglichkeiten, mit der Zeit doch zu einer gewissen Synthese zwischen ärztlichen und juristischen Gedankengängen, was ja wohl anzustreben ist, zu kommen.

Voraussetzung ist natürlich, daß auch der ärztliche Gutachter seinerseits alle subjektiven Empfindungen bei sich ausschaltet, was aber keineswegs leicht ist. Der eine ist hart gegen sich selbst und weich gegenüber anderen, wieder einer weich gegen sich selbst und hart gegenüber anderen und dazwischen gibt es alle möglichen Kombinationen. Jeder Weg, der die Möglichkeit bietet, objektiv zu bleiben, muß willkommen sein. Schon vor langen Jahren hat A. W. Fischer einen solchen mit seiner Einteilung nach Schwere-Graden und entsprechenden Summengrenzen aufgezeigt, der gute Dienste leistete und noch leistet.

Wie unterschiedlich die Beurteilung und Einschätzung des immateriellen Schadens aber immer noch ist, mögen die nachfolgenden Zusammenstellungen aufzeigen. Ich habe sie nach etwas anderen Gesichtspunkten geordnet, wie sie sonst in den Übersichten gebracht werden, bin also nicht von der Geldsumme und Abstaffelung nach deren Höhe ausgegangen, sondern habe aus dem mir zur Verfügung stehenden Material in Auswahl einige Fallgruppen mit und ohne Komplikationen gebildet und dazu ebenfalls in Auswahl einige der Entscheidungen nach Jahren geordnet herangezogen. Hierbei habe ich auch nur solche aus der Zeit *nach* der bekannten Veröffentlichung des Richters am Bundesgericht, Herrn GELHAAR, ausgewählt.

Die Tabellen sprechen für sich und brauchen wohl keinen weiteren besonderen Kommentar. Höchstens denjenigen, daß selbst die Berücksichtigung der mehr oder minder schweren Komplikationen in einer ganzen Reihe von Fällen die Unterschiedlichkeit der Einschätzungen auch nicht rechtfertigt. Noch weniger ist dies bei den sogenannten „glatten Schäden" der Fall.

Fast zwangsläufig ergibt sich aus der Betrachtung dieser Zusammenstellungen, die natürlich keinerlei Anspruch auf Vollständigkeit machen können, die Überlegung, ob es nicht angebracht sei, einmal zu überprüfen, ob sich nicht wenigstens für die glatten unkomplizierten Schäden zunächst gewisse Normsätze finden lassen. Es würde wesentlich zur Vereinfachung der Beurteilung auch für den Richter beitragen und letzten Endes könnte auch daraus eine Grundlage zur Beurteilung komplizierter Schäden entwickelt und abgeleitet werden.

Man findet immer wieder in Klageschriften und Schriftsätzen die Bemerkung, daß das „Schmerzensgeld" in das Ermessen des Gerichtes gestellt wird, wobei aber auch zu gleicher Zeit auf die jeweils günstigsten, bzw. höchsten Entscheidungen anderer Gerichte in angeblichen Parallelfällen vorsorglich hingewiesen wird. Die Gegenpartei zieht aus den unterschiedlichen Urteilen — unter Umständen sogar desselben Gerichtes — die anderen Niedrigeren an.

Dabei werden von der jeweils interessierten Seite natürlich immer, selbst bei den einfachsten unkomplizierten Verletzungen, „schwerste", „außergewöhnliche", „lang dauernde" Schmerzen behauptet, auch wochenlang angegeben, selbst wenn es sich um die Spaltung eines Abszesses in Kurznarkose handelte, der nachweislich nach 12 Tagen abgeheilt war. Der Richter gerät dadurch in ein Dilemma und ebenso, wenn für die Beeinträchtigung der Lebensfreude Forderungen erhoben werden, zu denen er selbst und besonders auch der ärztliche Gutachter, der dies in den Akten liest, nur den Kopf schütteln können. Auch hier findet man immer wieder Überwertungen und Betonungen. Man kann sich des öfteren nicht des Eindruckes erwehren, daß die Forderung erst einmal heraufgeschraubt wird, um im Endergebnis zu dem zu gelangen, was eigentlich erwartet wurde. Man sollte dem eigentlichen Wesen des immateriellen Schadens mehr auf den Grund gehen, dann würde sich der Begriff „Schmerzensgeld", der immer wieder Verwirrung stiftet, vermeiden lassen und es könnten auch dabei die subjektiven Faktoren weitgehend ausgeschaltet werden.

Es würde sich lohnen, das in die Praxis umzusetzen, was an sich seit langem bekannt ist und auch immer wieder dargestellt wird, aber nicht genügend herausgearbeitet und benutzt, nämlich daß der immaterielle Schaden aus zwei Funktionen besteht. Einmal der Erduldung von direkten Schmerzen bis zur Zeit der Abheilung der Unfallfolgen mit oder ohne Restschaden, worin natürlich auch die zu dieser Zeit vorhandene Beeinträchtigung der Lebensfreude usw. enthalten ist.

Zum anderen die Beeinträchtigung der Lebensfreude und Lebensführung durch den Restschaden, worin die Überlegungen zum Zuge kommen müssen, welche Möglichkeiten des weitestgehenden Ausgleiches hier gegeben sind und was diese kosten. Das erstere wäre ein „Duldungsgeld", das letztere ein „Ausgleichsgeld", wie es z. B. die Beschaffung eines Fernsehempfängers für den ans Haus Gefesselten oder schwer Gehbehinderten wäre und ähnliches.

In Kombination mit der obigen Anregung und den Gesichtspunkten, welche sich aus der bekannten Gradeinteilung A. W. FISCHERs und letzten Endes auch seinen heutigen Ausführungen ergeben, wäre anzustreben, für glatte Schäden Normsätze zu finden, aus denen sich auch zusätzliche Komplikationen besonders bewerten lassen. Ein solcher Weg dürfte sich wohl als brauchbar und wert, ihn zu gehen, erweisen, um dem Kapitel „Schmerzensgeld" das Odium des „Schmerzenskindes" für Richter und nicht zuletzt auch für den Arzt zu nehmen.

Kopfverletzungen

Gehirn-erschütterung kombiniert mit:	600,— ♂ LG Offenburg vom 23.11.54 Gehirner-schütterung m. Knieverl. Brustbein-prellung mit Bruchlinie im Brustbein, vielfache Hautab-schürfungen	2000,— ♀ LG Verden vom 12.7.55 schwere G., wahrscheinl. G.-Prellung, Rippenserien-bruch mit Hämatom-Pneumo-thorax	4000,— ♂ OLG Hamburg vom 22.11.55 G. m. kompl. Unterschen-kelbruch, Schulterver-letzung	1000,— ♂ OLG Oldenburg vom 25.11.55 G. m. Nasen-beinbruch, doppeltem Knöchelbruch und Quet-schungen des linken Fußes	1500,— ♀ OLG Schleswig vom 24.1.56 schwere G., Prellungen Kiefersperre, mittlere Schwer-hörigkeit	600,— ♀ OLG Braunschweig vom 16.2.56 leichte G., ohne Kombi-nations-schäden	2500,— ♂ OLG Neustadt vom 11.5.56 G. m. Gehirn-quetschung, Schien- u. Wadenbein-bruch, Schürfwun-den u. Prel-lungen	1200,— ♂ OLG Neustadt vom 1.6.56 G., Bruch 10. Rippe mit Lungenent-zündung, WS-Schaden, Schaden an den Schneide-zähnen
Schädelbasis-bruch	2500,— ♀ OLG Nürnberg vom 30.12.54	4000,— ♂ OLG Celle vom 17.3.55 mit Ohr-blutung, Taubheit rechtes Ohr	3000,— ♀ LG Berlin vom 13.5.55	20000,- Kind OLG Neustadt vom 14.6.55 Sch. doppelt, Gehirnverl. Hirnhaut-entzündung, linkss. Lähm. d. Gehirns d. Op. beseitigt, Gehfähigkeit wieder-hergestellt	25000,- Kind OLG Oldenburg vom 13.7.55 Sch. Nasen-beinbruch, Gehirn-erschütterung 8 mal Gehirn-hautentz., Prellungen u. Blutergüsse	8000,— ♀ LG Aurich vom 22.9.55 Organische Gehirnschä-digung	8000,— ♀ LG Berlin vom 1.11.55 mit Hirnverl., Hirnkrampf-leiden mit epi-leptischen Anfällen	5000,— Kind OLG Nürnberg vom 27.3.56 mit Knochen-absplitterung, erhebliche Schmerzen

Augenverletzungen

Verlust eines Auges	2500,— ♂ OLG Hamm vom 27.1.53 (Vergleich)	5000,— ♂ OLG Hamm vom 30.10.53	4000,— ♂ OLG Nürnberg vom 7.7.55	6000,— ♂ LG Stuttgart vom 28.10.55 komplizierter Heilungsverl.	3200,— ♂ LG Kleve vom 24.10 56	Völlige Erblindung	8000,— ♀ OLG Hamm vom 14.11.51	16000,— ♂ OLG Celle vom 29.6.55

Wirbelsäulenschäden

Wirbelverletzungen	20000,— ♂ LG Kleve vom 29. 6. 55	8000,— ♀ OLG Neustadt vom 28. 10. 55	3000,— ♀ OLG Nürnberg vom 8. 3. 56	4000,— ♀ OLG Nürnberg vom 16. 3. 56	50000,— ♂ OLG Stuttgart vom 13. 7. 56
In Verbindung mit:	Verrenkungsbruch 12. BWK m. Zerreißung d. Rückenmarks u. Lähmung d. Beine, d. Blase u. d. Mastdarms	Impressionsbruch 1. LWK, Bruch 2. u. 3. Rippe rechts, Schulterblattbruch, heftige Unterleibsschmerzen, Operation u. Nagelung	Kreuzbeinwirbelbruch, 2 Rippenbrüche, Infraktion 1 Rippe, Verletzung rechtes Knie, Abschürfungen, Blutergüsse	Muskelquetschung d. Beine, leichte Verstauchung d. Wirbelsäule, leichte Gehirnerschütterung, heftige Schmerzen	Bruch der 4. und 5. Rückenwirbels, totale Querschnittslähmung, Verbrennungen 2. u. 3. Grades

Beinverletzungen

Unterschenkelbrüche	1500,— ♀ OLG Hamm vom 20. 2. 53 mit schwerer Gehirnerschütterung	2600,— ♂ OLG Hamm vom 14. 3. 53 dazu Bruch des linken Kiefers u. Jochbeins, Venenthrombose	1000,— ♂ OLG Nürnberg vom 8. 11. 54	700,— ♀ OLG Neustadt vom 14. 5. 55	2800,— ♀ OLG Nürnberg vom 28. 6. 56 Unterschenkelbruch links mit ½ cm Verkürzung, Unterschenkelbruch r.	1200,— ♂ OLG Ellwangen vom 29. 1. 57
Knöchelbruch ohne Folgen	750,— ♀ LG Osnabrück vom 5. 5. 54	400,— ♀ OLG Schleswig vom 6. 4. 55	300,— ♂ LG Berlin vom 30. 4. 55	500,— ♀ OLG Oldenburg vom 3. 6. 55	800,— LG Bad Kreuznach v. 1. 3. 56	

Amputationen

Verlust eines Armes	2100,— ♂ LG Hannover vom 25.3.52	10000,— ♂ OLG Schleswig vom 29.1.53 Verlust link. Arm, Verkrüppelung rechter Arm und Hand	2000,— ♂ B H G vom 11.2.53	8000,— ♂ LG Düsseldorf vom 2.11.55	14000,— ♂ OLG Stuttgart vom 13.11.56 Phantomschmerzen			
Oberschenkelamputation	10000,— ♂ B H G vom 10.4.54 oberhalb des Knies	11000,— ♀ LG Freiburg vom 23.11.54 Stumpfneurose †	5500,— ♂ OLG Celle vom 6.12.54 oberhalb des Knies	5000,— ♂ OLG Stuttgart vom 16.3.55 oberhalb des Knies	16000,— ♂ OLG Koblenz vom 1.3.56 Gasbrand Kopfverl., Brustquetschung	6000,— ♂ LG Bochum vom 6.4.56 oberhalb des Knies	10000,— ♂ LG Koblenz vom 20.6.56 rechts Amputation, links Verletzung	5000,— ♂ LG Bamberg vom 17.10.57 oberhalb des Knies
Unterschenkelamputation	2500,— ♂ OLG Hamburg vom 12.9.50	20000,— ♀ LG Köln vom 21.5.54 beide Unterschenkel	4000,— ♂ LG Hannover vom 1.3.55	12000,— ♂ OLG Neustadt vom 4.7.56 Schädiger vermögend	7500,— ♂ OLG Schleswig vom 10.1.57 kompl. durch Wunde am Hinterkopf, schw. Weichteilverletzung			

SEELE, Bremen: Es ist hier aufgezeigt worden, welche ungewöhnlichen Verfahrenskosten selbst bei unberechtigten Ansprüchen auflaufen können, wenn sich der Versicherte durch ein — wenn auch sachlich unzutreffendes — ärztliches Zeugnis gestärkt fühlt. Es ist weiter für nicht unbedenklich erachtet worden, wenn Versicherungsträger und Gerichte dem Versicherten erklären, er möge Verschlimmerungs- oder Zusammenhangsbehauptungen durch ein ärztliches Zeugnis glaubhaft machen. Denn es gibt wohl kaum eine Bescheinigung, die auf Wunsch nicht ausgestellt wird.

Demgegenüber hat sich bewährt, auf unwahrscheinliche Behauptungen über Verschlimmerungen oder Zusammenhänge zu erwidern: „Machen Sie diese Behauptung durch eine ärztliche Bescheinigung glaubhaft. Es kann jedoch nur diejenige Bescheinigung berücksichtigt werden, die in Kenntnis unserer Akten erstattet wird. Diese unsere Akten stehen dem Arzt, den Sie zu hören wünschen, zur Einsicht gern zur Verfügung.“

Damit gelingt es nicht nur, unnötige Verfahrensunkosten zu vermeiden. Es wird vor allem auch der Allgemeinpraktiker in die Lage versetzt, sich vom sachlichen Arbeiten des Versicherungsträgers zu überzeugen und seinen Patienten in ausreichender Weise aufzuklären und zu beraten und so auch seinerseits zur sozialen Befriedigung beizutragen.

MAU, Hamburg: Es ist sehr verdienstvoll von Herrn FISCHER, die Frage des Schmerzensgeldes hier wieder angeschnitten zu haben. Der Ausdruck „Schmerzensgeld“ ist auch nach meiner Meinung nicht glücklich und umfaßt nicht den Inhalt dessen, was eigentlich im Rechtssinne damit gemeint ist. Die Bezeichnung „Genugtuung“, die in der Schweiz üblich ist, ist wohl besser, aber auch reichlich allgemein gehalten. Man sollte noch nach einer besseren Bezeichnung Ausschau halten. Gemeint ist doch keineswegs nur eine Entschädigung für erlittene Schmerzen im engeren Sinne, körperliche Schmerzen als unmittelbare und direkte Folge der erlittenen Körperverletzung. Vielmehr soll ein Ausgleich gegeben werden für den immateriellen Verlust, für die infolge der Unfallschädigung eingetretene seelische Bedrückung bzw. den durch die Körperschädigung und ihre Folgen notwendig gewordenen Verzicht auf so viele schöne Dinge im menschlichen Leben, die dem Körperbehinderten nunmehr infolge der erlittenen Körperverletzung versagt sind, kurz also für die Beeinträchtigung seiner Lebensfreude. Natürlich kann man diesen immateriellen Verlust mit Geld nur schwer aufwiegen und auch die Höhe dieses „Schmerzensgeldes“ kann meines Erachtens nicht einfach schematisch-mathematisch nach einer bestimmten Verletzungsart festgelegt werden. Sie muß vielmehr wohl immer sehr individuell je nach Lage des Einzelfalles geschätzt werden.

Bei dieser Sachlage müssen wir alles tun, um den Verletzten auch psychisch so weitgehend wie irgend möglich wieder zu „rehabilitieren“. In diesem Bestreben spielt die Beschaffung eines Kraftwagens, besonders natürlich für die Beinbehinderten, aber nicht nur für diese, eine wichtige Rolle.

Ich kann hier nur aus der orthopädischen Sicht heraus sprechen. Es handelt sich im wesentlichen um Amputierte und Fälle von mehr oder weniger hochgradiger schlaffer Lähmung der Extremitäten (Poliomyelitis, Querschnittsgelähmte). Weit verbreitet ist die zunächst natürlich naheliegende Meinung, daß ein Körperbehinderter zur Führung eines Kraftwagens nicht geeignet sei, da bei bestehender Körperbehinderung eine erhöhte Unfallgefährdung gegeben und daher im Sinne einer Unfallvorbeugung der Führerschein zu versagen sei. Diese Auffassung ist aber irrig. Eine grundsätzliche Anerkennung dieses Standpunktes würde überdies eine erhebliche Härte für die Körperbehinderten bedeuten; denn gerade für sie ist ja die Benutzung eines Kraftwagens häufig von entscheidender Bedeutung, nicht nur für die weitere Aufrechterhaltung ihrer Berufstätigkeit, sondern auch für die Wiedergewinnung ihrer Lebensfreude. Sie sind, wenn sie einen Kraftwagen zur Verfügung haben, nicht mehr der drangvollen Enge in den öffentlichen Verkehrsmitteln ausgesetzt. Aktenmappen, Handtaschen u. dgl. können sie unbehindert zur Arbeitsstätte mitnehmen. Sie können mühelos mit ihrer Familie am Sonntag in die Natur hinausgelangen und dort draußen erst den Erfrischung und Erholung bringenden Spaziergang beginnen, ohne durch einen langen Anmarschweg bereits erschöpft zu sein. Sie können ihren Urlaub mit ihrer Familie unbeschwert durch das mitzuführende notwendige Gepäck auf einer Autoreise, im Camping usw. verbringen.

Die Versagung des Führerscheins aber würde gerade das Gegenteil von dem bewirken, was wir erstreben. Der damit verbundene psychische Schock, die einsetzende Verbitterung bringen dem Körperbehinderten seine Beeinträchtigung erst recht zum Bewußtsein, erzeugen Minderwertigkeitskomplexe und züchten nunmehr gerade das Verlangen, dann mindestens eine sehr hohe geldliche Entschädigung, vor allem auch ein hohes „Schmerzensgeld“ in den zuständigen Fällen zu bekommen. Ein sehr ungesundes Bestreben!

Aus diesen Ausführungen geht die Wichtigkeit der angeschnittenen Frage deutlich hervor. Eine gesetzliche Regelung oder eine Verwaltungsanordnung betr. Gewährung oder Versagen des Führerscheins besteht nicht. Glücklicherweise ist unsere heutige Technik imstande, auch bei schwerer Beschädigung der oberen und unteren Extremitäten den Schwerkörperbehinderten in den Stand zu setzen, einen Kraftwagen unfallfrei zu führen.

Bei linksseitigem Beinverlust, auch bei der Oberschenkelamputation, sowie bei linksseitiger totaler Beinlähmung können zwei Lösungen gefunden werden. Entweder bedient das rechte Bein mit dem Fußballen das normale Bremspedal und das normale Gaspedal sowie mit der Ferse ein rechts entsprechend anzubringendes Zusatzpedal für die Kupplung oder es wird eine zusätzliche Handkupplungs-Vorrichtung in Form eines unter dem Lenkrad anzubringenden, leicht zu bedienenden Handhebels bei gleichzeitiger Anbringung einer Hilfshandgas-Vorrichtung (für das Anfahren am Berge) benötigt.

Rechtsseitig Beingeschädigte bedienen mit dem linken Fußballen das normale Kupplungspedal und mit der Ferse das in diesem Falle links anzubringende Zusatzpedal für die Bremse, oder sie brauchen ebenfalls eine Handkupplungs-Vorrichtung und bedienen mit dem linken Fuß dann allein das nach links verlagerte Zusatzpedal für die Bremse. Handgas kann dann entweder mit Hilfe einer Handdrehgas-Vorrichtung oder mit Hilfe eines Handgasringes gegeben werden, der, dicht unter dem Lenkrad parallel zu demselben angebracht, durch Hochziehen mit den Fingerspitzen betätigt wird, während das Lenkrad nicht losgelassen zu werden braucht.

Ja, selbst bei doppelseitigem Beinverlust bzw. bei totaler doppelseitiger schlaffer Beinlähmung kann die Fahrsicherheit aufrecht erhalten werden durch weiteren zusätzlichen Einbau einer Rückenlehnen-Bremsvorrichtung, welche eine mechanische Verbindung zwischen der Rückenlehne des Fahrers und der Fußbremse herstellt. Durch kräftiges Abstemmen mit den Armen vom Lenkrad gegen die Rückenlehne wird die „Fußbremse“ betätigt. Es besteht aber auch die Möglichkeit, durch rechtshändige Bedienung eines kräftigen einzigen Handhebels gleichzeitig, aber unabhängig voneinander, Bremse, Kupplung und Gas zu betätigen.

Einarmige Körperbehinderte benötigen eine zusätzliche Fuß-Gasschaltungs-Vorrichtung. Es wird mit dem linken Fuß gleichzeitig gekuppelt und geschaltet. Etwas größere Schwierigkeiten als bei Linksarmgeschädigten bereitet die Versorgung der Rechts-Oberarmamputierten. Hier muß außerdem die Bedienungsvorrichtung für die Handbremse nach links verlagert werden. Beim Vorhandensein eines vollautomatischen Getriebes kommt das Kupplungspedal ja ohnehin völlig in Wegfall, wodurch eine wesentliche Vereinfachung gegeben ist.

Selbst Doppelunterarm-Amputierte mit doppelseitiger Krukenbergscher Greifzange oder mit einseitigem Krukenberg und mit einer Hook-Greifzange oder mit einer pneumatischen Greifhand auf der anderen Seite versehene Unfallverletzte sind in der Lage, einen PKW unfallfrei zu führen, wie in Heidelberg gesammelte Erfahrungen bewiesen haben. Das Problem der Führung von Kraftwagen seitens doppelseitig Oberarm-Amputierter oder gar doppelseitig Schulterexartikulierter kann allerdings noch nicht als gelöst angesehen werden.

Es gibt Spezialfirmen, welche die eben erwähnten Umstellungen im PKW unter Erhaltung der Originalbedienungsmöglichkeit des Kraftwagens durchführen. Bekannte Firmen stehen sowohl in Hamburg als auch in Offenbach am Main zur Verfügung. Eine Rücksprache meinerseits mit dem Amt für Verkehr der Behörde für Wirtschaft und Verkehr in Hamburg hat bestätigt, daß prozentual die körperbehinderten Kraftfahrer weniger Unfälle verursachen als die nicht körperbehinderten gesunden Kraftfahrer. Der körperbehinderte Kraftfahrer, der selbst ja so viel Leid infolge seiner Körperbehinderung in seinem Leben hat erfahren müssen, besitzt ein besonderes Verantwortungsgefühl gegenüber seiner Umwelt, er fährt daher besonders vorsichtig und rücksichtsvoll, er gibt sich bewußt alle Mühe, seinen Körperfehler zu kompensieren.

Man sollte deswegen bei der Prüfung der Frage, ob dem Körperbehinderten der Führerschein zu bewilligen oder zu versagen ist, vor allem auch die charakterlichen Eigenschaften des Bewerbers mit in Rechnung stellen, und wenn in dieser Hinsicht die Voraussetzungen gegeben sind, eine positive Entscheidung fällen; denn es kann keinem Zweifel unterliegen, daß mit der Möglichkeit der Benutzung eines Kraftwagens die psychische Rehabilitation des Körperbehinderten in ganz auffallender und entscheidender Weise gefördert wird. Ich verfüge über zwei eigene, sehr eindrucksvolle Beobachtungen in dieser Hinsicht bei einem Doppelt-Unterschenkel-Amputierten sowie bei einem Patienten, bei dem infolge einer Poliomyelitis eine totale schlaffe Lähmung beider Beine einschließlich der Hüftmuskulatur vorlag. Der letztgenannte Patient, der zur Belohnung für das bestandene Abiturium von seinem Vater einen auf Handbedienung umgestellten PKW erhielt, fuhr alsbald mit seinem Wagen in die Schweiz, studierte in Genf, später in Paris die Rechte und wurde nach bestandenem Referendar- und Assessor-Examen dann Richter. Einen Verkehrsunfall hat er nie verursacht.

Ich glaube also, daß wir bei geeigneten Fällen selbst bei schwerer Körperbehinderung hinsichtlich der Bewilligung des Führerscheins keineswegs engherzig sein sollten. Wir können vielmehr bei positiver Entscheidung das Leben der schwer Körperbehinderten wesentlich erleichtern und ihnen die so notwendige Lebensfreude weitgehend erhalten, die Höhe des Schwerzensgeldes dafür aber niedriger einschätzen.

H. Schiller, Stuttgart: **Was kann der Werksarzt zur Begutachtung beitragen?**

Die Auffassung, daß unsere Begutachtungen teilweise Lücken aufweisen müssen, wurde bestätigt in einer Arbeit von K. Weisbach, Wien, in der Monatsschrift für Unfallheilkunde, in der bei der Abhandlung über die Epicondylitis folgender Satz wörtlich steht: ,,Bei der Beurteilung der beruflichen Komponente stützt sich der Gutachter auf die Angaben des Rentenwerbers und auf *seine* Vorstellungen über die Anforderungen. Diese Vorstellungen sind in der Regel sehr problematisch.'' Eine solche Meinung ergibt sich auch aus den Ausführungen von Abendroth, dem Leiter der Vertrauensärztlichen Dienststelle der Berg- und Hüttenbetriebe Salzgitter. Er weist in einem Referat auf die Wichtigkeit einer engen Zusammenarbeit mit den Werkärzten hin.

Mit anderen Worten heißt das doch nicht mehr und nicht weniger, daß der Kliniker, der Facharzt und auch häufig der Durchgangsarzt in seiner Beurteilung von Berufskrankheiten auf die Angaben des Rentenbeziehers angewiesen ist, die er gar nicht nachprüfen kann. Es ist unmöglich, daß dieser Gutachterkreis sich über die vielen Möglichkeiten, der Bedienung von Maschinen, der Arbeitsvorgänge und des Arbeitsmilieus ein Bild machen kann, dazu hat er keine Zeit. So günstig wie in Bochum ,,Bergmannsheil'' und anderen mit dem speziellen Industriezweig eng zusammenarbeitenden Kliniken liegen die Verhältnisse meist nicht! Es ist aber notwendig, daß wir die Berufskrankheiten nicht nur einer fachlichen Beurteilung unterziehen, sondern wir können die Berufskrankheiten und die organischen Körperschäden, die wir mit dem Beruf in Zusammenhang bringen wollen, nur objektiv und einwandfrei klären, wenn wir auch die

arbeitsmedizinische Seite und die technische Seite, die ursächlich verantwortlich sein sollen, geklärt haben. Diese Lücke ist noch groß und ich
erlaube mir daher den Hinweis, daß wir in der Bundesrepublik durch das
weit verzweigte Werksärztewesen die Möglichkeit haben, diese zu
schließen.

In anderen Ländern, in England, Finnland und vor allen Dingen in den
Ostblockstaaten, ist man auf diesem Gebiet wesentlich weiter als bei uns.
Vor allen Dingen wird den arbeitsmedizinischen Zusammenhängen durch
Vorlesungen an den Universitäten und Techn. Hochschulen wesentlich
mehr Beachtung geschenkt als bei uns. Im einzelnen auf die Methoden
des Auslandes einzugehen, die ich die Möglichkeit hatte, in den letzten
Jahren kennenzulernen, ist hier leider nicht die Zeit.

Lassen Sie mich nun an einigen Beispielen die Wichtigkeit der arbeitsmedizinischen Beurteilung — und ich möchte das besonders betonen, im
Zusammenwirken mit der Klinik und den Fachärzten — vortragen.
Wenn ich jetzt die Ziffer 22 der 5. Berufskrankheitenverordnung an den
Beginn stelle, so möge das keine Diskussionsaufforderung über die außerordentlich strittige Berufskrankheit sein, aber nie kann man deutlicher
die Wichtigkeit der Kenntnis eines Arbeitsvorganges ersehen als bei der
Beurteilung einer solchen Erkrankung. Der Praktiker ist meistens der
Anstoß für eine Meldung an die Berufsgenossenschaft mit der berechtigten Begründung, die Sache von der BG. prüfen zu lassen. Aus dieser
Meldung aber entspringen dann berufsgenossenschaftliche und sozialgerichtliche Gutachten in großer Zahl, die dann teilweise auch in die
Hände des Arbeitsmediziners gelangen. Wenn in einem Gutachten steht,
daß ein Dreher durch die drehende Bewegung seiner Hand an der Maschine eine Sehnenscheidenentzündung oder eine sogenannte Überanstrengungserkrankung am rechten Handgelenk bekommen hat, dann
weiß derjenige, der mit dem Arbeitsvorgang vertraut ist, ob es sich nun z.B.
um einen Revolver- oder Automatendreher handelt, daß diese Erklärung
des Rentenbegehrers niemals stimmen kann. An einer Drehbank wird
der Arbeitsvorgang eingestellt, das eigentliche Drehen geht automatisch.
Beim Schleifen ist es — abgesehen vom Handschleifen — ähnlich.
Auf der anderen Seite muß man aber wissen, daß ein Spritzlackierer,
der einen 3 bis 4 kg schweren Gegenstand frei in der linken Hand hält,
um ihn mit der rechten Hand unter Drehung der linken mit der Spritzpistole zu färben, wenn er diese Bewegungen einige hundertmal am Tag
gemacht hat, sehr wohl Überanstrengungsbeschwerden im Bereich des
linken Armes bekommen kann. Derartige Vorgänge führen allerdings
nicht zu einer chronischen Sehnenscheidenentzündung, denn man wird
die Unsinnigkeit eines solchen Arbeitsprozesses bald erkennen und versuchen, ihn abzustellen. Bader erwähnte in Bad Münster am Stein zu
Recht die teilweise verwendeten neuen Mauersteine, die ein Gewicht
zwischen 2 und 3 kg haben. Ein Maurer, der mit der linken Hand den
ganzen Tag solche Steine bewegt, denn mit der rechten hat er ja den
Speis mit der Kelle zu verteilen und aufzulegen, kann sehr wohl eine
Erkrankung im Sinne der Ziffer 22 bekommen. Auf Einzelheiten kann
ich natürlich hier nicht eingehen.

Häufig habe ich erlebt, daß Sehnenscheidenentzündungen 1. infolge der Unkenntnis des Arbeitsvorganges beim Gutachter und 2. weil eine Röntgenaufnahme, und zwar eine beidseitige Röntgenaufnahme zum Vergleich unterlassen worden ist, falsch diagnostiziert wurden.

Einmal habe ich auf diese Weise eine Sudecksche Atrophie erkannt, deren Ursache keineswegs mit dem Arbeitsvorgang etwas zu tun hatte, und das andere Mal entdeckte ich zwischen Radius und Ulna einen tiefliegenden Fremdkörper, der infiziert war.

In der Papierindustrie gibt es gewisse Vorgänge, die keine körperlich schwere Arbeit darstellen, z. B. Anlegerinnen, die aber zu Erkrankungssymptomen an den Handgelenken und Sehnen führen können. Wenn nun solch eine Erkrankung rezidiviert, also den gesetzlichen Bestimmungen der Berufskrankheitenverordnung entspricht, dann geht es nicht an, daß der Kliniker — nur weil er eine Osteochondrose der Halswirbelsäule findet — diese Berufskrankheit auf Grund der Osteochondrose ablehnt. Wann und wie eine Osteochondrose der Halswirbelsäule zu beurteilen ist, hat REISCHAUER in seinen Arbeiten in den letzten Monaten und auch in seinem Vortrag über die Epicondylitis in München auf dem Chirurgen-Kongreß ausführlich behandelt, so daß ich darauf nicht eingehen möchte. Sie ist nur im Rahmen des Gesamtbildes zu bewerten. Für das Gesamtbild aber sind drei Punkte bei der Beurteilung von allen Berufskrankheiten von wesentlicher Bedeutung: a) die allgemeine Vorgeschichte, b) die spez. arbeitsmed. Vorgeschichte bis zum ersten Auftreten der Krankheitssymptome, c) der klinische Befund mit allen vorhandenen Röntgenbildern.

Die Hautkrankheiten sind immer schon eine außerordentlich ungewisse und schwierig zu beurteilende Angelegenheit gewesen, und nur allzu häufig wird aus Bequemlichkeit der wiederkehrenden Frage des Patienten, woher diese Erkrankung komme, geantwortet, das sei von der Arbeit mit diesem oder jenem Werkstoff bzw. einer Flüssigkeit. Wir sind es unseren Patienten, denen wir ja die Arbeitsplätze erhalten wollen, und den Verwaltern der öffentlichen Gelder schuldig, daß wir bei der Begutachtung derartiger Fälle sehr gewissenhaft vorgehen. Wir Werkärzte kennen die Stoffe, die auf die Haut einwirken. Wir sind bereit, nicht nur den Hautärzten und den Klinikern diese Fragen zu klären, sondern generell hier mitzuhelfen, die angeblichen Ursachen zu klären.

Die gynäkologische Erkrankung bei Frauen, vor allem die Zyklusstörungen, werden häufig in einer unverantwortlichen Weise einfach auf den Arbeitsprozeß, d. h. auf die oft einzige ausreichende Verdienstmöglichkeit für die Betreffende geschoben. Was das für eine Familie bedeutet, wo die Mutter mitarbeiten muß oder aber auch für eine uneheliche Mutter oder eine Witwe, kann nur der ermessen, der tagtäglich mit diesen Problemen zu tun hat. Bevor man eine solche Krankheitskausalität aufstellt, soll man in seiner Definierung, daß diese Erkrankungen durch den Arbeitsprozeß ausgelöst werden, ganz sicher sein. Der Gegenbeweis ist doch, daß Frauen, die niemals in der Fabrik gearbeitet haben, auch ihre Unterleibserkrankungen und Zyklusstörungen bekommen. Selbstverständlich gibt es Arbeitsplätze, die für Frauen im allgemeinen nicht geeignet sind.

Ich denke hier besonders an Zwangshaltungen beim Bedienen von Maschinen. Häufig liegen die Ursachen der gynäkologischen Erkrankungen auf ganz anderem Gebiet, und nur zu oft wird durch ein unüberlegt ausgestelltes ärztliches Attest, das nicht von einem Werkarzt bzw. Arbeitsmediziner überprüft worden ist, ein Arbeitsplatzwechsel bewirkt, der gleichzeitig mit einem Rückgang des Verdienstes der Betroffenen einhergeht.

Ein Genickschuß für die Arbeitsmedizin ist es, wenn die Alterssichtigkeit, die Kurzsichtigkeit, der Nystagmus und andere Erkrankungen des Auges leichtfertig mit irgendeinem Arbeitsvorgang in Zusammenhang gebracht werden.

Ich habe in der Kürze der Zeit nur ganz wenig Punkte aus der werkärztlichen Begutachtungsmöglichkeit angedeutet. Jedes Fachgebiet der Medizin, HNO — Innere und andere, hat heute seine spez. Brücke zur Arbeitsmedizin, die man aber schlagen und auch begehen muß, wenn man den Dingen gerecht werden will. Die Quintessenz dieser Diskussionsbemerkung soll sein, daß wir die Berufskrankheiten sorgfältig prüfen müssen und daß dazu nicht nur der Kliniker und auch Facharzt das letzte Wort haben kann und darf, sondern daß hier — soweit vorhanden — der Werkarzt und Arbeitsmediziner mitsprechen muß. Nur so wird es möglich sein, daß wir den — leider muß es gesagt werden — Gefälligkeitsattesten und lückenhaften Gutachten sowie dem dadurch hervorgerufenen Rentenbegehren gegenübertreten können. Wir glauben, daß dadurch viele Gelder, die heute noch in Sozialgerichtsverfahren und andere bürokratische Maschinen für diese Dinge gesteckt werden, gespart werden können, um sie z. B. großen Unfallkliniken oder anderen Rehabilitationseinrichtungen zuzuführen.

Die Zusammenarbeit in Baden-Württemberg mit dem Gewerbeaufsichtsamt und den Berufsgenossenschaften, soweit sie mein Fachgebiet betreffen, ist jedenfalls ein Beweis dafür, daß sich diese Probleme in der von mir eben angedeuteten Weise vereinfachen lassen.

W. Arens, Duisburg: **Einschätzung der MdE bei Amputierten.** (Mit 2 Abb.)

Alle, die in der Unfallchirurgie operativ tätig sind, sind sich darüber im klaren, daß der Entschluß zu einer großen Amputation der Gliedmaßen immer wieder zu den bedrückendsten und unbefriedigendsten Maßnahmen unserer Arbeit gehört.

Wir alle wissen zur Genüge, welch einen Eingriff in das physische und psychische Leben des Betroffenen der Verlust oder Teilverlust eines Gliedes bedeutet. Und weil wir das wissen, sind wir bestrebt, beste Amputationsstümpfe zu schaffen. Im Amputationsstumpf setzt sich der Operateur ein Denkmal, das viel nachhaltiger wirkt als die bestgelungene Wiederherstellungsoperation. Ideal verheilte Knochenbrüche, gut gelungene Osteotomien, Falschgelenkoperationen, Nerven- und Sehnennähte werden bekanntlich von dem Patienten schnell vergessen. Der

Amputationsstumpf aber bleibt bis ans Lebensende fühl- und sichtbar!
Seien wir uns deshalb bei jeder Amputation dieser besonders großen
Verantwortung immer bewußt.

Für das Bein haben wir während unserer Tätigkeit im Bochumer
„Bergmannsheil" auf Veranlassung meines verehrten Lehrers BÜRKLE
DE LA CAMP an Hand von Untersuchungen an über 500 Amputierten
die in Abb. 1 gezeigten günstigen
Stumpflängen gefunden. Lassen Sie
mich in diesem Zusammenhang auch
noch einmal kurz den fast drei Jahrzehnte lang so schlecht gemachten
PIROGOFF-Stumpf erwähnen. Wo es
möglich ist, sollten wir einen PIROGOFF-
Stumpf bilden, und nicht im Unterschenkel absetzen. Ganz abgesehen von
der finanziellen Seite der Höhe der
MdE, die uns hier wirklich nicht leitet,
wird Ihnen der Großteil der nach PIRO-
GOFF Amputierten dankbar sein. Das
haben unsere großen Reihenuntersuchungen und die daraus gezogenen
Folgerungen ebenso wie bei EHRLICH,
HESS, LANGE, MARQUARDT und WATER-
MANN klar und eindeutig ergeben.

Nach diesem kurzen Hinweis auf die
operativen Fragen des Amputierten-
problems lassen Sie mich zu meinem
eigentlichen heutigen Thema kommen,
der Einschätzung der Minderung der
Erwerbsfähigkeit bei Amputierten.

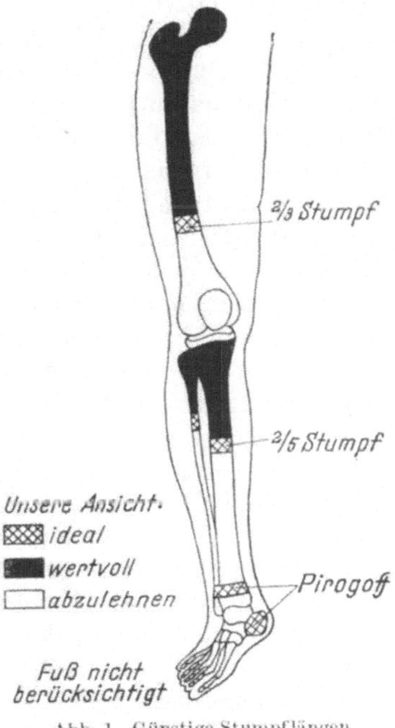

Abb. 1. Günstige Stumpflängen
bei Beinamputationen

Hier ergeben sich Fragestellungen,
die uns Ärzte, wie ein Großteil aller
Begutachtungsfragen, oft genau so unangenehm berühren wie der
schwere Entschluß zur Amputation selbst.

Es ist durchaus denkbar, daß sich in einem Gutachtentermin vier Ober-
schenkelamputierte mit etwa den gleichen Stumpfverhältnissen eines
guten Stumpfes treffen. Der erste ist nur privat gegen Unfall versichert,
er bekommt 50% der Versicherungssumme; der zweite ist Kriegs-
versehrter, ihm ist eine MdE von 70% bescheinigt; der dritte ist von der
Bergbau-Berufsgenossenschaft und geht mit 66²/₃% nach Hause, während der vierte bei einer anderen Berufsgenossenschaft versichert ist
und sich mit 50% bescheiden muß. —

Dieses Beispiel ist durchaus keine Superkonstruktion. Sehr viele von
Ihnen werden Ähnliches in vielen Fällen schon oft selbst erlebt haben.
Daß unsere vier Oberschenkelamputierten diese unterschiedliche Einschätzung gar nicht verstehen können, kann uns nicht verwundern. Wir
sehen die Dinge in einem anderen Licht, weil wir ja wissen, daß die private Unfallversicherung, das Bundesversorgungsgesetz und die gesetz-

liche Unfallversicherung von teilweise recht unterschiedlichen Bestimmungen, Begriffen und Fragestellungen ausgehen. Wenn es auch auf lange Sicht sehr zu wünschen wäre, daß es in den verschiedensten Versicherungszweigen zu einer Ausgleichung der Prozentsätze käme — wodurch viel Ärger und Mißverständnisse ausgeräumt würden —, so würde es doch zu weit führen, hierauf einzugehen und Vorschläge zu machen.

Wir wollen uns auf die gesetzliche, von den Berufsgenossenschaften getragene Unfallversicherung beschränken. Wie kommen die verschiedenen, oft recht unterschiedlichen und zu so vielen Mißhelligkeiten bei uns Ärzten, den Berufsgenossenschaften und den Sozialgerichten führenden Einschätzungen bei gleichen Stumpfverhältnissen zustande? Ohne Zweifel ist die Schuld hierfür nicht in erster Linie bei den Gutachtern, sondern bei den verschiedenen Tafeln der Normal-Rentensätze, die diesen Gutachtern vorliegen und nach denen sie sich richten, zu suchen. Wie viele dieser Tafeln haben wir in Deutschland! In jeder Operationslehre, in jedem Handbuch sind solche Tafeln abgedruckt, einige Berufsgenossenschaften haben ihre eigenen Tafeln herausgegeben. Vergleicht man all diese Tafeln, so muß man teilweise doch recht erhebliche Unterschiede feststellen, die die besagte Ursache für die verschiedenen Einschätzungen sind. Es würde zu weit führen, Ihnen die Tafeln in ihrer Unterschiedlichkeit hier zu zeigen. Es ist aber in der Tat so. daß ein Oberschenkelamputierter mit guten Stumpfverhältnissen von dem einen mit 50% und dem anderen Gutachter mit $66^2/_3\%$ eingeschätzt werden kann, je nachdem, welche Tafel dem Gutachter zur Richtschnur dient. Und leider gibt es diese große Zahl von unterschiedlichen Tafeln wohl nur in der Bundesrepublik, wie meine Anfrage bei den anderen westeuropäischen Ländern ergeben hat, worauf ich später noch zu sprechen komme.

Wie kommt das? Sollten wir nicht hier eine Wandlung zu schaffen versuchen?

Ein fester Entschädigungstarif ist vom früheren Reichsversicherungsamt in ständiger Rechtsprechung ausdrücklich abgelehnt worden. Daran hält auch das jetzige Bundessozialgericht fest. Das ist auch richtig, der erfahrene Gutachter muß diesem Standpunkt unbedingt beipflichten. Der Grundsatz der individuellen Beurteilung und Entschädigung soll und darf nicht durchbrochen werden. Wir wollen auf jeden Fall daran festhalten, daß stets nach den besonderen Verhältnissen des Einzelfalles unter Berücksichtigung der ganzen körperlichen und geistigen Veranlagung des Betroffenen geurteilt werden soll. — Trotzdem können wir die Berechtigung und unbedingte Notwendigkeit einer schematischen Tafel als Anhaltspunkt und Grundlage nicht abstreiten, ja, wir können eine solche Tafel nicht entbehren. Wie würde es wohl ohne diese Tafeln bei den über 1200 für die Berufsgenossenschaften tätigen chirurgischen Gutachtern aussehen? — Aber sollten wir uns in Deutschland nicht doch endlich dazu entschließen, eine einheitliche Tafel, zumindest für die Gliedmaßenverluste zu schaffen Wir wissen, daß Rostock nicht lange Zeit vor seinem Tode dieses Problem auch aufgegriffen hat. Der Hauptverband der Berufsgenossenschaften hat damals das Bedürfnis nach einer solch einheitlichen Tabelle verneint. Als Begründung wurde angeführt, daß durch eine solche Einheitstabelle die Gefahr einer Schematisierung der Unfallfolgen heraufbeschworen und damit der Grundsatz der individuellen Entschädigung durchbrochen werde. Wie aus meinen obigen Ausführungen hervorgeht, sind wir in bezug auf die individuelle Einschätzung genau derselben Ansicht wie die Berufsgenossenschaften. Wir wollen auch keine Einheitstabelle für alle möglichen Unfallfolgen. Eine Einheitstabelle für Amputationen halten wir aber unbedingt für erforderlich. Durch diese Einheitstabelle wird nicht schematisiert, vielmehr soll eine einheitliche Richtschnur geschaffen werden, auf der dann individuell der Einzelfall aufgebaut werden kann.

Wir wissen, daß auf höheren Ebenen, so bei der internationalen Vereinigung für soziale Sicherheit — hier besteht eine Arbeitsgruppe für die Vereinheitlichung der Invaliditätstabellen — und auch bei der hohen Behörde der europäischen Gemeinschaft für Kohle und Stahl ähnliche Bestrebungen im Gange sind, international bzw. für das Gebiet der Montanunion gültige Einheitstabellen zu schaffen.

Wenn ich Ihnen mitteile, daß wir kürzlich einen Belgier, der bei der Arbeit in Deutschland seinen Unterschenkel verloren hatte, mit 40% einschätzten, und der Mann darüber sehr in Verwunderung geriet, weil er in seiner Heimat dafür mit 70% entschädigt würde, dann werden Sie einsehen, daß die Bestrebungen der Montanunion für ihre Mitgliedstaaten eine einheitliche Tabelle aufzustellen, unbedingt zu begrüßen sind. — Und ich glaube, hier sollte sich unsere Gesellschaft maßgeblich einschalten. Dann wird es uns nicht so gehen, daß wir eines Tages von Theoretikern und vielleicht sogar von Nichtärzten erarbeitete Einheitstabellen vorgesetzt bekommen.

Welche Richtsätze sollen nun der zu erstrebenden Einheitstafel zugrunde gelegt werden Die in Deutschland am meisten gebrauchte Tafel ist die von LINIGER-MOLINEUS. Sie gleicht weitgehend der Tafel von ZUR VERTH, der in seinen Sätzen vielleicht im ganzen etwas niedriger liegt. Die meisten anderen liegen höher. Fast allen deutschen Tafeln ist gemein, daß sie schon einige Jahrzehnte alt sind und fast unverändert in die Neuauflagen der entsprechenden Bücher übernommen wurden. — Wenn wir uns nun vor Augen halten, welch große Fortschritte in der Prothesen-Technik und -versorgung in den letzten Jahrzehnten gemacht wurden, dann scheint es uns doch dringend erforderlich, die zu erstrebende Einheitstabelle grundlegend neu zu bearbeiten und nicht die am besten erscheinende alte Tafel zu übernehmen.

Ich glaube, es wäre gut, die alte Entscheidung des Reichsversicherungsamtes, daß bei der Einschätzung der MdE nicht der Verlust des Gliedanteiles schlechthin, sondern die Arbeitsfähigkeit, die nach Ausrüstung mit künstlichen Hilfsmitteln sich ergibt, zugrunde zu legen sei, gelegentlich mehr zu beachten. — Wir sind vom Stelzbein zur modernen Saugprothese, vom Schmuckarm zur modernen Arbeitsprothese gekommen, in der Einschätzung der MdE sind wir aber im wesentlichen — auch in anderen Ländern — bei der Zeit der großen Unfallgesetzgebung vor über 60 Jahren stehengeblieben. Wir wissen, welches „heiße Eisen" wir hier

anfassen. Ist ein Oberschenkelamputierter mit guten Stumpfverhältnissen und guter orthopädischer Versorgung wirklich um $^2/_3$ in seiner
Erwerbsfähigkeit gemindert, ein Armamputierter mit *Hook*- oder
Heidelberger-Prothese um 60 bis 80%? Ist der Amputierte mit diesem
25 Jahre alten Stumpf, freibeweglichem Kniegelenk, unauffälligem
Gang und bestem Verdienst mit 60% richtig, nicht zu hoch, eingeschätzt?
— Wir wissen einerseits durchaus zu würdigen, was es für einen Menschen
bedeutet, ein Glied zu verlieren, andererseits wissen wir auf Grund
unserer großen Reihenuntersuchungen von Amputierten aber auch,
was der Großteil der Amputierten leisten kann und wie er sich im
Leben zurechtfindet. Wenn es in einem Bericht der internationalen
Vereinigung für soziale Sicherheit heißt: „... der Verlust eines
Beines, so bedauerlich er auch ist, hat heute, vor allem im beruflichen Leben nicht mehr die gleiche Be-

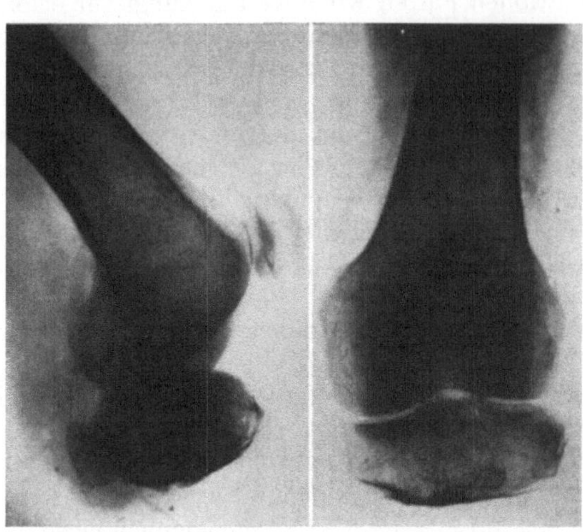

Abb. 2. Amputation vor 25 Jahren, Knie frei beweglich,
Gang unauffällig, MdE 60%

deutung wie zur Zeit der ersten Unfallgesetze", dann ist damit dasselbe
ausgedrückt, wie wir es oben gesagt haben.

Es liegt uns fern, Ihnen hier eine neue Tafel über Prozentzahlen bei
Amputationen zu bringen. Das würde nur Verwirrung stiften. Wir
wollen aber zum Ausdruck bringen, daß nach unserer Ansicht keine der
heute in Deutschland üblichen Tabellen den Verhältnissen der Zeit
gerecht wird. Der Großteil der Richtsätze der heute gebräuchlichen
Tafeln liegt so hoch, daß man bei Amputierten, die danach eingeschätzt
sind, bei begründeten Verschlimmerungsanträgen schnell auf einen Satz
von 80 bis 90% kommt und das bescheinigen muß, obwohl man fest
davon überzeugt ist, daß der Betroffene mehr als ein Zehntel oder zwei
Zehntel seiner früheren Erwerbfähigkeit besitzt.

Lassen Sie mich zum Schluß kommen und zusammenfassen.

Wir halten es, in Übereinstimmung mit Bürkle de la Camp, für angebracht und erforderlich, daß unsere Gesellschaft in Zusammenarbeit
mit dem Hauptverband der Berufsgenossenschaften eine einheitliche
Tabelle mit Richtsätzen bei Amputationen schafft. Viel Arbeit, Unklar-
heit und Ärger dürften den Berufsgenossenschaften, den Sozialgerichten
und uns Ärzten dadurch erspart werden. Die Tabelle sollte in Zusammenarbeit mit den in der Montanunion vereinten Ländern erstrebt werden,
um hier im Hinblick auf den Arbeiteraustausch über die Grenzen und das

zu erstrebende vereinte Europa unliebsame Differenzen durch verschiedenartige Einschätzungen zu vermeiden.

In dieser neuen Tabelle sollten die Richtsätze, die zugleich Mindestsätze sein sollen, niedriger liegen als in den bisherigen Tafeln. Dann wird die neue Tafel nicht die Gefahr einer Schematisierung der Unfallfolgen heraufbeschwören, sondern vielmehr als bisher uns in die Lage versetzen, an Hand dieser einheitlichen Mindestsätze individuell jeden Amputierten zu beurteilen, so, wie die RVO, die Berufsgenossenschaften und am meisten wir Ärzte selbst es wünschen.

Tabelle 1. *Vergleiche aus deutschen Tabellen.*

	Liniger-Molineus	Rostock	zur Verth	Bergbau-BG	Bundes-versorgung
Verlust re. Hand	60%	60%	60%	60%	50%
Verlust lk. Hand	50%	50%	50%	50%	50%
Verlust re. Arm bis Mitte	$66^2/_0$%	65%	70%	70%	70%
Verlust lk. Arm bis Mitte	60%	60%	65%	60%	70%
Pirogoff-Stumpf	$25-33^1/_3$%	$30-35$%	$30-35$%	$33^1/_3$%	40%
Unterschenkelstumpf	$40-50$%	$40-60$%	$40-60$%	50%	$40-60$%
Oberschenkelstumpf	$50-66^2/_3$%	50, 60, 65%	$50-66^2/_3$%	$66^2/_3$%	$70-80$%
Oberschenkel ganz	70%	70%	70%	75%	80%

Tabelle 2. *Vergleiche aus Tabellen westeuropäischer Länder.*

	Deutschland (Liniger-Molineus)	Belgien	Frankreich	Italien	Niederlande	Großbritannien	Österreich	Schweiz
Verlust re. Hand	60%	65%	70%	70%	65%	60%	60%	65%
Verlust lk. Hand	50%	52%	60%	60%	65%	60%	55%	60%
Verlust re. Arm bis Schulter	75%	85%	90%	85%	80%	90%	75%	85%
Verlust lk. Arm bis Schulter	$66^2/_3$%	75%	80%	75%	80%	90%	$66^2/_3$%	80%
Unterschenkel	40 bis 50%	70%	65%	50%	50%	50%	40%	55%
Oberschenkel ganz	70%	85%	70%	75%	80%	80%	75%	75%

A. Illchmann-Christ, Kiel: Ein Beitrag zur Pathologie und versicherungsmedizinischen Beurteilung indirekt-traumatischer abdomineller Spätblutungen. (Mit 7 Abb.)

Unter den Spätblutungen in die Bauchhöhle, die erst längere Zeit nach einem versicherungs- oder versorgungsmedizinisch relevanten Ereignis auftreten, besitzen neben traumatisch bedingten zweizeitigen Milz- und Leberrissen die Gefäßrupturen besonderes Interesse, die teils auf der Grundlage traumatisch entstandener Aneurysmen, teils durch Arrosion einer entzündlichen Gefäßwanderkrankung erfolgen (Eberhard, Hausbrandt, Merkel u. a.). Diese gelangt in den Arterien, vor allem in der Aorta, besonders auf haematogen-embolischem Wege mit der Entstehung

mykotischer Aneurysmen oder auch durch Fortleitung eines eitrig-
phlegmonösen bzw. jauchigen Prozesses von der Nachbarschaft her zur
Entwicklung, wobei meist eine unspezifische eitrige Arteriitis mit oder
ohne Arrosionsaneurysma und nachfolgender Ruptur resultiert (Auerbach, Köhlmeier, Oetiker, Edenhuizen, Kahlden, Tannenberg u.
Fischer-Wasels, Eichelter u. Knoflach, Rösner, Böttger u. a.).
So kann es von einer vereiterten Brandwunde oder einem Panaritium,
von einer Phlegmone des Fußes oder der Hand — wie in den Fällen von
Scheuer, Ruge und Koritschoner — haematogen-metastatisch zu
einer mykotischen Arteriitis oder Aortitis und zur tödlichen Ruptur
kommen, die unter Umständen bei Anerkennung einer unfallbedingten
Verursachung des primär-entzündlichen Geschehens als indirekt-trau-
matische Spätfolge zu beurteilen ist. Solche Fälle sind zwar recht selten,
verdienen aber sowohl aus allgemein pathologischer als auch versiche-
rungsmedizinischer Sicht besondere Beachtung. Sie lassen überdies bei
der Zusammenhangsbeurteilung die Anlegung besonders strenger Maß-
stäbe erforderlich erscheinen, vor allem dann, wenn der versicherungs-
rechtlich und -medizinisch relevante Primärprozeß zum Zeitpunkt der
Blutung bereits abgeheilt war, ein längeres symptomenfreies Intervall
bestand, und die zur Ruptur führende Gefäßwanderkrankung auch von
einem anderen, sicher unfallunabhängigen Herd ausgegangen sein konnte.

Dies gilt ebenso für die abdominellen venösen Massenblutungen, die
jedoch noch weitaus seltener sind als die arteriellen, da die haematogen
oder durch Fortleitung von der Umgebung entstandene Phlebitis oder
Periphlebitis rascher zur Thrombose mit Lichtungsverödung führt, wodurch im allgemeinen eine Ruptur verhindert wird. So sind z. B. Rup-
turen der unteren Hohlvene nur als unmittelbare Folge einer rechtsseitigen Nephrektomie bei umfangreichen entzündlichen Veränderungen
mit Schwielenbildung oder infiltrativen Prozessen zwischen Nierenober-
fläche und Hohlvenenwand vor allem im russischen (Elberg u. Makaschew), vereinzelt auch im deutschen (Schubert, Böttger) und italie-
nischen (Solieri) Schrifttum beschrieben, Spontanblutungen aus diesem
Gefäß auf der Grundlage entzündlicher Wandveränderungen im allgemeinen, als traumatische Spätfolge im besonderen, jedoch bisher nicht
bekannt geworden. Um so mehr verdient eine einschlägige Beobachtung
Interesse, zumal sie auch die Problematik in der Zusammenhangsbeurteilung indirekt-traumatischer Spätfolgen aufrollen läßt.

Ein 53jähriger landwirtschaftlicher Arbeiter war am 16. 12. 55 nach
plötzlich auftretendem Kreislaufkollaps und rasch zunehmendem allgemeinen Verfall aus zunächst unbekannter Ursache in einer orthopädischen Klinik verstorben. Die Sektion ergab im wesentlichen eine abdominelle Massenblutung aus der unteren Hohlvene, die durch teils grau-
rote, weiche, von Blutungen durchsetzte, teils weißliche, schwielig-derbe,
sich in etwa Mannsfaustgröße im rechten oberen Retroperitonealraum
bis nahe an die Leberunterfläche ausdehnende Gewebsmassen in ihrer
Lichtung stark eingeengt und verzogen, teilweise thrombosiert und
knapp oberhalb der Einmündung der Nierenvenen arrodiert war (Abb. 1).
Das rechte Sacro-Iliacalgelenk zeigte eine schon ältere eitrige Entzün-

dung, von der sich ein fistelartiger Senkungsabszeß zur rechten oberen Glutäalregion erstreckte; bakteriologisch wurden im Gelenk und im Senkungsabszeß haemolysierende Staphylokokken nachgewiesen. An der Hinterseite des rechten Unterschenkels, handbreit oberhalb des oberen Sprunggelenkes, fand sich eine tiefreichende Narbenbildung mit kleiner oberflächlicher Weichteilnekrose. Die rechtsseitigen tiefen inguinalen, iliacalen, sacralen und lumbalen Lymphdrüsen erwiesen sich teils als vergrößert, teils als geschrumpft und induriert. Ein nennenswerter Befund war im übrigen — außer einer beiderseitigen frischeren serofibrinösen Pleuritis — nicht festzustellen gewesen.

Die histologische Untersuchung der Wandung der unteren Hohlvene ergab nicht —

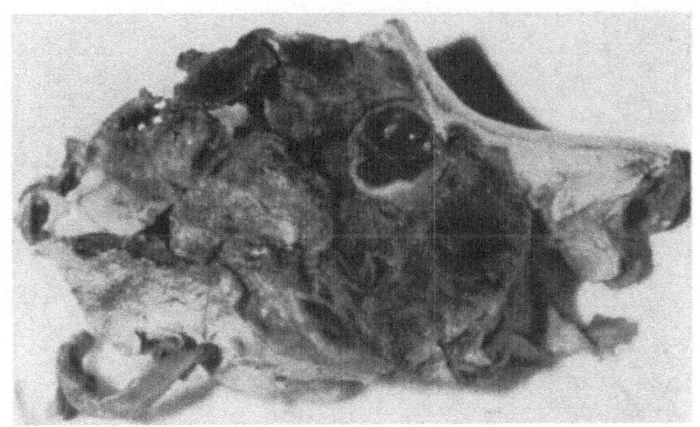

Abb. 1. Querschnitt durch die tumorartigen Gewebsmassen um die stark eingeengte, verzogene untere Hohlvene. Rechts oben die aufgeschnittene Aorta abdominalis

wie zunächst angenommen worden war — einen der seltenen Gefäßwandtumoren, etwa ein Sarkom, sondern im Rupturbereiche schwerste frische Veränderungen (Abb. 2) in Form fibrinoider Verquellungen und Nekrosen sowie leukozytärer Infiltration, mit besonders reichlich Eosinophilen, aber auch geschichtete Fibrinexsudationen in Wand und Lichtung, Oedem und mucoide Verquellungen bei völligem Verlust der Wandstrukturen (Abb. 3). Ferner fanden sich umfangreiche frische Blutungen und hochgradig erweiterte Gefäße und Kapillaren, deren Wände nekrotisch, und deren Lichtungen von Leukozyten, Fibrin-

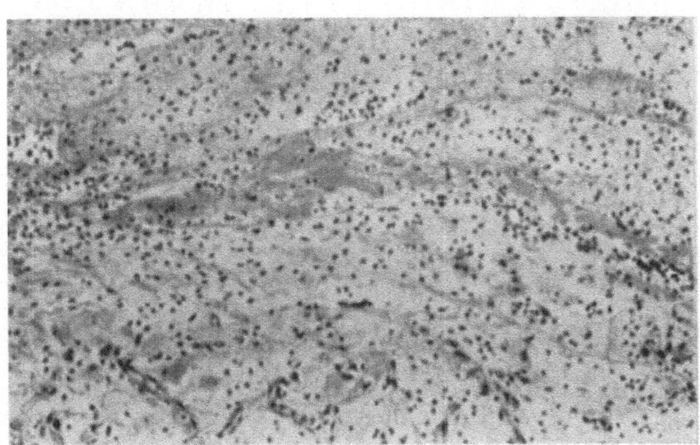

Abb. 2. Aus der Wand der unteren Hohlvene im Rupturbereich. Fibrinoide Verquellungen, Fibrinexsudationen und Leukozyteninfiltration

Plättchenthromben und grampositiven Kokken angefüllt waren (Abb. 4). In anderen Wandbezirken standen wieder mehr chronische Veränderungen in Form eines meist lockeren Granulationsgewebes, bestehend aus Fibrozyten und Fibroblasten, histiozytären Elementen und reichlich haemosiderinhaltigen Makrophagen, einkernigen Basophilen und einzelnen Fremdkörperriesenzellen (mit Kernfragmenten und

Bruchstücken elastischer Fasern), dann auch aus Lymphozyten und Plasmazellen sowie neugebildeten Kapillaren, ganz im Vordergrund (Abb. 5). Besonders in den von der Gefäßlichtung weiter entfernten festen Gewebsmassen überwog der chronisch-granulierende Charakter mit Gefäßsprossungen und endangiitischen Umgebungsreaktionen im Sinne von Intimahyperplasien, die manchmal bis zur Obliteration reichten, und von adventitiellen Rundzellinfiltraten um kleine Gefäße (Abb. 6). Doch waren auch hier immer wieder reichlich frische eitrige Einschmelzungen und Bakterienansammlungen, die als Staphylokokken identifiziert werden konnten, Gefäßwandnekrosen mit intra- und perivasalen Leukozytenanhäufungen, frischen Thromben und Blutungen nachzuweisen. Ein grundsätzlich gleiches Bild mit dem Nebeneinander von nekrotisierend-degenerativen, exsudativ-entzündlichen und chronisch-produktiven Veränderungen bestand — neben Nekrosen der quergestreiften Muskulatur, des Binde- und Fettgewebes — auch im rechten Lendenmuskel (Abb. 7), in dem in Stufenschnitten der ascendierende Charakter des mykotischen Prozesses nachzuweisen war. Schließlich konnte in

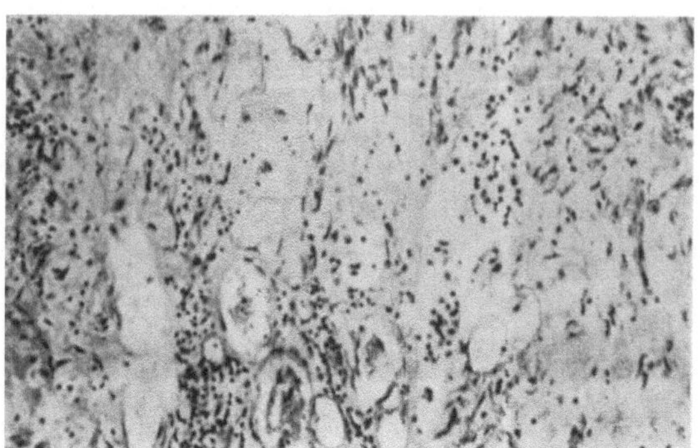

Abb. 3. Hochgradiges mucoides Ödem mit akuter zellulärer Reaktion in der Gefäßwand

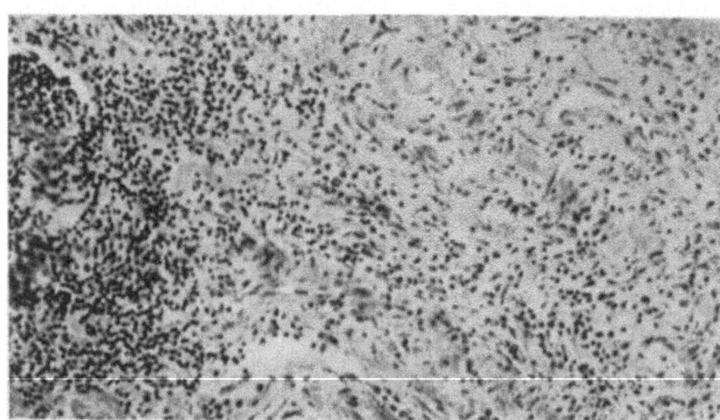

Abb. 4. Massive leukozytäre Infiltration und Leukozyten-Plättchenthrombus in kleiner Vene. Nekrotische Vasa vasorum. Völliger Verlust des Wandaufbaues

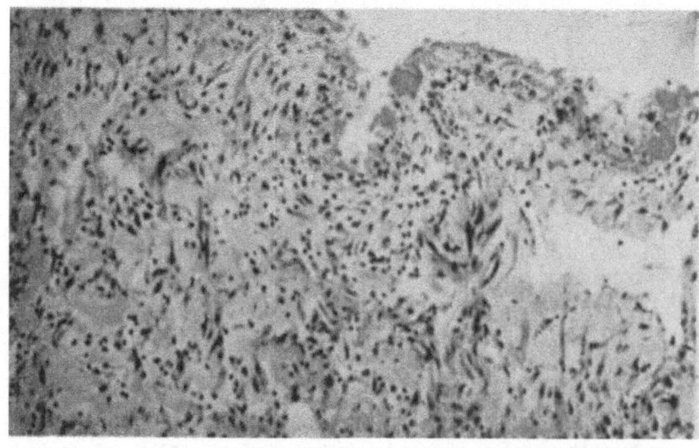

Abb. 5. Eigenartig „gerichtetes" lockeres Granulationsgewebe mit reichlich haemosiderinhaltigen Makrophagen. Fibrinexsudation in den lichtungsnahen Gefäßwandbezirken

den tiefen Inguinal-, Iliacal- und Sacraldrüsen eine chronisch-rezidivierende Lymphadenitis mit Kokkennestern festgestellt werden.

Es handelte sich somit um eine Vielzahl von Veränderungen, die in ihrem exsudativ-nekrotisierenden Charakter Beziehungen zu den Gefäßbefunden bei der Serumkrankheit, beim rheumatischen Frühinfiltrat und bei der Periarteriitis nodosa aufweisen, in ihren exsudativ-produktiven Strukturelementen Anklänge an die Endangitis obliterans und die Polyphlebitis migrans, aber auch an das granulomatöse Stadium der rheumatischen Gefäßerkrankung und an die Riesenzellarteriitis (SCHRADER, WEIL, HAUSS u. BURWINKEL, FRANGENHEIM u. a.) erkennen lassen. In ihrer Gesamtheit deuten sie also auf ein allergisch-hyperergisches

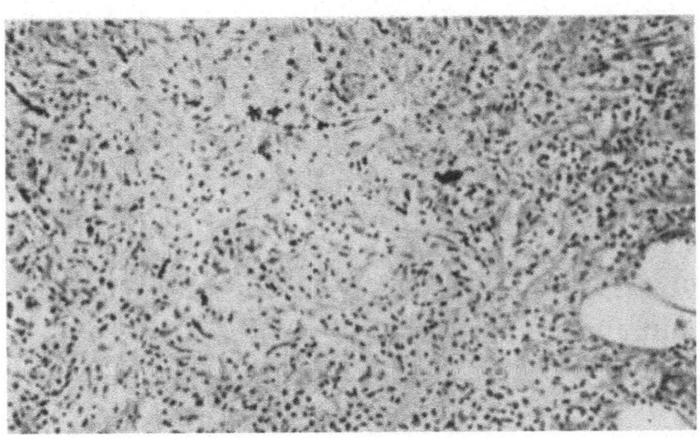

Abb. 6. Granulationsgewebe mit Riesenzellen u. Gefäßsprossungen in den tumorartigen Gewebsmassen um die untere Hohlvene

Geschehen in den verschiedensten Stadien der Auseinandersetzung zwischen pathogenen Keimen, hier Staphylokokken, und dem Makroorganismus hin. Wir wissen ja, vor allem aus den Arbeiten von FAHR und SIEGMUND, daß die jeweilige Immunitätslage, die Virulenz der Keime und der jeweilige Zustand des aktiven Mesenchyms in enger Beziehung zur Verschiebung der zellulären Reaktion stehen, daß im sensibilisierten Organismus ein stürmischer Entzündungsablauf, im hochimmunisierten aber die makrophagozytäre Tätigkeit im Vordergrunde steht, so daß bei der gleichen Infektion einmal Nekrosen und lebhafte granulozytäre, ein an-

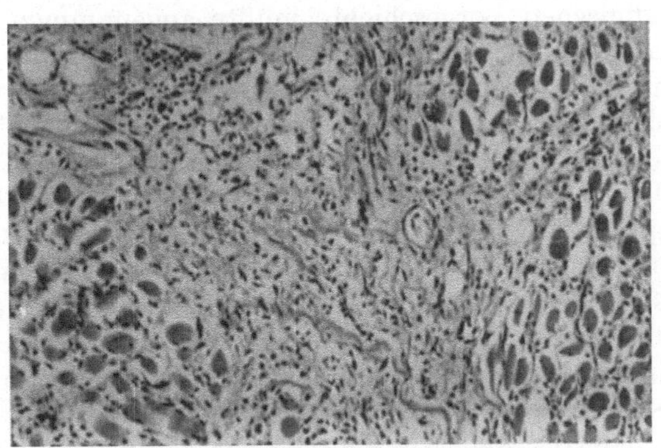

Abb. 7. Nekrotische Muskelfasern des rechten Musculus iliopsoas. Daneben fibrinös-zelluläre Exsudationen und chronisch-produktive Veränderungen

deres Mal lymphozytäre und histiozytäre Reaktionen auftreten können (GRIESHAMMER, H. WEBER, M. FEY). Auch im vorliegenden Falle kann aus den verschiedenen Veränderungen von Gefäßwand und retroperitonealen Gewebswucherungen der Infektionsablauf mit der abgestuften Giftwirkung der durchseuchenden Staphylokokken und dem schubweisechronischen Fortschreiten bei abgeschwächter Erregerwirkung, mit der Verbindung von erfolgreicher Keimverarbeitung und versagender Abwehrleistung abgelesen werden.

Die Pathogenese dieses ganzen, letztlich zur tödlichen Arrosion der unteren Hohlvene führenden mykotisch-septischen Prozesses wurde aber erst nach Kenntnis der Vorgeschichte völlig klar. Es ergab sich nämlich, daß sich der Mann am 28. 6. 55, also fast ½ Jahr vor dem Tode, bei der landwirtschaftlichen Betriebsarbeit eine breitklaffende, fetzige Sensenschnittverletzung an der rechten Wade zugezogen hatte, die zu einer langdauernden Fisteleiterung geführt und eine insgesamt 2 monatige stationäre sowie anschließend 1½ monatige ambulante ärztliche Behandlung notwendig gemacht hatte. Erst vom 11. 10. an, 3½ Monate nach dem Unfall, bestanden Beschwerdefreiheit und Arbeitsfähigkeit. Bei einer Nachuntersuchung am 5. 11. hatte sich aber noch eine fingernagelgroße Wundnekrose mit hier freiliegender Achillessehne im Verletzungsgebiet gefunden. Am 15. 11., 4½ Monate nach dem Unfall, war es — bei erneuter eitriger Absonderung im Verletzungsbereich — unter hohem Fieber zur Entwicklung eines tiefen, vom rechten Sacro-Iliacalgelenk ausgehenden Senkungsabszesses der rechten oberen Gesäßgegend gekommen, nach dessen Eröffnung und Drainage das Fieber absank. Am 2. 12. traten jedoch erneut Schmerzen auf, diesmal in der Gegend des 4. und 5. Lendenwirbels, worauf unter der Diagnose eines Bandscheibenschadens die Einweisung in eine orthopädische Klinik erfolgte, wo es am 16. 12., etwa 5½ Monate nach dem Betriebsunfall, zum plötzlichen Tod durch die abdominelle Massenblutung aus der Vena cava caudalis gekommen war.

Bei synoptischer Betrachtung des morphologischen Befundes und der klinischen Vorgeschichte mußte angenommen werden, daß der für die abdominelle Arrosionsblutung unmittelbar ursächlich gewesene mykotische Prozeß durch lymphogene Ausbreitung von der Unfallverletzung des rechten Unterschenkels über die tiefen Leisten-, iliacalen und lumbalen Lymphdrüsen entstanden war, wobei die langeiternde, tiefe und fetzige Primärverletzung, aber auch die entzündlichen Lymphknoten der gleichseitigen Leisten- und Beckenregion als Depots wirkten, von denen aus den Lymphbahnen immer wieder neue Keime zugeführt wurden, die schließlich auch in die Blutbahn eingebrochen waren und die beiderseitige Pleuritis bewirkt hatten. Die erste lymphogen-metastatische Absiedlung der aufsteigenden Keime führte aber zu der Arthritis des rechten Sacro-Iliacalgelenkes — über dem ja der Zusammenfluß der Lymphgefäße des Beines und der gleichseitigen Beckenhälfte erfolgt —, und von hier aus war es auch in Form des glutäalen Senkungsabszesses, etwa 4 Monate nach der Primärverletzung, zur ersten klinischen Manifestation des septischen Prozesses gekommen, der im übrigen klinisch praktisch unbemerkt geblieben war. Trotz eines fast halbjährigen Intervalles zwischen der Primärverletzung des rechten Unterschenkels und der tödlichen Arrosionsblutung aus der unteren Hohlvene durch den mykotischen Prozeß, mußte hier ein indirekter Kausalzusammenhang zwischen Unfallverletzung, die zum Todeszeitpunkt übrigens praktisch

verheilt war, und abdomineller Spätblutung als ausreichend wahrscheinlich betrachtet werden — eine Auffassung, der sich später auch die
Berufsgenossenschaft angeschlossen hatte. Der in seiner Art wohl einzig-
artige Fall bietet einmal bemerkenswerte allgemein pathologische und
immunologische Aspekte, ein anderes Mal zeigt er besonders anschaulich,
daß auch abdominelle Massenblutungen, die zunächst als unfallunab-
hängige Ereignisse aus innerer Ursache imponieren — hier war auf
Grund des makroskopischen Befundes zunächst an einen der seltenen
Gefäßwandtumoren gedacht worden —, in der versicherungsmedizinischen Zusammenhangsbeurteilung unter Umständen als indirekt-
traumatische Spätfolgen nach monatelang vorausgegangenen, an ganz
anderer Stelle lokalisierten Verletzungen bewertet werden müssen.

Literatur. Auerbach, O.: Virchows Arch. **286**, 268 (1932). — Baginsky, A.:
Arch. Kindheilk. **48**, 1 (1908). — Benda, C.: *in* F. Henke und O. Lubarsch
Handb. spez. path. Anatomie u. Histologie, Berlin 1924; Verhdlg. Dtsch. path.
Ges. **19**, 319 (1923). — Böttger, H.: Zbl. Path. **87**, 269 (1951). — Böttger: Chirurg,
1941, 84. — Eberhard, H. F.: Zbl. Path. **38**, 261 (1926). — Edenhuizen, H.:
Frankf. Z. Path. **16**, 150 (1915). — Eichelter, G., und J. G. Knoflach: Dtsch. Z.-
Chir. **198**, 416 (1926). — Elberg u. Makaschew: Zit. bei Zopf, G., u. O. Engel-
hardt. — Fahr, Th.: Virchows Arch. **232**, 134 (1921). — Fey, M.: Z. Kreislaufforschg.
33, 689 (1941). — Frangenheim, H.: Zbl. Path. **88**, 81 (1952). — Grieshammer:
Frankf. Z. Path. **53**, 136 (1939). — Hausbrandt, F.: Zbl. Path. **53**, 337 (1932). —
Hauss, W. H., und R. Burwinkel: Z. Kreislaufforschg. **38**, 210 (1949). — Jores,
H.: In F. Henke u. O. Lubarsch Handb. spez. path. Anatomie u. Histologie, Berlin
1924. — Kahlden, C.: Zbl. Path. **12**, 1901. — Köhlmeier, W.: Virchows Arch.
309, 538 (1942). — Koritschoner, R.: Zbl. Path. **23**, 100 (1912). — Merkel, H.:
Zbl. Path. **86**, 227 (1950). — Oetiker, L.: Schweiz. Med. Wschr. **1926**, 459, 482. —
Orth, J.: Berl. Klin. Wschr. **1914**, 417. — Rösner, H.: Berl. Klin. Wschr. **1920**,
667. — Ruge: Zit. bei Koritschoner. — Scheuer: Verh. d. Berl. Med. Ges. 1910,
112. — Schrader, E. A.: Dtsch. Med. Wschr. **1949**, 541. — Schubert, G. E.: Zbl.
Chir. **72**, 431 (1947). — Schum, H.: Virchows Arch. **218**, 300 (1914). — Siegmund,
H.: Zbl. Path. **35**, 276 (1924/25); **51**, 385 (1931); **19**, 114 (1923); Verh. Dtsch. Path.
Ges. **20**, 260 (1925); **26**, 231 (1931). — Solieri, S.: Ref. in Zbl. Chir. **4**, 2741 (1936).
— Staemmler, M.: In E. Kaufmann, Lehrb. spez. pathol. Anatomie, 11. u. 12. Aufl.
Bd. I, Berlin 1955. — Tannenberg, J., u. B. Fischer-Wasels: Die lok. Kreislauf-
störungen, in: Handb. norm. u. path. Anatomie VII/2, hrsg. v. A. Bethe u. G. v.
Bergmann. Berlin, Springer 1927. — Weber, H.: Frankf. Z. Path. **61**, 586 (1950). —
Weil, H.: Münch. Med. Wschr. **1951**, 167. — Zopf, G., u. O. Engelhardt: Zbl.
Chir. **46**, 2166 (1940).

H. Rudschies, Kiel: **Verkennung einer schweren gedeckten basalen
Hirnverletzung.**

Auf unserer Abteilung kam im August v. J. ein 46 jähriger Mann mit
Luxation des 6. Halswirbels und Querschnittslähmung zur Aufnahme.
Er starb am 18. Tag an einer Lungenembolie. Die Sektion ergab überraschend als Nebenbefund eine schwere frühere Hirnverletzung, die in
diesem Ausmaß nicht vermutet wurde. Der Unfall hatte sich 1949 er-
eignet. Der Patient war von einem Bullen zu Boden gestoßen worden.
Im Bereich der Basis beider Frontallappen erkannte man eine ausgedehnte gliöse Hirnnarbe mit Erweichung darunter, rechts stärker als
links. Der rechte Nervus opticus war bindegewebig eingescheidet. An der

Schädelbasis fand sich eine alte, teilweise durch Callusbrücken verschlossene Fraktur von der vorderen Linie des Türkensattels über die hinteren und seitlichen Siebbeinzellen und über das Dach der Orbita bis in die lateralen Abschnitte des rechten Stirnbeins verlaufend.

Bemerkenswert erscheint, daß eine sofortige Bewußtlosigkeit nicht vorgelegen hat. Der Patient konnte sich an den Unfallablauf erinnern. Er war einen Augenblick benommen. Außerdem erlitt er Brustkorbprellungen und eine Meniskusverletzung. Deshalb hielt er nach dem Unfall 14 Tage Bettruhe ein. Anschließend ging er seiner gewohnten Arbeit nach. Da Sehstörungen in der Folgezeit auftraten, wandte er sich 4 Monate später an die Berufsgenossenschaft, die eine augenärztliche Untersuchung veranlaßte. Augenärztlicherseits wurde eine traumatische Opticusatrophie rechts, geringer links, erkannt. Weitere 4 Monate später erfolgte die nervenärztliche Untersuchung durch einen bekannten Nervenarzt, der sich im besonderen mit der Begutachtung derartiger Folgezustände befaßt. Er kam zu dem Schluß, daß höchstens eine leichte Gehirnerschütterung vorgelegen haben könne, die insgesamt unwesentlich sei. Insbesondere sei der Patient psychisch unauffällig.

Die Diagnose des erstbehandelnden Arztes hatte lediglich „Schürfwunde am Kopf" gelautet. Bei einer späteren neurologischen Begutachtung, bei der erstmalig (1½ Jahre nach dem Unfall) Röntgenaufnahmen des Schädels für nötig befunden wurden, ebenfalls durch einen speziell mit diesen Fragen vertrauten Gutachter, wurden doch eine „Hirnleistungsschwäche mäßigen Grades und geringe Enthemmungserscheinungen" diagnostiziert. Der psychisch-pathologische Befund deutete auf eine Mitbeteiligung des Stirnhirns. Bei einer Nachuntersuchung zur Festsetzung der 1. Dauerrente fielen leichte Affektentgleisungen auf, so daß man den Eindruck erhielt, daß sich der Patient über die Schwere der bei ihm vorliegenden Ausfallserscheinungen nicht hinreichend im klaren war. Der Patient selbst klagte über nur zeitweilige Kopfschmerzen, auch vereinzelt über Schwindelgefühl. Praktisch wurden nur Klagen über die gleichzeitig erlittene Knieverletzung vorgebracht.

Wir stellen also bei diesem Fall fest, daß trotz der Schwere dieser substantiellen Hirnverletzung Anfangserscheinungen sehr gering sein können, so daß die Erstuntersucher nicht bzw. kaum eine traumatische Hirnschädigung annahmen. Der Verdacht, daß eine wesentliche Hirnbeteiligung vorliegen könnte, ergab sich erst Jahre später, und zwar auch erst anläßlich einer eingehenden stationären Untersuchung mit Anfertigung von Röntgenbildern des Schädels. Andererseits sollte man auch bedenken, daß derartig schwere substantielle Hirnschädigungen in manchen Fällen nur geringfügige klinische Zeichen verursachen. Die Schwere der substantiellen Hirnschädigung sollte nicht gleich der Schwere des klinischen Erscheinungsbildes gesetzt werden.

In den schwierig gelagerten, fraglichen Fällen ist also eine eingehende stationäre Untersuchung auf entsprechenden Fachabteilungen ratsam. Auch kleine, scheinbar unbedeutende Verletzungen am Kopf sollten nicht zu leicht genommen werden.

O. Boos, Tübingen: **Rehabilitation von Ohnhändern.** (Mit 9 Abb.).

I.

Die „*Rehabilitation von Ohnhändern*" war jahrelang mein ausschließlicher Aufgabenbereich, der mir von meinem Lehrer KREUZ während des letzten Krieges zugewiesen worden war. Ich bin dankbar, daß mir heute Gelegenheit gegeben ist, zusammenfassend über die bei dieser Arbeit gemachten Erfahrungen zu berichten.

Nach der Mitteilung PAETZOLDS auf dem Orthopädenkongreß 1950 waren damals bei den westdeutschen Versorgungsstellen 832 Ohnhänder gemeldet, von denen 10% blind, 3,25% einseitig beinamputiert und 1% doppelseitig beinamputiert waren. Es handelt sich dabei nur um Ohnhänder im engeren Sinne und um Ohnarmer, während die Ohnfinger nicht mit erfaßt sind. Die weit überwiegende Mehrzahl dieser Finger-, Hand- und Armamputierten ist durch unser Sonderfachlazarett für Ohnhänder (Res. Laz. 113 Berlin im Oskar-Helene-Heim) gegangen. Unsere Beobachtungen wurden an einem einmaligen großen und vielgestaltigen Krankengut gemacht. Wir halten uns daher für berechtigt, die von uns erarbeiteten Arbeitsmethoden in diesem speziellen Versorgungsgebiet als ausreichend praktisch erprobt und begründet zu bezeichnen. Bei der heutigen Darstellung wollen wir uns nur auf die Ohnfinger und eigentlichen Ohnhänder beschränken, da uns Herr WOLF noch seinen Film über die orthopädische Versorgung doppelseitig hochamputierter Oberarmverletzter (Ohnarmer) zeigen wird.

II.

Wenn gleich eingangs die Frage aufgeworfen wird, ob denn überhaupt eine wirkliche Rehabilitation nach Verlust sämtlicher Finger oder beider Hände möglich sei, dann geschieht das deshalb, um von vornherein zu zeigen, mit welchen Schwierigkeiten ein derartiges Bemühen rechnen muß. Die Beantwortung wird sich dann aus dem Vortrag von selbst ergeben.

In welchem Umfang die Rehabilitation derartig Amputierter gelingt, hängt von verschiedenen Faktoren ab: 1. Das Ausmaß der Gliedmaßenverlustes ist von ausschlaggebender Bedeutung. Ohnfinger z. B. können nach entsprechender operativer Herrichtung der Handstümpfe in weitem Maße rehabilitiert werden. Die Versorgung kurzer Unterarmstümpfe bereitet dagegen größere Schwierigkeiten. Bei ihnen ist die Prognose vorsichtiger zu stellen. 2. Alter, Temperament und geistige Einstellung des Amputierten zum Leben an sich und zum Gliedmaßenverlust im besonderen bestimmen den Grad des therapeutischen Erfolges und der Wiederertüchtigung maßgeblich. 3. Der vor der Amputation erreichte Ausbildungsstand oder ausgeübte Beruf sind entscheidend dafür, ob eine wirkliche Rehabilitation, d. h. eine Wiedereingliederung in den früheren Arbeitsbereich möglich ist. 4. Schließlich wirkt sich die Art der Versorgung auch auf das Ausmaß der Wiederertüchtigung aus. Gelingt es, die Stümpfe in geschulten Einsatz zu bringen, dann ist der Erfolg in

der Regel größer, als wenn die Arbeit nur mit Hilfe von Körperersatz-
stücken geleistet werden kann.

III.

Bei unserer Arbeit an den Ohnhändern konnten wir den alten Satz
BIESALKIS bestätigen, daß der Stumpf die beste Prothese sei. Nach un-
seren Erfahrungen besitzt der Stumpf gegenüber jeder Prothese folgende
Vorteile: 1. er verfügt über das normale Tastgefühl der Haut, 2 .verfügt
er über das normale Haftvermögen der Haut und 3. läßt er sich ohne
Schwierigkeiten zu jeder Zeit reinigen.

Es gibt, obwohl es immer wieder behauptet wird, bis heute keine „füh-
lande" Kunsthand. Allenfalls lernt der Amputierte, sein Muskelgefühl
im Kunstarm, wie beim SAUERBRUCHarm, mehr oder weniger sicher
auszudeuten; eine Tatsache, die aber bei weitem noch nicht dem Tast-
sinn der Haut gleichzusetzen ist. Um sich mit der Wiederertüchtigung
und Wiedereingliederung von Ohnhändern erfolgreich befassen zu können, muß man sich erst einmal über die Besonderheiten der psycho-
somatischen Situation dieser Amputierten vollkommen klarwerden.
Man muß sich vor Augen halten, was der Verlust beider Hände für den
Betreffenden bedeutet. Er ist aus dem Vollgefühl seiner körperlichen
Schaffenskraft schlagartig in den bedrückenden und zunächst ausweglos
erscheinenden Zustand der Hilflosigkeit und Pflegebedürftigkeit versetzt. Die wenigsten Verrichtungen des täglichen Lebens sind ihm noch
selbständig möglich. Die Konsequenzen auf beruflichem Gebiet sind für
Handarbeiter vorerst niederschmetternd. Die Einbuße an körperlicher
Leistungsfähigkeit muß sich zwangsläufig zu einem ernsten seelischen
Erlebnis auswirken. Deswegen muß sofort eine wirksame Hilfe geleistet
werden, indem dem Ohnhänder an Beispielen gezeigt wird, wie ihn
schon der Einsatz seiner bloßen Stümpfe etwas aus seiner Unselbständigkeit lösen kann. Dabei muß der Arzt auf Grund seiner Erfahrungen seiner
Sache so sicher sein, daß sich der Amputierte gern und vertrauensvoll
seiner weiteren Führung anvertraut. Es gilt, ihn sofort mit den primi-
tivsten Hilfsmitteln auszustatten, die ihm wenigstens das selbständige
Essen und Schreiben ermöglichen. Sodann ist die Kleidung so abzu-
ändern, daß sich der Ohnhänder möglichst weitgehend alleine an- und
ausziehen kann (Reißverschlüsse, Druckknöpfe, Schlüpfschuhe usw.).
Uns hat sich ein Walklederköcher für den Unterarm besonders bewährt,
der eine nach allen Richtungen hin schwenkbare Klemmbacke trägt, in
die das Schreib- oder Eßgerät eingeschoben werden kann. Das Trinken
aus Gläsern oder Bechern sowie das Rauchen mit Spitze oder Halter wird
schnell erlernt. Auch die selbständige Körperreinigung bereitet beim
Benützen von Saugnapfbürsten usw. keine größeren Schwierigkeiten.

Abhärtung und Pflege der Stümpfe fördert gleichzeitig ihren zunehmenden Gebrauch. Lockerung von Stumpfkontrakturen und Kräftigung
der in den Stümpfen verbliebenen Muskulatur bereiten diese auf die
spätere Versorgung vor.

Schon im Bett kann mit Bastelarbeiten am Schwedischen Webrahmen
und mit Plastilin begonnen werden.

Ein sorgfältig zusammengestelltes und genau eingehaltenes Tagesprogramm soll dafür sorgen, daß dem Ohnhänder keine Zeit zum Ausbau depressiver Stimmungslagen bleibt, sondern daß er ständig neue Mög-

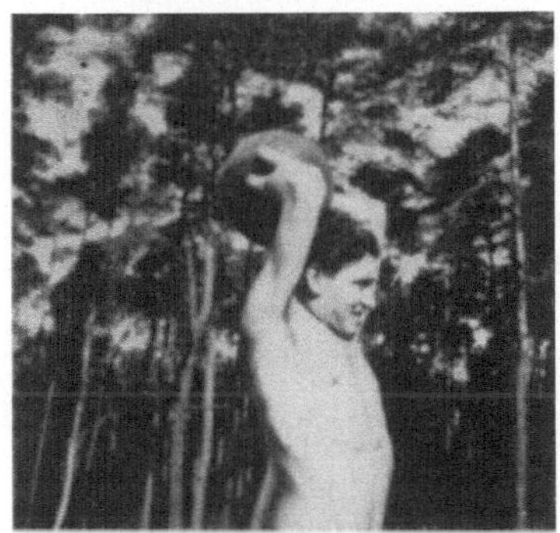

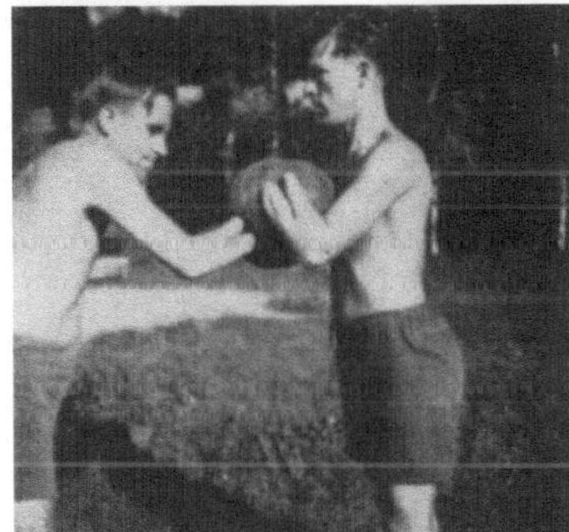

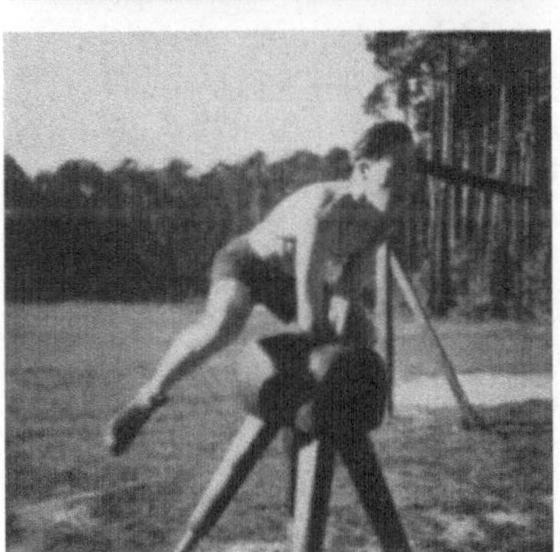

Abb. 2
Oben: Ohnhänder bei Medizinballgymnastik
Mitte: Abhärtung d. Stümpfe am Medizinball
Unten: Ohnhänder beim Bockspringen

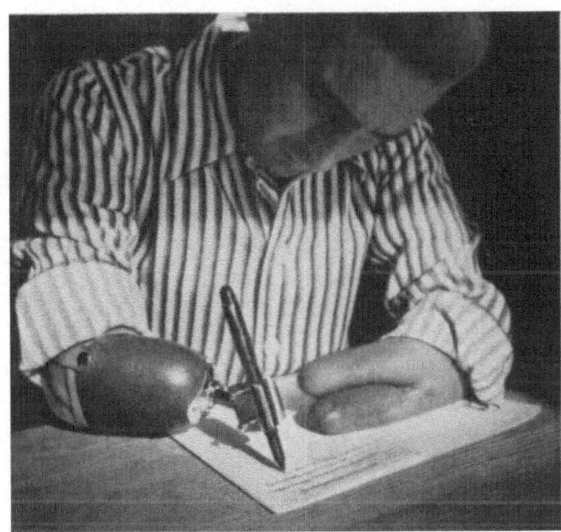

Abb. 1. Walklederköcher für den Unterarmstumpf mit schwenkbarer Klemmbacke

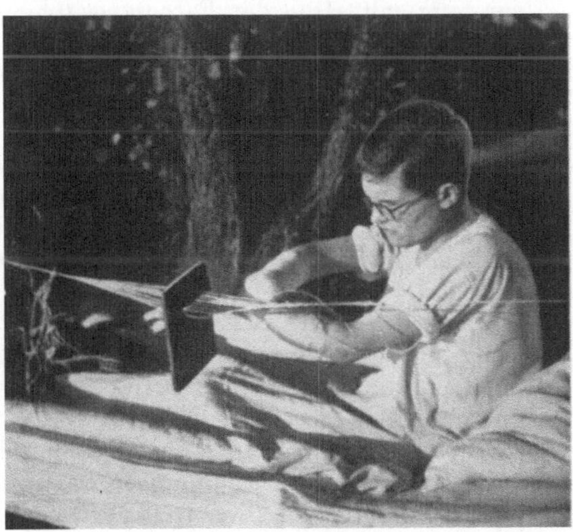

Abb. 3. Ohnhänder mit frischen und noch verbundenen Stümpfen bei der Arbeit am schwedischen Webrahmen

lichkeiten für den Einsatz seiner Stümpfe erlebt. Ihm muß auch Gelegenheit gegeben werden, sich über die spätere Art der Versorgung zu informieren. Das geschieht am besten in der Gemeinschaft von Ohnhändern, deren Stümpfe bereits operativ umgestaltet worden sind oder die sich im Gebrauch ihrer Prothesen üben. Er soll selbst entscheiden, zu welcher Form der Weiterbehandlung er das meiste Vertrauen besitzt. Keinesfalls darf ihm das eine oder andere Verfahren aufgenötigt werden. Glaubt er, den für ihn richtigen Weg gefunden zu haben, dann soll ihm von ärztlicher Seite jede nur denkbare Förderung zum schnellen Erreichen seines Zieles gewährt werden.

IV.

Für die Umgestaltung von Hand- und Unterarmstümpfen zu natürlichen Greiforganen hat KREUZ zwei Standardmethoden ausgebaut und angewendet. Am Handstumpf ist es die Phalangisation oder Metacarpolyse, am Unterarmstumpf die Aufspaltung zum natürlichen Greifarm nach KRUKENBERG.

Die Phalangisation des ersten Strahles nach KREUZ vollzieht sich in folgender Weise: Hautschnitt zur Bildung zweier gut verschieblicher Schwenklappen, die um den zweiten Strahl vom Handrücken her und um den ersten vom Daumenballen her herumgelegt werden können. Durchtrennung des Caput transversum des Musculus adductor pollicis und Einkerbung des Caput obliquum dieses Muskels. Spreizung des 1. Mittelhandknochens. Blutstillung und Deckung der Defekte durch die Schwenklappen unter Bildung einer nahtfreien Kommissur.

Das Krukenbergsche Verfahren, wie es von uns geübt wird, ist von KREUZ bereits eingehend beschrieben worden. Wir demonstrieren daher nur kurz mit Hilfe der Farbdiapositive unser Vorgehen: Hautschnitt in typischer Weise auf der Beuge- und Streckseite des Unterarmes. Exakte Aufspaltung der Beugemuskulatur, wobei der Musculus flexor carpi radialis und der Verlauf des Nervus medianus das Eindringen in die tieferen Schichten vorzeichnen. Die tiefen Beuger werden stumpf auseinanderpräpariert, bis die Membrana interossea freiliegt. Die Gefäße der Membran bleiben erhalten, die Membran wird gespalten. Danach wird die Streckmuskulatur so aufgeteilt, daß die Muskeln für den 1. bis 3. Finger auf der Speichenseite und die für den 4. und 5. Finger auf der Ellenseite verbleiben. Anschließend vorsichtiges Brisement zwischen Elle und Speiche zur Erreichung einer genügend weiten Abduktion zwischen diesen beiden Knochen. Die an diesen verbliebenen Muskeln werden durch einige Situationsnähte zu Muskelmänteln geschlossen. Dann erfolgt die primäre Hautdeckung der Speichenbranche mit einem Schwenklappen für die Tiefe der Kommissur. Für die Ellenbranche benützen wir einen cranial gestielten Bauchhautlappen, der nach 11 Tagen abgelöst wird.

Lange Epiphysenstümpfe müssen nachamputiert werden, weil sie im allgemeinen infolge ungünstiger Haut- und Narbenverhältnisse sehr empfindlich sind und weil eine spätere zusätzliche prothetische Versorgung durch sie erschwert wird. Es soll aber nur das unbedingt erforderliche Mindestmaß an Knochenlänge geopfert werden, damit der Stumpf für den Gebrauch möglichst lang bleibt (wichtig für die Reinigung nach Defäkation!). Kurzstümpfe, also Stümpfe des oberen Drittels, haben wir nur dann noch operativ aufgespalten, wenn sie eine Mindestlänge von 12 cm besaßen. Diese Greifarme sind sehr kurz, können nur wenig gespreizt werden, besitzen aber in der Regel eine gute Kraft.

Die Schwierigkeit der Hautdeckung beider Branchen ist die eigentliche Ursache für verschiedene angegebene Modifikationen:

1. In Finnland (KALLIO) wird die Speichenbranche durch einen caudal gestielten Bauchhautlappen gedeckt.

2. SCHUCHARDT und BIMLER decken den verbleibenden Defekt mit der Haut eines Rundstiellappens.
Es können auch Dermatomlappen verwendet werden.

3. BAUER und SCHWAIGER exstirpieren die ihnen überflüssig erscheinenden Muskeln und erzielen durch Verminderung der zu deckenden Masse einen primären Hautschluß aus stumpfeigener Haut.

4. Auch das von DAUBENSPECK angegebene Verfahren führt zur primären Deckung.

5. Bereits v. HABERER, PRIOROV u. a. haben bei ähnlichem Vorgehen die primäre Hautdeckung zu erreichen versucht.

Nachdem sich das von uns geübte Verfahren an insgesamt 700 operativ umgestalteten Unterarmstümpfen in einer Weise bewährt hat, daß ihnen von in- und ausländischen Kennern eine besondere Belebtheit, Geschicklichkeit und Kraft bestätigt worden ist, sehen wir keine Veranlassung, von ihm abzugehen.

Kein geringerer als SAUERBRUCH selbst hat KRUKENBERGS Methode als das Verfahren der Wahl bei Ohnhändern und blinden Ohnhändern bezeichnet. Die gleiche Indikationsstellung wird von einem amerikanischen Autoren (KESSLER) gegeben.

Das SAUERBRUCH-Verfahren selbst ist am Unterarm kontraindiziert, weil die Muskelkanäle nicht genügend verschieblich sind und der Krafthub zu gering ist. Dagegen besitzt es seine volle Berechtigung beim Oberarmamputierten, kann also in diesem Zusammenhang außer Betracht bleiben.

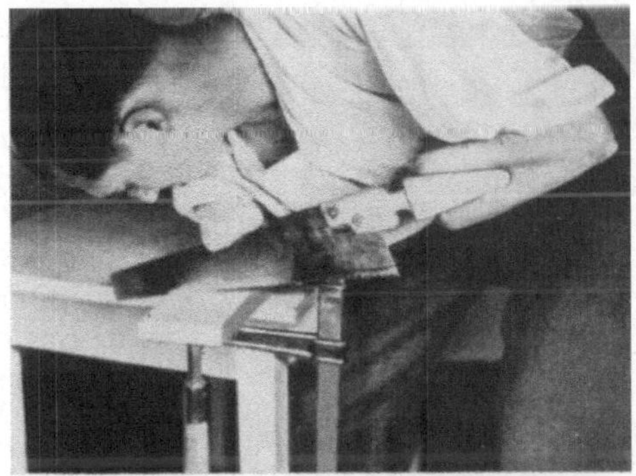

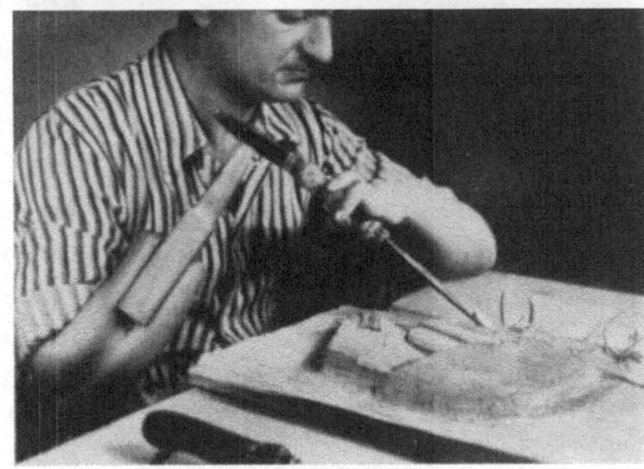

Abb. 4. oben: Griffänderung am Fuchsschwanz beim Krukenberggreifarm
unten: Griffänderung am Hammer

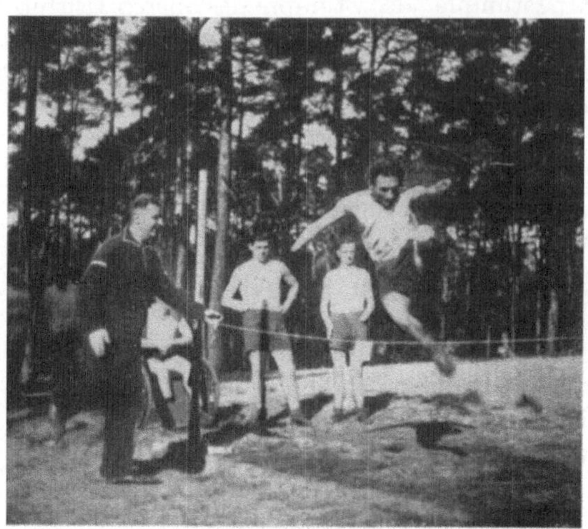

Abb. 5. Beinamputierter Ohnhänder beim Hochsprung

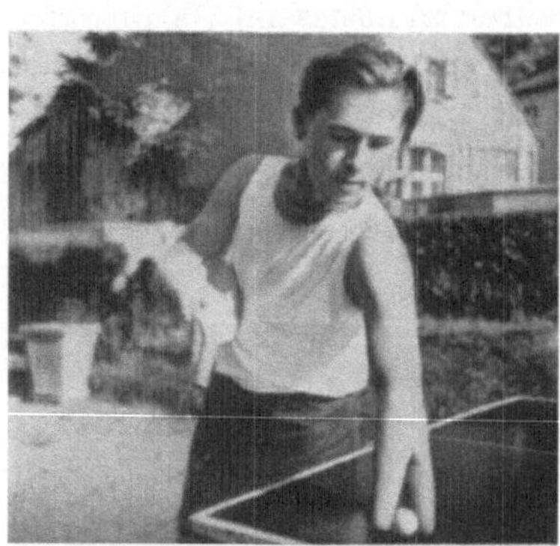

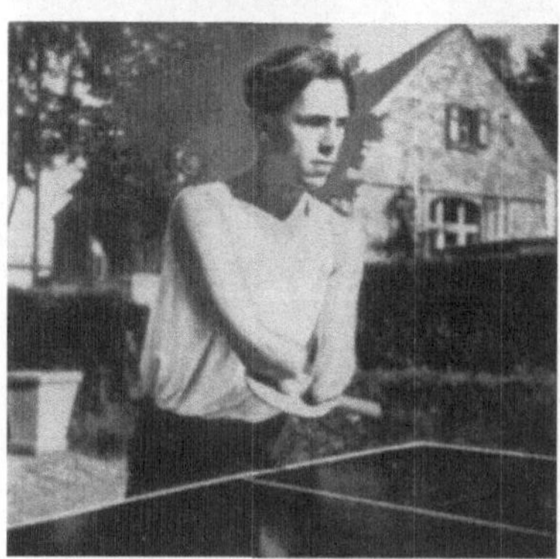

Abb. 6.
oben: Ergreifen des Tischtennisballes mit dem Krukenberggreifarm
unten: Halten und Führen des Tischtennisschlägers mit dem Krukenberggreifarm

V.

Die Übungsbehandlung der Greifarme lassen wir bereits im Verband beginnen, weil wir hierfür ein besonderes System ausgearbeitet haben. In den USA wird das Krukenbergsche Verfahren zum Teil deswegen abgelehnt, weil es die Rotationsbewegungen der Speiche ausnützt. Auch wir haben anfänglich auf diesem Bewegungsmechanismus aufgebaut, aber keine befriedigenden Erfolge erzielt. Daher ging ich später von den *Bewegungen des Phantomgliedes aus, durch welche sich eine reine Ad- und Abduktionsbewegung der Speiche erzielen läßt.* Bewegungsversuche im Phantomglied im Sinne der Fingerstreckung, Daumenabspreizung und radialen Abwinkelung bewirken eine Öffnung der Zange; Faustschluß, Einschlagen des Daumens in die Hohlhand und ulnare Adbuktion der Hand eine Schließung. Die Rotationsbewegung nutzen wir erst in späteren Stadien der Übungsbehandlung zur Erzielung eines guten Spitzenschlusses aus.

Die auf diese Weise beweglich und kräftig gemachten Greifarmbranchen werden nun in ständig steigendem Maße zum Greifen und Halten eingesetzt. Das geschieht nicht nur im Rahmen krankengymnastischer Behandlung, sondern auch in der Bastelstube, in der Übungswerkstatt und beim Sport. Neben einer körperlichen Allgemeinertüchtigung steht in jedem Falle die Übung und der Gebrauch der natürlichen Greifarme im Vordergrund.

Jedoch wird nicht nur der Körper, sondern auch der Geist geschult: Schreibunterricht, Maschineschreiben, Vervollständigung des Unterrichtes durch allgemeine Fächer dienen diesem Ziele. Praktische Erprobung der Greifarme für alle Verrichtungen des täglichen Lebens bildet den Abschluß.

Für besondere Geräte und für besondere Arbeiten müssen die

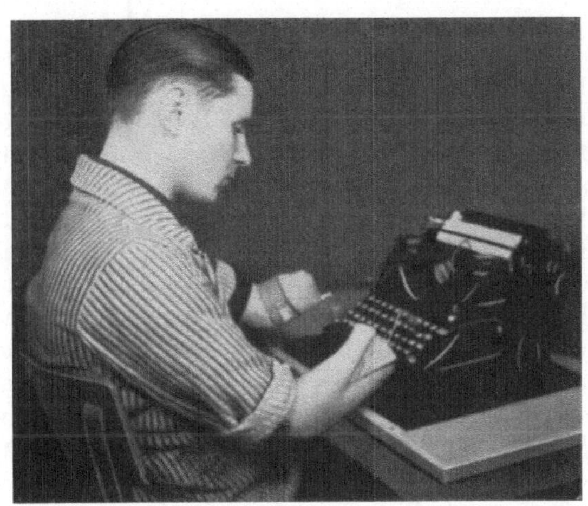

Abb. 7. Maschineschreiben eines Ohnhänders mit Filzhämmerchen

Griffe entsprechend der Form der Greifarmbranchen abgeändert werden.

Die Ohnhänder müssen mit entsprechenden Einheitsgriffen mit auswechselbaren Arbeitseinsätzen ausgerüstet sein.

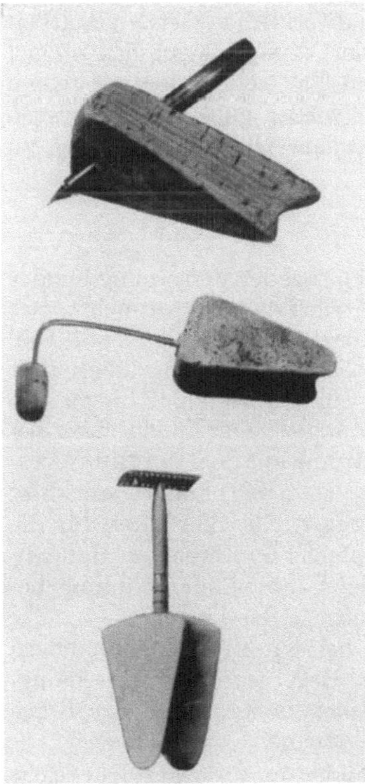

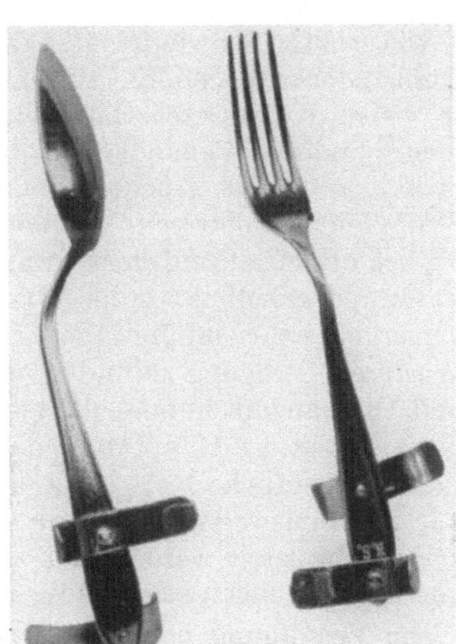

Abb. 8.
oben: Schreibkeil aus Kork für den Krukenberggreifarm
mitte: Hämmerchen zum Maschineschreiben
unten: Rasierapparat mit Greifkeil aus Holz

Abb. 9.
Abgewinkeltes und mit Greifschellen versehenes Eßbesteck

VI.

Erst wenn die Versorgung so weit fortgeschritten ist, kann die eigentliche berufsfürsorgerische Arbeit einsetzen, um die Rehabilitation zu vollenden. Die Erprobung sollte durch besonders erfahrene Berufsfürsorger möglichst im alten Betrieb und am alten Arbeitsplatz erfolgen, sofern nicht von vornherein eine Unterbringung im alten Beruf unmöglich ist (z. B. bei Friseuren, Bergleuten usw.). Aber auch in jenen Fällen bietet der alte Betrieb häufig den Rahmen für die Wiedereingliederung, wodurch es möglich wird, die bereits erlangten beruflichen Fähigkeiten und Kenntnisse weiter anzuwenden. Jedoch darf nicht verkannt werden, daß oftmals auch eine regelrechte Umschulung erforderlich ist, um die Ohnhänder in einem mehr geistig schaffenden oder kaufmännischen Beruf unterzubringen. Wir wissen aber, daß es gelungen ist, Ohnhändern sogar die Anlegung der landwirtschaftlichen Meisterprüfung und die Führung bäuerlicher Betriebe zu ermöglichen. Derartiges kann selbstverständlich nur erreicht werden, wenn der Ohnhänder selbst die nötige Energie und Ausdauer aufbringt und wenn auf ärztlicher, erzieherischer und berufsfürsorgerischer Seite die entsprechende gesicherte Erfahrung vorhanden ist.

Wir haben Ohnhänder mit Erfolg in handwerklichen Betrieben arbeiten sehen. In kaufmännischen Berufen oder Verwaltungsstellen stehen sie ohne weiteres ihren Mann. Auf keinen Fall sollen sie zum reinen Rentenempfänger erzogen werden. Immer wieder muß ihnen bewiesen werden, was sie auch nach schwerwiegendem Gliedmaßenverlust zu leisten vermögen.

VII.

Die größten Schwierigkeiten stellen sich uns bei der Versorgung blinder Ohnhänder entgegen. Sie werden noch zusätzlich dadurch vermehrt, daß in vielen Fällen auch die Gleichgewichtsorgane geschädigt sind. Daß dem blinden Ohnhänder mit einer Prothesenausstattung überhaupt nicht genützt ist, leuchtet ohne weiteres ein. Sie sind auf die in den Stümpfen verbliebenen Tastmöglichkeiten angewiesen. Ihnen kann bezüglich der Schaffung einer Greifmöglichkeit nur mit dem KRUKENBERG-Verfahren geholfen werden. Da im Kriege etwa 80 blinde Ohnhänder versorgt werden mußten, galt es, ein ganz spezielles Verfahren für die Wiederertüchtigung zu finden, weil eine einfache Synthese von Blinden- und Ohnhänderschulung unmöglich ist, denn die Blindenschulung bedient sich in der Hauptsache des Tastvermögens der Finger.

Eine eigentliche Rehabilitierung gelingt bei den blinden Ohnhändern nur ausnahmsweise. Es können ihnen in der Regel jedoch so viele Fähigkeiten vermittelt werden, daß sie im täglichen Leben eine ganze Reihe von Verrichtungen selbständig ausführen können.

Die Versorgung beinamputierter Ohnhänder muß darauf Rücksicht nehmen, daß das Anlegen der Beinprothesen mit den Stümpfen oder den Greifarmen gelingt. Doppelunterschenkelamputierte können weitgehend selbständig werden; Doppeltoberschenkelamputierte sind auf ständige Hilfe angewiesen, weil allein der Beinverlust ein sicheres Stehen und Gehen fast unmöglich macht.

Besonders verständnis- und rücksichtsvolles Vorgehen ist bei den wenigen weiblichen Ohnhändern erforderlich, weil sie mehr noch als die Männer auf einen kosmetischen Eindruck bedacht sind. Daher haben wir auch alle diejenigen Ohnhänder, die sich ihre Stümpfe zu natürlichen Greifarmen nach Krukenberg umgestalten ließen, zusätzlich noch mit Prothesen ausgestattet, damit sie in der Öffentlichkeit ein möglichst unauffälliges Erscheinungsbild bieten. Jedoch wird von den männlichen Ohnhändern mit Krukenbergarmen später ganz auf das Prothesentragen verzichtet, weil sie sich dadurch nur behindert fühlen.

Die Nachkriegszeit hat uns auch eine Reihe von kindlichen Ohnhändern gebracht. Die fast unerschöpfliche Anpassungsfähigkeit des kindlichen Organismus macht die Versorgung dieser Ohnhänder nicht schwer, wenn sie Gelegenheit haben, sich im Umgang mit erwachsenen Ohnhändern auszubilden.

Das gleiche gilt für diejenigen, die sich nicht zur operativen Umgestaltung ihrer Stümpfe entschließen können. Sie werden heutzutage am besten nach Münster zu Prof. Hepp gegeben, weil dort nicht nur eine vorbildliche prothetische Versorgung erfolgen kann, sondern weil die Ohnhänder dort auch im Gebrauch ihrer Kunsthände in einer Weise geschult werden, wie wir es für die Übung des Stumpfgebrauches auch tun. Systematisch wird jede Verrichtung des täglichen häuslichen und beruflichen Lebens mit den Prothesen erlernt, bis die Ohnhänder geschickt und sicher mit ihnen umzugehen vermögen.

Nur bei derartigem Vorgehen wird dem Ohnhänder die Fähigkeit vermittelt, seine Körperersatzstücke so zu beleben und auszunützen, daß die verlorengegangenen Hand- und Fingerfunktionen einigermaßen wiedererlangt werden.

VIII.

Dieser kurze und gedrängte Überblick über die Versorgung der Ohnhänder macht es verständlich, daß nicht in allen Fällen und nicht grundsätzlich eine wirkliche Rehabilitation der Ohnhänder möglich ist. Wenn sie gelingen und zum bestmöglichen Erfolg gebracht werden soll, dann ist es nach unserer Erfahrung unbedingt angezeigt, die Ohnhänder nur an wenigen Zentren versorgen zu lassen, in denen alle ärztlichen, pädagogisch-psychologischen und berufsfürsorgerischen Voraussetzungen und Erfahrungen für eine erfolgreiche Ohnhänder-Wiederertüchtigung vorhanden sind.

E. Goetz, Bonn: **Über das Schicksal der kriegsbeschädigten Ohnhänder.**

Als Ergänzung der Ausführungen meines Herrn Vorredners darf ich Ihnen eine Übersicht geben über das Schicksal der kriegsbeschädigten Ohnhänder. Die Versorgungs- und Betreuungsleistungen haben es vermocht, die Lebensverhältnisse dieser Schwerstversehrten im großen und ganzen erträglich zu gestalten. Es gelang auch vielen, mit und ohne Hilfe der Maßnahmen des Staates und anderer Einrichtungen ihrem Leben durch Arbeit wieder einen Inhalt zu geben; doch lassen sich aus der Zusammenstellung auch Lehren ziehen, was besser gemacht hätte werden können.

Die Ergebnisse wurden ermittelt durch eine Fragebogenaktion der Stellen, denen die Betreuung dieses Personenkreises obliegt. Die Antworten in den Fragebogen wurden verschlüsselt, auf Lochkarten übernommen und maschinell ausgewertet. Dies ermöglicht sowohl eine Gesamtbetrachtung als auch die Erforschung einzelner Gruppen, und es kann auch das Einzelschicksal verfolgt werden. Ich kann Ihnen heute bei der mir zur Verfügung stehenden Zeit nur einen allgemeinen Überblick geben. Die Auswertung speziellerer Fragen erfolgt zu einem späteren Zeitpunkt.

Es handelt sich insgesamt um 890 Ohnhänder. Davon sind 111 besonders schwer getroffen, weil sie neben dem Verlust ihrer Hände auch noch das Augenlicht vollkommen verloren haben. 610 sind doppelamputierte Ohnhänder, 169 Beschädigte mit Verlust oder Teilverlust einer oberen Gliedmaße und Gebrauchsunfähigkeit der anderen oder Gebrauchsunfähigkeit beider Hände infolge Verstümmelung, vollständiger Lähmung oder durch Kombination mehrerer Verletzungsfolgen, die die Hand praktisch wertlos machen. Ich möchte diese Gruppe als Gleichgestellte bezeichnen.

Unter den Doppelamputierten befinden sich etwa $\frac{3}{4}$ Amputationen im Unterarm- oder Handwurzelbereich, $\frac{1}{4}$ sind Amputierte im Oberarm oder einseitig oberarm-, auf der anderen Seite unterarmamputiert.

An weiteren wesentlichen Körperschäden bestehen daneben 9 Amputationen an beiden Beinen, 24 Amputationen an einem Bein, 115 Fälle mit Verlust oder Erblindung eines Auges, 5 Hirnverletzungen, 11mal Teilverlust eines Fußes, 2 Tuberkulosen.

Betrachten wir zuerst die 111 blinden Ohnhänder, eine Gruppe, die bei der Art ihrer Verletzung eine fast übermenschliche Energie entwickeln muß, um ihr Leben noch zu gestalten. 99 blinde Ohnhänder (90%) sind verheiratet, 10 (9%) sind ledig. 1 blinder Ohnhänder ist geschieden, über einen liegt keine Angabe vor. Die wesentlichste Vorbedingung für eine sinnvolle Gestaltung des Lebens, das Eingefügtsein in die Familie, ist erfreulicherweise in einem überraschend hohen Prozentsatz erfüllt. Die Kriegsbeschädigungen stammen in 3 Fällen aus dem ersten Weltkrieg, in 98 aus dem zweiten Weltkrieg, 1 blinder Ohnhänder wurde nach dem zweiten Weltkrieg verwundet, bei 9 fehlt eine ausreichende Angabe. So schwankt auch das Lebensalter der blinden Ohnhänder zwischen 70 und 18 Jahren, wobei allerdings 90% zwischen 28 und 58 Jahre alt sind. Bei der Schwere der Verletzungsfolgen ist es nicht verwunderlich, daß zum Zeitpunkt der Erfassung im Frühjahr 1957 67 (rd. $\frac{3}{5}$) nicht berufstätig waren. Um so anerkennenswerter ist es, daß 43 (rd. $\frac{2}{5}$) eine Berufstätigkeit ausübten. 1 blinder Ohnhänder befand sich damals gerade in Umschulung. Von den Berufstätigen haben 17 ihre Tätigkeit durch eine Umschulung oder erste Ausbildung erreicht.

In welchen Berufen kann ein blinder Ohnhänder noch tätig sein? Es ist erstaunlich, wie vielseitig die Berufsausübung ist. Sie hängt natürlich weitgehend von den individuellen Fähigkeiten ab und von der Tatkraft, die der einzelne mitbringt. Die Berufsskala reicht vom Bürsten- und Besenmacher, Mattenflechter (10 Fälle), dem Weber (1 Fall), dem Telefonisten (5 Fälle) über den Kaufmann, meist Geschäftsinhaber (7 Fälle), bis zu einer Tätigkeit in Verwaltungsberufen und der Rechtspflege (14 Fälle, darunter mehrere Juristen), dem Seelsorgeberuf (1 Fall) und dem Künstler (1 Fall). Dieser letzte blinde Ohnhänder bläst Trompete und ist Kapellmeister einer Tanzkapelle, in der noch ein weiterer Blinder als Klavierspieler mitwirkt.

Als Gründe, warum keine Berufstätigkeit ausgeübt wird, sind angegeben: Die Schwere der Schädigungsfolgen (42 Fälle = 63%), das Alter und andere Erkrankungen (6 Fälle = 9%), mangelndes Interesse an einer Berufstätigkeit (8 Fälle = 12%), das Gebundensein an einen eigenen Besitz, eine abgelegene Wohnlage, die keine Möglichkeit einer Berufsausübung gestattet, oder die Arbeitsmarktverhältnisse (6 Fälle = 9%). Das Berufseinkommen schwankt bei den blinden Ohnhändern zwischen 30,— DM monatlich, also einem sehr ungenügenden Nebenverdienst, und 1000,— DM. Das Gesamteinkommen aus Rente und Berufstätigkeit schwankt damit ebenfalls in weiten Grenzen. Das höchste angegebene Gesamteinkommen beträgt 1632,— DM, wobei erwähnt werden muß, daß es sich hierbei um Angaben aus dem Jahre 1957 handelt, vor der Erhöhung der Renten aus der Kriegsopferversorgung und der Rentenversicherung und auch vor der Erhöhung der Löhne und Gehälter.

Insgesamt gesehen darf man mit der Wiedereingliederung der blinden Ohnhänder zufrieden sein, was jedoch nicht heißt, nun die Hände in den Schoß legen zu sollen, denn noch 32 haben den Wunsch nach einer weiteren Ausbildung angegeben. Ihr Streben geht meist auf eine Verwaltungslaufbahn und auf eine Tätigkeit als Telefonist. Aber es sind auch Wünsche geäußert über die Ausbildung für einen Volkspflegeberuf und einen Beruf des Erziehungs- und Bildungswesens. Zweifellos sind dies auch die Möglichkeiten, in denen ein blinder Ohnhänder mit entsprechender Unterstützung qualifizierte Arbeit verrichten kann, damit zu einer sehr sinnvollen und lebensbejahenden Tätigkeit kommt, die ihn die Schwere seines Schicksals leichter ertragen läßt.

Bei den beiden anderen Gruppen, den reinen Ohnhändern und den gleichgestellten Ohnhändern, müßte man im Grunde genommen gewisse Unterschiede in dem Ausmaß der Wiedereingliederung erwarten, da bei den Gleichgestellten meist doch wenigstens an einer Hand eine gewisse, wenn auch nur geringe, Verwendbarkeit der verstümmelten Hand für einzelne Bedürfnisse des Lebens vorhanden ist. Es hat sich jedoch gezeigt, daß die Unterschiede nicht so bedeutend sind, so daß eine getrennte Behandlung bei der Auswertung nicht lohnt. Deshalb sollen beide Gruppen hier gemeinsam besprochen werden.

Es handelt sich also um 779 Beschädigte dieser Art. Von ihnen sind 666 = 86% verheiratet, also ein etwas geringerer Prozentsatz als bei den blinden Ohnhändern. 14% sind ledig, verwitwet, geschieden oder leben getrennt von der Ehefrau. Erfreulich ist auch hier das weitgehende Eingefügtsein in die Familie. Interessant wäre allerdings in diesem Zusammenhang noch die Feststellung, wie viele Ehen schon vor der schweren Verwundung bestanden haben und wie viele erst nach der Beschädigung geschlossen worden sind. Leider sind darüber keine genügenden Angaben vorhanden.

47 wurden im ersten Weltkrieg verwundet, 3 zwischen den beiden Weltkriegen, 637 im zweiten Weltkrieg, 14 nach Kriegsende. Bei 78 ließ sich die Zeit der Verwundung nicht feststellen. Der älteste Beschädigte dieser Gruppe ist im Jahre 1873 geboren, der jüngste im Jahre 1949. Die Altersgruppe 28 bis 58 Jahre umfaßt 85%. 35 = 4,5% sind unter 28 Jahre alt, ein Teil hat die Verwundung durch Fliegerangriffe erlitten, ein Großteil aber durch nachträgliche Auswirkung kriegerischer Vorgänge, also durch Spielen mit Geschossen, die explodierten.

Die Zahl der Berufstätigen in dieser Gruppe ist naturgemäß höher als bei den blinden Ohnhändern. Sie liegt bei 58%. Etwa 1% befand sich z. Z. der Erfassung in Umschulung, 41% waren nicht berufstätig. Diese Zahl scheint relativ hoch. Man darf aber wohl nicht vergessen, daß der Verlust beider Hände doch ein sehr schwerer Körperschaden ist und nicht jeder die Kraft und die Energie aufbringt, sein schweres Schicksal zu meistern.

Rund $^2/_5$ der Nichtberufstätigen haben als Grund angegeben, die Schwere der Schädigungsfolge hindere sie an einer geregelten Tätigkeit. Bei rd. $^1/_5$ ist das Alter oder andere Erkrankungen der Grund des Nichttätigseinkönnens. Rd. $^1/_{10}$ hat kein Interesse an einer Berufstätigkeit. Bei $^1/_5$ ist der Grund ein abgelegener Wohnort, der keine Berufstätigkeit zuläßt, das Gebundensein an eigenen Besitz oder mangelnde Vermittlungsmöglichkeit in dem erlernten oder in dem durch Umschulung erreichten Beruf. Soweit die Arbeitsmarktlage ein Hinderungsgrund ist, müßten bei den noch nicht Umgeschulten entsprechende Maßnahmen ergriffen werden. So wünschen auch noch 140 Ohnhänder dieser Gruppe eine Umschulung oder weitere Ausbildung. Einige wenige der Nichtberufstätigen, die wegen Arbeitsmarktlage nicht berufstätig sein können, haben aber bereits eine Umschulung oder Einschulung in einem Beruf mitgemacht. Hier wäre noch zu prüfen, ob die damals ergriffenen Maßnahmen die Arbeitsmarktlage genügend berücksichtigt haben. Auf jeden Fall ist die Forderung aufzustellen, daß vor jeder Umschulungsmaßnahme die Möglichkeiten einer Erwerbstätigkeit erforscht werden. Es ist besonders auch für den Verletzten selbst deprimierend, wenn er sich den manchmal nicht unbeschwerlichen Umschulungsmaßnahmen unterwirft und dann doch keine Arbeit findet. Von den 451 Berufstätigen haben 111, also etwa $^1/_4$, ihre heutige Erwerbstätigkeit durch Umschulungsmaßnahmen erreicht, während $^3/_4$ ohne derartige Maßnahmen sich in das Berufsleben eingliederten.

Die Berufsmöglichkeiten sind bei den Ohnhändern sehr vielseitig. Im Vordergrund steht eine Tätigkeit in der Verwaltung und Rechtspflege. 126 der berufstätigen Ohnhänder sind Angestellte oder Beamte. Dank der modernen orthopädischen Versorgung oder der guten Gebrauchsfähigkeit der Kruckenberg-Stümpfe leisten sie dabei Vorzügliches, wenn auch z. T. nur in untergeordneten Stellen. 86 haben einen kaufmännischen Beruf; zum größten Teil sind sie allerdings selbständige Geschäftsinhaber oder Besitzer eines Kiosks. 81 gehören den Verkehrsberufen an. Es handelt sich hierbei meist um untergeordnete Stellen bei der Bundesbahn und Bundespost. Weiter zählen hierzu die Büroboten. Es sind dies also meist sogenannte Invalidenposten, die dem einzelnen wohl eine Betätigung erlauben; man kann aber kaum das Erreichen einer solchen Berufstätigkeit als vollkommen geglückte Rehabilitation bezeichnen. Gleiches gilt für die Dienst- und Wachberufe. 58 Ohnhänder sind darin tätig. Hier könnten sicherlich mit neuzeitlicher Berufsumschulung manche noch einer qualifizierteren und damit befriedigenderen und einträglicheren Beschäftigung zugeführt werden. Ein Hindernis stellt allerdings die Tatsache dar, daß diese Ohnhänder nun schon seit vielen Jahren diese Tätigkeit ausüben und für einen Wechsel nicht mehr recht geeignet sind. Bei neu notwendigen Rehabilitationsmaßnahmen Frischverletzter muß dieses Abgleiten auf einen Invalidenposten möglichst vermieden werden.

Unter den Berufstätigen sind teilweise sehr hoch qualifizierte Fachberufe vertreten, z. B. die graphischen Zeichner, Ingenieure, Lehrer, Dolmetscher, auch ein bekannter Karikaturist. Manche haben einen beachtlichen beruflichen und sozialen Aufstieg erreicht. Ehemals in der Landwirtschaft Tätige sind nun Betriebskaufmann, Fuhrunternehmer, Verwaltungsbeamte, Diplomvolkswirt, Geistlicher und Lektor; Metallarbeiter wurden Betriebskaufleute, Ingenieure, Verwaltungsbeamte. Daß die Umschulung das Abgleiten in eine untergeordnete Tätigkeit weitgehend verhindert, zeigt sich daraus, daß die Verhältniszahl der Pförtner und Wachmänner unter den Umgeschulten nur $1/_5$ gegenüber der Zahl der diesen Beruf ausübender Nichtumgeschulter beträgt. Die Berufsausübung stellt sich für die kriegsbeschädigten Ohnhänder, wenigstens für die beidseitig amputierten, als lohnend dar, weil bei einem Berufseinkommen die KB.-Rente in voller Höhe erhalten bleibt. Jedes Berufseinkommen ist also in vollem Umfange zusätzlicher Verdienst, ohne daß die KB.-Rente eine Kürzung erfährt. Im allgemeinen lag das Berufseinkommen Anfang 1957, z. Z. der Erhebung, zwischen 200 und 500,— DM. Es sind aber auch Berufseinkommen von über 1000,— DM mitgeteilt worden. So erreichte auch das Gesamteinkommen (Rente und Berufseinkommen) in einzelnen Fällen Beträge über 1500,— DM, wobei darüber Klarheit besteht, daß dieses Einkommen durch wirkliche Tatkraft erzielt werden muß; denn leicht ist es sicherlich auch für den, der durch Umschulungsmaßnahmen einen angemessenen Beruf ausüben kann, nicht, bei seiner schweren Verwundungsfolge konkurrenzfähig zu bleiben. Es kommt eben immer wieder auf die Fähigkeiten und die Charaktereigenschaften des einzelnen an. Alle Maßnahmen des Staates oder der verschiedenen Institutionen sind zum Scheitern verurteilt, wenn der Wille des Beschädigten fehlt. Es gilt also, diesen Willen des Beschädigten zu erhalten bzw. zu wecken. Deshalb habe ich auch vor Ihnen diese etwas abseits der Medizin liegenden Ergebnisse mitgeteilt. Der Arzt bekommt den Verletzten als erster in seine Hand; er hat daher als erster die Ge-

legenheit, durch richtige psychologische Führung den Beschädigten nicht
in die Depression oder die Gleichgültigkeit abrutschen zu lassen, sondern
er muß seinen Betätigungswillen erhalten und fördern, und den Beschädigten, sollte der alte Beruf nicht mehr ausgeübt werden können,
zusammen mit den anderen Personen des Rehabilitationsteams, auf den
neuen Weg führen und leiten. Ziel jeder sinnvollen Rehabilitation ist die
qualifizierte Berufstätigkeit, zu der der Beschädigte je nach seinen Ta-
lenten fähig ist. Dann überwindet er am leichtesten sein Schicksal.

K. Lindemann, Heidelberg: **Leistungen von Ohnhändern mit der pneumatischen Prothese.** (Vorgetragen von E. Marquardt, Heidelberg a. G-)

Am Ende des zweiten Weltkrieges zeigte sich deutlich, daß die meisten
Armprothesen speziell für die einseitig Armamputierten konstruiert
waren. Für die beiderseits Unterarmamputierten erwies sich die Krukenbergsche Operation als segensreich. Die beiderseits Oberarmamputierten
und beiderseits Schulterexartikulierten befanden sich in einer verzweifelten Lage: Wichtige Gelenkbewegungen, wie z. B. die Pro- und Supination
waren für die damaligen Kunstarme gar nicht vorgesehen, die vorhandenen Gelenkbewegungen für Ellenbogengelenk und Greifakt waren zu
schwach und mit zuviel Kraftaufwand verbunden. Meist wurde diesen
Schwerstversehrten die Sauerbruchsche Operation in Vorschlag gebracht.
Die Gründe für das häufige Scheitern der Versorgungen mit Sauerbruch-
armen liegen einmal in den häufigen Entzündungen der Kanäle, zum
anderen in der zu geringen Kraftleistung bei zu großem Kraftaufwand.
So kam vor etwa 10 Jahren der Ing. Otto Häfner auf den Gedanken,
zwischen Muskelimpuls und Prothesenfunktion einen Kraftverstärker,
einen Servomotor zu setzen, der es ermöglicht, die dringend erforderlichen Prothesenfunktionen mit genügend Kraft auszuführen. Häfner
hatte auch erkannt, daß dieses Problem in Hinsicht auf die Kraftleistung,
auf die feine Dosierbarkeit und auf die Steuerung vieler Gelenkfunktionen
technisch am besten über die Pneumatik zu lösen ist. Wegen der technischen Einzelheiten sei auf die in den Jahren 1956 und 1957 im Archiv
für Orthopädie- und Unfallchirurgie erschienenen Arbeiten verwiesen.
Die Tätigkeiten und Verrichtungen, die der Ohnarmer unbedingt wieder mit seiner Prothese erlernen und ausführen muß, sind das Essen
möglichst mit normalem Besteck, das Trinken, das Schreiben und die
Verrichtung der Miktion. Das mag primitiv erscheinen, aber es muß doch
festgestellt werden, daß die beiderseits Schulterexartikulierten und die
meisten beiderseits Oberarmamputierten erst nach der Versorgung mit
einer pneumatischen Prothese diese Verrichtungen ausführen konnten,
meist bereits nach einem vierzehntägigen Schulungskursus. Immer wieder
wurde uns von Ohnarmern betont, daß das Angewiesensein auf fremde
Hilfe bei der Miktion der Rückkehr in das Berufsleben am meisten ent-
gegensteht.
Wir haben uns also zunächst ausschließlich den besonderen Bedürfnissen der Ohnarmer zugewandt. Die Entwicklung von Muskelventilen

hat nun im vergangenen Jahr die Indikation der pneumatischen Prothese auch auf die Unterarmamputierten und auf die einseitig Armamputierten ausgeweitet.

Gestatten Sie mir nun, daß ich Ihnen in dem nun folgenden Film einen Einblick in unsere Prothesenschulung gebe. Sie werden dabei Gelegenheit haben, die Leistungen der pneumatischen Prothese bei beiderseits Armamputierten zu beurteilen. Die Szenen des Films wurden während eines Prothesenschulungskurses für Ohnhänder im Januar und Mai 1957 aufgenommen. Der Junge, den Sie jetzt im Film sehen, hatte bei einem privaten chemischen Experiment beide Hände verloren und sich Verletzungen beider Augen zugezogen. Während der Fertigstellung der Prothesen, kaum 3 Monate nach dem Unfall, wurde die Unterarmmuskulatur trainiert. Dabei gehen wir nicht vom Phantomgefühl, sondern vom Spannungsgefühl der Muskeln aus. Die Krankengymnastin gibt mit ihrem Finger einen zunehmenden Widerstand, den der sich kontrahierende Muskel des Amputierten überwinden muß. Somit können wir auch bei Amputationsstümpfen Muskelhypertrophien erzielen. Der Patient ist in der Lage, die Prothesen selbst an- und abzulegen. Die Bedienung des Handschlusses und der Handöffnung ist in allen Armstellungen möglich. Die Pro- und Supination wurde direkt auf die Hand übertragen. Sie sehen jetzt das Handschlußventil, das über dem Muskelbauch der Fingerbeugemuskeln angebracht ist und das Handöffnungsventil, das am besten über dem Muskulus extensor carpi radialis longus et brevis angebracht wird, in Tätigkeit. Beide Ventile sind mit einer den Druckausgleich herstellenden Luftleitung verbunden, so daß jeder gewünschte Druck ohne Schwierigkeiten sofort erreicht werden kann. Eine Schulteraufhängung oder Bandage ist bei dieser Prothesenart nicht mehr notwendig.

In unserer Beschäftigungstherapiewerkstatt muß der Junge nun ein Werkstück aufzeichnen, danach aussägen und fertigstellen. Sie sehen dann den Jungen beim Weben; — im Hintergrund webt ein beiderseits Oberarmamputierter einen Schal. Das Weben hat sich als eine sehr gute Übung für alle Armamputierten erwiesen, da es gezielte Bewegungen und viele Griffe in allen Armstellungen erfordert. Mit dem beiderseits Unterarmamputierten gehen wir dann in die Metallwerkstatt und beobachten ihn an der Drehbank, am Schraubstock und beim Schweißen. Bei allen diesen Arbeiten wird die normale Arbeitshand der pneumatischen Prothese gebraucht. Sie sehen, wie beim Handschluß aus Daumen und Zeigefinger ein elliptischer Ring entsteht. Die nach Art einer Dreipunktlagerung in Kontakt tretenden Teile des Daumens, des Zeigefingers und des Mittelfingers wurden flächenhaft gestaltet und mit einem Kunststoff überzogen, der die Griffigkeit erhöht. Die Dreipunktlagerung gibt die Gewähr einer zielsicheren Werkzeug- oder Geräteführung. Die Flächen laufen endständig spitz zu, damit auch kleine Gegenstände im Spitzgriff erfaßt und gehalten werden können. Der Ringfinger wurde etwas länger als der Mittelfinger gestaltet und kann als Widerlager verwendet werden. Ein weiteres Widerlager für größere Gegenstände bietet sich in der Hohlhand an. Hier können ebenfalls durch eine breitere Dreipunktlagerung im Faustgriff Werkzeugstiele fest und sicher gehalten werden. Sie sehen dies jetzt im Film, wenn der Junge mit seiner rechten Prothese den Hammer ergreift und am Schraubstock arbeitet. Daß dieser Junge wieder selbst essen und trinken, kann ist selbstverständlich; es sei nur erwähnt, daß er zum Schneiden des Fleisches keine Hilfe mehr benötigt. Die Bedienung der Prothese geschieht bei dem Jungen ohne Aufwand an Konzentration. Die Dosierung des Griffes bereitet keine Schwierigkeiten, zumal der auf der Steuerpelotte lastende Kohlensäuredruck mit dem im bewegungsauslösenden Luftbalg vorhandenen Druck ansteigt, wodurch die Druckstärke fühlbar wird. Eine gewünschte Gelenkbewegung kann bei allen pneumatischen Prothesen ohne Kraftverlust unterbrochen und angehalten werden, solange die Muskulatur entspannt wird und das Ventil auf seinem Nullpunkt verharrt.

Den beiderseits Oberarmamputiertenversehrten sahen Sie bereits beim Weben. Er bedient die Beugung und Streckung des Ellenbogengelenkes mit Blockierung sowie den Handschluß und die Handöffnung durch Schulterzug über ein sechsfaches Zugventil und die Handdrehung durch Druck des linksseitigen Oberarmstumpfes nach medial gegen ein im Köcher angebrachtes vierfaches Druckventil. Auch die Drehung kann aktiv blockiert werden. Der Versehrte beherrscht die Bedienung seiner Prothese vollkommen. Er war vor seinem Unfall Mechaniker; jetzt ist er dabei, seine mittlere Reife nachzuholen und das Ingeniuerstudium zu beginnen. Die Berufsgenossenschaft hat sich dabei sehr für den Jungen eingesetzt.

Vorerst versorgen wir die beiderseits Oberarmamputierten und beiderseits Schulterexartikulierten nur mit einem pneumatischen Arbeitsarm, da die Bedienung zweier pneumatischer Prothesen noch zu kompliziert sein würde. Mit Hilfe der neuen Muskelventile wird es aber in Zukunft bei guter Stumpfmuskulatur möglich sein, auch beiderseitige Versorgungen ohne Bedienungsschwierigkeiten durchzuführen. Die Standardversorgung für beiderseits Schulterexartikulierte besteht aber noch in *einem* pneumatischen Arbeitsarm; auf beiden Seiten angelegte Pectoraliskanäle könnten aber auch hier den Weg für eine beidseitige Versorgung bereiten. Sie sehen, wie der beidseitig Exartikulierte durch linksseitigen Schulterstoß die Drehung der Hand auslöst und durch Schulterzug über ein 6faches Zugventil die Greiffunktionen der Hand und die Ellenbogenfunktionen bedient. Das Öffnen und Schließen von Schlössern wird durch die kräftige Handdrehung ermöglicht. Auch das Schreiben mit der Schreibmaschine wird nach einem besonderen System in unserer Beschäftigungstherapie geübt.

Die Ohnhänderin, die Sie nun im Film sehen, hatte bei einem Eisenbahnunfall den rechten Oberarm und, bis auf einen mittellangen Stumpf, den linken Unterarm verloren. Wir hatten sie zunächst mit einer linksseitigen Unterarmdrehprothese versorgt, deren Ventil bei leichter Pronation den Handschluß und bei leichter Supination die Handöffnung schnell und sicher, aber auch feinfühlig dosierbar betätigt. Dieses Ventil ist jetzt durch das neue Muskelventil überholt. Ist beim Unterarmamputierten eine Pro- und Supination vorhanden, so übertragen wir sie direkt auf die Handdrehung der Prothese und steuern den Handschluß und die Handöffnung mit der Stumpfmuskulatur. Die Patientin hat im Weben viel Geschick erlangt und sich nach der Entlassung aus unserem Kursus zu Hause einen Webstuhl angeschafft. Inzwischen haben wir sie auch mit einer rechtsseitigen pneumatischen Oberarmprothese versorgt, mit der sie in der Beschäftigungstherapie besonders hauswirtschaftliche Arbeiten erlernt hat. Die Versehrte hat nach dieser Versorgung geheiratet und versorgt ihren Haushalt zum großen Teil selbst.

Unsere Prothesenschulungskurse für Ohnhänder beginnen nachmittags mit Schreibunterricht. Sie sehen hier den Lehrer unserer Körperbehindertenschule, der sich mit besonderer Liebe unserer Ohnhänder angenommen hat. Nach einem Überblick über die Klasse können Sie nun den beiderseits Schulterexartikulierten beim Schreiben beobachten. Der Versehrte hat jetzt nach der Versorgung eine Stelle als Lehrer in einer Armversehrtenschule in der orthopädischen Klinik Eisenberg in Thüringen in Aussicht.

Während die Vormittage in der Beschäftigungstherapie und der Beginn der Nachmittage in der Schreibschule zu ernster Arbeit genutzt werden, erhöhen am Nachmittag Spiele die Geschicklichkeit. Die Versehrten, die Sie hier beim Spielen sehen, sind Ohnhänder, die meisten, bis auf zwei, beiderseits Oberarmamputierte.

Am Ende eines jeden Prothesenschulungskurses halten wir außerhalb der Klinik für die Versehrten und deren Angehörigen einen Abschiedsabend in einem öffentlichen Restaurant ab. Die Versehrten sollen selbst sehen, daß sie sich ungezwungen in der Öffentlichkeit bewegen können. Wichtig ist es, daß die Angehörigen, besonders die Ehefrau der Ohnhänder und Ohnarmer sehen, daß ihre Männer nicht mehr gefüttert zu werden brauchen und daß sie den Gang zur Toilette ohne Hilfsperson unternehmen. Sie sehen im Film, wie alle beiderseits Oberarmamputierten auf Grund der aktiven Handdrehung mit normaler Gabel und normalem Löffel essen können, auch der beiderseitig Schulterexartikulierte. Ein Versehrter mit sehr kurzem Oberarmstumpf, der beim Heben des Weinglases etwas Schwierigkeiten hat, betätigt sein Handdrehgelenk mit einem Zugventil, das an einen Pectoraliskanal angeschlossen worden ist. Zu erwähnen sei noch, daß alle unsere beiderseits Oberarmamputierten und auch die beiderseits Schulterexartikulierten nach spätestens einer Woche in der Lage sind, mit normalem Besteck zu essen. Das Trinken gelingt am leichtesten mit einem Stielglas, aber auch das Trinken mit der Tasse wird wieder möglich und geübt.

Zum Schluß werden noch zwei Kinder vorgewiesen. Zunächst zeigt Ihnen der Filmstreifen ein Mädchen mit angeborener Amputation beider Arme. Sie sehen das Kind am dritten Übungstage nach Anlegung der pneumatischen Prothese im Rohbau. Nach zwei Übungstagen konnte das Kind bereits mit dem Löffel essen, nachdem es vorher trotz vorangegangener bester Versorgung mit einem Greifarm mit Hook nicht in der Lage war, selbst den Löffel zum Mund zu führen. Handdrehung und Handgriff werden pneumatisch, die Ellenbogenbewegungen durch einen Bowdenzug direkt betätigt. Die Überlegenheit der pneumatischen Prothese gegenüber den anderen Prothesensystemen ergibt sich beim Kinde daraus, daß die Öffnung eines kräftigen aktiven Hook von den schwachen Schultern eines vierjährigen Kindes noch nicht ausgeführt werden kann, daß wir dem Kinde aber über eine leichte Schulterbewegung und über die Auslösung des Ventils eine kräftige Bewegung des

Handschlusses ermöglichen können. Auch stellt die aktive Pro- und Supination für das armlos geborene Kind einen großen Vorteil dar.

Der siebenjährige Junge, der nach einem Straßenbahnunfall den rechten Oberarm und den linken Unterarm verloren hat, besucht jetzt wieder die Schule. Wir haben ihm zunächst eine linksseitige pneumatische Unterarmprothese gegeben, bei der wir die Pro- und Supination des Stumpfes direkt auf die Prothese übertragen haben. Die Greifbewegungen betätigt der Junge vorerst noch durch ein Schulterzugventil; nach Kräftigung der Unterarmmuskeln werden wir, sobald es möglich ist, ein Muskelventil anlegen und die Schultern freigeben. Die Prothese befindet sich hier noch im Rohbau. Gefilmt wurde der Junge am zweiten Übungstage.

Lassen Sie mich bitte mit einer kurzen Aufzählung schließen: In den Jahren von 1950 bis 1957 haben wir 21 beiderseits Armamputierte Kriegsversehrte und 20 beiderseits Armamputierte Unfallverletzte mit pneumatischen Prothesen versorgt. Bei diesen 41 Ohnhändern hatten wir vier Versager sowie zwei fragliche Fälle. Drei davon wurden 1950 bis 1952, der vierte im Jahre 1955, versorgt. Von den 19 beiderseits Armamputierten Kriegsversehrten, die die pneumatische Prothese stets tragen, stehen 11 im Beruf, einige Neuversorgte werden in Kürze auch ins Berufsleben zurückkehren. Von den Unfallverletzten tragen 19 Ohnhänder die pneumatische Prothese ständig, davon stehen 15 im Beruf. Ein Ohnhänder ist Gelegenheitsarbeiter, einer kann wegen heftiger Neuromschmerzen und sonst geschädigter Gesundheit nicht arbeiten, ein Versehrter bekommt eine hohe Rente und ist zum Trinker geworden und lehnt jede Arbeit ab, beherrscht die Prothese aber sehr gut und kann sich auch gut mit ihr behelfen. Ein weiterer bedarf noch etwas Fürsorge und Geduld; wir haben bei letzterem gelernt, daß der Beruf allein kein Gradmesser für den Erfolg einer Prothesenversorgung ist, so hatte z. B. dieser doppelseitig unterarmamputierte Arbeiter 1950 den linken Unterarm, 1957 den rechten Unterarm verloren. Die Prothesenversorgung ist mit gutem Erfolg durchgeführt worden, der Versehrte ist sehr glücklich darüber und benutzt seine Prothese ganztägig, lehnt aber noch Berufsarbeit entschieden ab. Auch daraus mögen Sie ersehen, daß die Probleme für beiderseits und einseitig Armamputierte sehr verschieden sind und daß wir gerade bei der Versorgung von Ohnhändern und Ohnarmern nicht allein die technischen Probleme, sondern für die bestmögliche Rehabilation gerade die menschlichen Probleme sehen, beurteilen und berücksichtigen müssen.

F. Wolf, Gelsenkirchen: **Die orthopädische Versorgung doppelseitig hoch amputierter Oberarmverletzter.** Vortrag ist ausgefallen.

Streicher, Heidelberg: Die Bildung von Greifarmen beim Handverlust (nach Krukenberg) und von Greifhänden beim totalen Fingerverlust schafft aus dem Stumpf ein willkürlich bewegliches Greiforgan. Die Operationstechnik nach K. H. Bauer vermeidet Hauttransplantationen und Bauchlappenplastiken durch Entfernung aller zur Bewegung der Greifarme nicht notwendigen und durch den Verlust der Hand unwirksam gewordenen Muskeln. Hierdurch wird gewährleistet: 1. primärer Hautschluß, 2. vollständige Sensibilität des Greiforgans, 3. schlanke Greifarme.

Bei der Entlassung aus der Klinik nach gründlicher Übungsnachbehandlung hatten viele Patienten sehr gute Funktionen ihres Greiforgans erlangt. Es war nun von großem Interesse, zu erfahren, was nach Jahr und Tag aus unseren ehemaligen Patienten geworden ist, wie sie sich im Alltagsleben zurechtfinden, ob sie ihre erlangten Greiffähigkeiten genützt und gemehrt haben, oder ob sie — sich selbst überlassen — in die Hilflosigkeit zurückgesunken sind.

Wir haben daher unsere Patienten, bei denen die plastische Operation mindestens zwei Jahre zurücklag, nachuntersucht oder, wo dies nicht möglich war, ihr Ergehen an Hand eines ausführlichen Fragebogens ermittelt. So war es möglich, von 50 Operierten 36 zu erreichen. Darunter befinden sich 22 Ohnhänder mit Greifarm- oder Greifhandplastik; bei 5 Patienten wurde eine doppelseitige Plastik ausgeführt. Die anderen 14 Patienten verloren nur eine Hand. Bei ihnen wurde wegen der großen Vorteile der Greifarmplastik gegenüber der Prothese ebenfalls eine Spaltung durchgeführt. Voraussetzung zur Wirksamkeit einer Greifarmplastik ist eine Unterarmstumpflänge von wenigstens 15 cm. Bei kürzeren Stümpfen oder bei Oberarmstümpfen ist die Versorgung mit Prothesen nicht zu umgehen.

Ich zeige Ihnen nun im Film den Tagesablauf eines Ohnhänders, eines Lehrers, der durch Kriegsverwundung beide Hände verlor. Links wurde eine Greifhandplastik durchgeführt, der rechte Unterarmstumpf wird zum Gegenhalten verwandt. Besser als jede dürre Statistik ist dies Beispiel — als eines unter vielen — geeignet, zu zeigen, wie selbst ein Schwerverletzter durch die Möglichkeit, wieder zufassen zu können, mit zäher Energie seinem Leben wieder einen Inhalt zu geben vermag.

Fast ausnahmslos erlernten die operierten Ohnhänder die wichtigsten Verrichtungen des Alltags wieder. Der Film zeigt, daß der Operierte sich an- und auskleiden kann, Seife und Handtuch benützen, die Zahnpastatube öffnen, Zähneputzen, sich rasieren und kämmen kann, ebenso möglich ist das Benützen der Eßwerkzeuge, das Entkorken von Flaschen und das Eingießen von Flüssigkeit, das Umgehen mit Geld, Feuerzeug und Streichhölzern, sowie das Öffnen und Schließen von Türen.

Das Zumachen der oberstenHemdenknöpfe, das Binden der Krawatte, der Schnürsenkel und das Brotschneiden hingegen haben nur wenige Ohnhänder erlernen können. Dies sind Tätigkeiten, bei denen den Patienten geholfen werden muß. Unsere Nachuntersuchungen zeigen, daß die funktionellen Ergebnisse abhängig sind von der Stumpfbeschaffenheit, insbesondere von seiner Länge und glatten Hautbedeckung. Kurze Stümpfe oder postoperative Komplikationen schmälern das Ergebnis. So fanden wir bei zwei Operierten einen unzureichenden, kraftlosen Schluß der Greifarme. Blutung, Infekt und hierdurch bedingte Narbenbildung sind die Ursache. Die Leistungen der Operierten sind weiterhin abhängig vom Alter des Patienten bei der Durchführung der plastischen Operation. So zeigten jugendliche Patienten eine bessere Leistung als ältere. Auch die Art der Vorbildung ist nicht ohne Einfluß auf den Erfolg. Bei solchen Patienten, die bereits einen Beruf erlernt hatten oder eine spezielle berufliche Ausbildung hinter sich hatten, war das Ergebnis besser als bei denjenigen, die noch nicht im Beruf standen oder ungelernte Arbeiter waren.

Der Film zeigt nun die Tätigkeit des Lehrers in der Schule. Es ist ihm gut möglich, zu schreiben, Hefte und Bücher zu halten, die Seiten umzublättern, an die Tafel zu schreiben und zu zeichnen, den Deutestock zu führen, ja alle Tätigkeiten auszuüben, die er als Lehrer beherrschen muß. So wie er sind zwei Drittel unserer Ohnhänder wieder voll berufstätig und in gleicher oder besserer sozialer Stellung wie vor ihrer schweren Verwundung. Bei einem Drittel ist ein deutlicher sozialer Abstieg zu verzeichnen. Nur 7 unter 22 Ohnhändern sind nicht mehr beruflich tätig. Es handelt sich bei ihnen fast ausschließlich um ungelernte Arbeiter ohne spezielle berufliche Differenzierung; drei dieser Gruppe hatten schwere Nebenverletzungen, zwei waren erblindet. Doch auch diejenigen Patienten, die nicht mehr einem geregelten Beruf nachgehen können, betätigen sich manuell, z. B. durch Gartenarbeit, Zeichnen, Schreibarbeiten u. a. m.

Wichtig erscheint uns, daß der operierte Patient möglichst rasch die Betätigung seines Greiforgans erlernt und bald unbewußt ihn benutzt, im koordinierten Zusammenspiel mit der anderen Seite, ganz gleich, ob es sich dort um einen ungespaltenen Stumpf, wie bei unserem Lehrer, den wir hier im Film zeigen, oder um einen Stumpf mit Prothese, um einen Greifarm, eine Greifhand oder gar um eine unverletzt gebliebene gesunde Hand handelt. Dieses Zusammenwirken beider Greiforgane bedingt erst die volle Funktion, die den Operierten selbständig und frei von dauernder fremder Hilfe macht.

Unser Patient fährt, wie Sie hier im Film sehen, ebenso wie fünf andere Ohnhänder, Auto. Die von der Verkehrsüberwachung bei einzelnen unserer ehemaligen Patienten geäußerten Bedenken wegen der Fahrtüchtigkeit haben sich als unbegründet erwiesen. Soweit wir in Erfahrung bringen konnten, fuhren alle bisher unfallfrei. Sieben andere Ohnhänder fahren Fahrrad, Moped, Motorrad oder Traktor.

Die psychologische Wirkung der Greifarmbildung und damit das Wiedererlangen einer Funktion ist von so großer Bedeutung, daß die ästhetischen Bedenken viel kleiner sind, als man vermuten möchte. Nur einer von 36 ehemaligen Patienten gibt an, daß sein Spaltarm einen so unangenehmen Eindruck auf Fremde gemacht habe, daß er stets außer im engsten Familienkreise eine Schmuckprothese trage. Alle anderen berichten übereinstimmend, daß sowohl die Familie, wie die Arbeitskollegen, ja sogar die Schüler dieses Lehrers sich sehr rasch an den ungewöhnlichen Eindruck des Spaltarmes bzw. der Spalthand, gewöhnt haben. Viele tragen ihre Prothese überhaupt nicht. Nicht einmal an Feiertagen, da sie übereinstimmend berichten, daß sie sich mit der Prothese wesentlich unsicherer fühlen.

Es darf in diesem Zusammenhang nicht unerwähnt bleiben, daß 7 von 13 zum Zeitpunkt der Verwundung ledigen Ohnhändern, inzwischen geheiratet haben.

Einigen Ohnhändern genügte jedoch nicht nur die berufliche Gleichstellung mit Gesunden, sie haben als Überkompensation — psychologisch verständlich — besondere manuelle Funktionen erlangt. So ist unser Lehrer ein guter Amateurphotograph, der nicht nur alle Photogeräte selbst bedient, sondern auch das Entwickeln der Filme, Kopieren und Vergrößern der Bilder selbst erledigt. Außerdem hat er sich eine Drechslerwerkstatt eingerichtet, in der er Holzarbeiten, wie Schalen, Teller und Möbelknöpfe anfertigt, ohne daß er früher jemals solcherlei Arbeiten ausgeführt hätte. Hier sehen ihn an der Drehbank und mit dem Drillbohrer.

Die Ergebnisse bei Einhändern sind nicht so gut, ja man hat den Eindruck, daß viele Ohnhänder mit ihrem Greiforgan objektiv mehr leisten als viele Einhänder mit einer gesunden Hand und einem Greiforgan. Dies liegt daran, daß beim Einhänder nicht die unabdingbare Notwendigkeit besteht, den Greifarm zu betätigen. Hierdurch wird der Greifarm nicht dem notwendigen Training unterworfen, sein Gebrauch wird von Jahr zu Jahr eingeschränkt und das Zusammenspiel beider vorderer Extremitäten erleidet schwere Einbußen. Ein weiteres, nicht zu unterschätzendes Moment ist die Rentenfrage. Der Ohnhänder ist in die höchstmögliche Stufe eingereiht, während bei einigen Einhändern langwierige Berufungsverfahren um Rentenerhöhung und Anerkennung als Hilflose und Pflegebedürftige eine große Rolle spielten. Der Unterschied zeigt sich deutlich darin, daß 59% der Ohnhänder selbständig ein Fahrzeug fahren und 63% nebenher irgendein Hobby oder einen Sport betreiben, während es bei den Einhändern nur 36 bzw. 21% sind.

Der Film demonstriert sinnfällig, wie wichtig es ist, dem Schwerverletzten wieder eine positive Einstellung zum Leben und zu seiner Umwelt zu vermitteln. Er zeigt aber weiter, welch große Möglichkeiten in der Betonung der verbliebenen Leistungsfähigkeit selbst beim Schwerverletzten liegen gegenüber der bloßen Feststellung der Höhe der Erwerbsminderung und damit der Betonung der Größe des Nichtkönnens.

Das Ergebnis unserer Nachuntersuchungen macht deutlich, daß bei den Ohnhändern die Greifarm- oder Greifhandplastik eine Schicksalswende darstellt, wird doch der bis dahin völlig Hilflose hierdurch weitgehend unabhängig und selbständig für die Verrichtungen des täglichen Lebens, ja sogar für eine berufliche Tätigkeit. Wir können also auch für Friedensverletzungen beim Ohnhänder die Greifarm- bzw. Greifhandplastik dringend empfehlen. Beim Einarmigen jedoch sollte eine Plastik auf jugendliche, bildungsfähige und differenzierte Patienten beschränktbleiben. Hier fehlt die unabdingbare Not als Lehrmeisterin und die Ergebnisse sind noch mehr als beim Ohnhänder von der Persönlichkeit des Patienten abhängig.

Wolf, Gelsenkirchen-Buer: Ursprünglich wollten wir einen Film vorführen, um Ihnen unsere beiden Ohnhänder, versorgt mit der Heidelberger Prothese, im täglichen Leben zu zeigen. Herr Lindemann hat erwartungsgemäß zu seinen Ausführungen umfangreiches Bildmaterial gebracht, so daß wir im Hinblick darauf unseren Film fallenließen. Ich will Ihnen kurz über zwei Unfallverletzte berichten, die durch Starkstrom beide Arme verloren haben, die beide ausgesprochen hoch abgesetzt werden mußten. Es handelt sich um einen 29- bzw. 24jährigen Mann, die nach prothetischer Versorgung in Heidelberg wieder einem Beruf bzw. einer Umschulung zugeführt worden sind.

Der 29jährige Mann hat in unseren Anstalten seit dem 1. 4. 1958 eine Kantine übernommen, die er mit seiner Frau betreibt. Er macht die Buchführung vollkommen selbständig, schreibt mit Prothese und mit der Maschine, öffnet und schließt selbständig Türen und Schränke. Er ißt mit der Gabel, kann sich aus der Hosentasche einen Gegenstand herausholen und zündet sich selbst eine Zigarette an.

Epidiaskop: Handschriften.

Bei dem zweiten Verletzten handelt es sich um einen 24jährigen, sehr intelligenten und temperamentvollen Mann, der seit 3 Semestern die Abendschule besucht, um die Fachschulreife zu erwerben, mit dem Ziel, Betriebsingenieur zu werden. Er kommt in der Schule sehr gut mit, liegt mit seinen Leistungen weit über dem Durchschnitt und kann handschriftlich dem Diktat der Lehrer folgen. Er ermüdet nur schneller, so daß er sich auf Maschineschreiben mit etwa 100 Anschlägen pro Minute umgestellt hat. Beim Essen kann er Löffel und Gabel führen; kann selbst Getränke eingießen und selbst trinken. Auch kann er Türen öffnen und schließen. Er rasiert sich mit dem Apparat selbst, putzt sich die Zähne alleine und kann sich auch eine Zigarette anzünden. Schwer fällt ihm, einen Gegenstand aus der Tasche zu nehmen.

Ich darf noch erwähnen, daß beide Männer Hosen mit Reißverschluß tragen, der mit einem Schlüsselring versehen ist, so daß sie beide in der Lage sind, ohne fremde Hilfe urinieren zu können. Wir sind überzeugt, daß der letztgenannte Unfallverletzte bei der vorbildlichen Einstellung zu seinen Verletzungsfolgen sein Ziel, Betriebsingenieur zu werden, erreicht.

Beide Männer sind verheiratet. Man kann nur wünschen, daß sie die Lebenskameradin gefunden haben, die auch fernerhin das schwere Schicksal mit ihnen teilt.

BOHLECKE, Bad Pyrmont: Ich bin mit großem Interesse den Ausführungen von Herrn BOOS und Herrn Prof. KREUZ über die Sonderfürsorge der Ohnhänder während des Krieges gefolgt. Durch den Erlaß des Herrn Bundesministers für Arbeit und des Herrn Bundesministers des Innern wurden wir 1955 am Versorgungskrankenhaus Bad Pyrmont mit der Rehabilitation der kriegsbeschädigten Ohnhänder im Bundesgebiet beauftragt. Von diesen Rehabilitationsmaßnahmen wurden bisher 100 Ohnhänder erfaßt. Es handelt sich dabei um die Ohnhänder, die bisher noch nicht in Arbeit vermittelt werden konnten. Bei diesem Personenkreis fanden wir bei den Ohnhändern Minderwertigkeitskomplexe, passiven Arbeitswillen, psychische und physische Störungen. Es war deshalb recht schwierig, den notwendigen Kontakt mit den Ohnhändern zu bekommen. Es hat sich bei dieser Arbeit besonders gezeigt, daß Rehabilitationsmaßnahmen nur dann von gutem Erfolg sind, wenn sie so früh wie möglich einsetzen. Fernerhin ist es notwendig, daß solche Maßnahmen nur auf wenige Plätze konzentriert werden, wo die Möglichkeiten vorhanden sind, nicht nur eine ärztliche Betreuung durchzuführen, sondern wo gleichzeitig während der medizinischen Rehabilitation auch die berufliche Rehabilitation einsetzen kann. Es gehört hierzu ein großer Mitarbeiterstab von Ärzten, Krankengymnastinnen, Sportlehrern, Psychologen, Beschäftigungstherapeutinnen, Lehrern und Sozialbetreuern.

Zur prothetischen Versorgung möchte ich ausführen, daß die Untersuchungen zeigten, daß von Ohnhändern meistens keine Kunstarme getragen wurden. Sieben Ohnhänder waren mit aktiven Greifarmen ausgerüstet, von denen ein Greifarm wirklich getragen und benutzt wurde. Zwölf Ohnhänder waren nach SAUERBRUCH operiert. Ein Sauerbrucharm wurde jedoch von keinem Ohnhänder getragen. Von fast allen Ohnhändern wurden nur kleinere Hilfsmittel benutzt. So fanden wir bei vielen noch den alten Schreibkeil, den sie während des Krieges im Oskar-Helene-Heim erhalten hatten. Es kann nur bestätigt werden, daß bei den Ohnhändern der

Stumpf die beste Prothese ist und daß der Krukenbergstumpf für den Doppel-
unterarmamputierten von größter Wichtigkeit ist. Wir haben uns bei unseren
Rehabilitationsmaßnahmen auch im wesentlichen bei der prothetischen Versorgung
auf die Versorgung mit kleinen Hilfsmitteln beschränkt. Es erfolgte eine individuelle Anpassung, besonders unter Berücksichtigung der geplanten Umschulungsmaßnahmen.

Von den hier betreuten Ohnhändern wurden 28 berufliche Vermittlungen am
Heimatort durchgeführt und 38 nahmen an einer beruflichen Umschulung an der
Niedersächsischen Landes-Versehrtenberufsfachschule Bad Pyrmont teil.

Abschließend möchte ich sagen, daß die Rehabilitationsmaßnahmen nach den
bei uns gemachten Erfahrungen nur dann von Erfolg sind, wenn an einer zentralen
Stelle alle Möglichkeiten einer medizinischen, einer beruflichen und sozialen Betreuung vorhanden sind und auch die nachgehende Fürsorge am Arbeitsplatz
gesichert ist.

MÜLLER-JENSEN, Hamburg: Die Entscheidung, ob man einen Ohnhänder für
fähig und geeignet hält, nach entsprechender prothetischer Versorgung, ein Kraftfahrzeug zu führen, ist sehr verantwortungsvoll. Sie ist abhängig von mehreren
Momenten, wobei sowohl funktions-psychologische Untersuchungsergebnisse als
besonders auch die charakterliche Struktur des Verletzten eine Rolle spielen. Es
wird kurz ein Fall eines Einarmigen erörtert, der ein *zwei*räderiges Fahrzeug fuhr
und bereits zweimal durch Blockierung des Motors gestürzt war. Er wollte nicht
einsehen, daß er als Fahrer für ein zweiräderiges Fahrzeug absolut ungeeignet war.
Solche Haltungen von Uneinsichtigkeit und mangelnder Selbstkritik müssen
gerade bei derartig schwer Körperbehinderten neben den übrigen Untersuchungs-
ergebnissen bei der Beurteilung der Fahrtüchtigkeit mit einbezogen werden.

KUMMER, Stuttgart: 1. Mitteilung über einen 23jährigen Mann, der auf Grund
angeborenen Fehlens beider Hände beiderseitig nach KRUKENBERG operiert
worden war und sowohl bei der Prüfung der psychophysischen Leistungsfähigkeit
gute Ergebnisse zeigte als auch über eine ausgeglichene anpassungsfähige Charak-
terstruktur verfügte. Bei ihm konnte auf Grund seines sehr geschickten und ein-
fühlfähigen Verhaltens die Teilnahme am motorisierten Straßenverkehr als Kraftfahrer befürwortet werden.

2. Schilderung eines 40jährigen Mannes, der im Krieg die rechte Hand verloren
hat und der zur Untersuchung kam, weil ihm die Konkurrenz die Fähigkeit zum
Führen eines Omnibusses absprach, obwohl von Polizei und Publikum beste Zeug-
nisse vorlagen. Die Untersuchung ergab auch hier am Stumpf überdurchschnitt-
liches Tastvermögen sowie das Vorhandensein einer außerordentlichen Geschicklichkeit in der Bedienung des Schalthebels, die ohne Hilfsmittel besser vonstatten
ging als etwa mit Hilfe eines Köchers oder ähnlichem. Die Belassung des Führerscheins der Kl. III und II sowie der Sondergenehmigung zum Führen von Kraft-
omnibussen konnte daher uneingeschränkt befürwortet werden.

DÖHNER, Kiel: Der sehr schöne Heidelberger Film hat gezeigt, daß man die
Ohnhänder nicht zu bedauern braucht, da sie sicher und selbstbewußt ihren
Mann stehen. Die eine junge Frau hat mir allerdings leid getan. Sie mußte in einem
engen Becken abwaschen und auf einem kleinen Herd kochen. Ich möchte Sie nun
fragen, ob außer den orthopädischen Hilfsmitteln auch Installationsänderungen
vom Versicherungsträger getragen werden.

MARQUARDT, Heidelberg: Schlußwort zum Vortrag Lindemann.

Zur Diskussionsbemerkung von Herrn Prof. KREUZ möchte ich erklären, daß wir
in der Orthopädischen Universitätsklinik Heidelberg keineswegs die Krukenbergsche
Operation ablehnen. Bei doppelseitig Unterarmamputierten sehen wir die Kombination zwischen der Krukenbergschen Operation auf der einen Seite und der Versorgung mit einem Greifarm auf der anderen Seite als die günstigste Lösung an.
Herr KUHN, Münster, zeigte eben eine derartige gute Versorgung im Diapositiv.

Dabei ist es von untergeordneter Bedeutung, ob wir einen Greifarm mit Standard- oder Arbeitshook oder eine pneumatische Prothese mit Arbeitshand verwenden. Wichtiger ist es für uns festzustellen, und ich glaube hier auch im Namen von Herrn Kuhn zu sprechen, daß wir uns der These „der Stumpf ist die beste Prothese" auf Grund unserer gemeinsamen Erfahrungen nicht anschließen können. Die beruflichen Bedürfnisse der Versehrten haben uns dabei recht gegeben. Es sei in diesem Zusammenhange auf die vom Bundesarbeitsministerium durchgeführten Nachuntersuchungen hingewiesen, wobei die Versorgungen der Unterarmamputierten mit Greifarmen die besten Ergebnisse brachten. Dies steht aber im Gegensatz zu der von Herrn Prof. Kreuz vertretenen Feststellung, die Unterarmamputierten würden ihre Prothesen nicht tragen. Der Armamputierte wird seine Prothese dann nicht tragen, wenn sie ihm keinen Vorteil bringt und ihm lästig ist. Und die alten Armprothesen vor den Greifarmen mit aktivem Hook und vor der pneumatischen Prothese hatten den Versehrten meistens auch wirklich keinen Vorteil gebracht. Ferner ist zu sagen, daß die pneumatische Unterarmprothese, aber auch der aktive Greifarm, in wenigen Sekunden an- und abgelegt werden können, so daß der Amputierte schnell zwischen Prothesenarbeit und Stumpfarbeit wechseln kann, sobald er die eine, die andere Art oder die Kombination für vorteilhafter hält. Schließlich wird der Armamputierte also selbst das letzte Wort zu unserer Diskussion sagen.

W. Tönnis, Köln: **Inwieweit ist die Kontrastmitteldiagnostik bei frischen Kopfverletzungen notwendig bzw. berechtigt?** (Mit 5 Abb.)

In der Behandlung der frischen Kopfverletzungen bildet neben der Normalisierung des Kreislaufes und der Freihaltung der Atemwege zur Sicherung der Sauerstoffversorgung des Gehirns die möglichst frühzeitige Erkennung der intracraniellen Blutungen das für die Prognose des Falles entscheidende Problem.

Eine Übersicht über einige Statistiken des Schrifttums zeigt, daß wir die posttraumatischen intracraniellen Hämatome in etwa 10% der Fälle erwarten müssen (Tab. 1). In unserem Krankengut an Hirnverletzungen sind sie wesentlich häufiger, da wir nur Fälle mit Verdacht auf Komplikationen eingewiesen bekommen. Unsere Zahl von Hämatomen würde also einem Krankengut von 1500 Kopfverletzten entsprechen.

Tabelle 1. *Hämatome bei gedeckten Schädel-Hirnverletzungen*

Autor	Jahr	Schädel-Hirnverletzungen	Gesamtzahl der Hämatome	Hämatome		
				epidural	subdural	intracerebral und Kontusion
Puech u. a.	1949	1590	112 7,0%	62		50
Campbell u. Cohen ..	1951	1136		20		
Rowbotham u. a.	1954	1000	101 10,1%	32	69	
Pia................	1955	1790	186 10,4%	58	90	38
Le Beau u. a.	1955	400	45 11,3%	7	24	14
Tönnis	1951—57	422	144	28	92	24

So eindeutig auch die klassische Symptomatologie des Auftretens einer intracraniellen Drucksteigerung immer wieder ist, sei es nach einem freien Intervall oder bei Fällen ohne initiale Bewußtseinsstörung überhaupt, so bleibt doch eine gewisse Zahl von Hämatomen unerkannt, zumeist bei anhaltend bewußtseinsgestörten Patienten. Diese Fälle sind es vor allen anderen, die nicht erkannt wurden, solange noch das Probebohrloch allein zur Diagnostik verwendet wurde. Hier ergab sich folgerichtig das Bedürfnis nach einer exakteren Diagnostik. Die vorübergehend angewandte Luftdarstellung der Hirnkammern kann nur das Vorhandensein eines raumfordernden Prozesses als solchen bestätigen. Ob es sich dabei um eine Volumenzunahme des Hirns durch Ödem oder um ein Hämatom handelt, kann dabei nicht entschieden werden. Auch die Differenzierung zwischen epiduralem, subduralem und intracerebralem Hämatom ist auf diesem Wege nicht möglich. So hat man mehr und mehr die Angiographie zur Hämatomdiagnostik herangezogen.

Während von vielen Autoren wie z. B. Laine und Mitarbeitern, Tiwisina u. a. die geringere Gefährdungsmöglichkeit gegenüber der Luftfüllung betont wird, machen andere Autoren immer wieder geltend, daß die cerebrale Angiographie im akuten Stadium der Schädelhirnverletzung keineswegs unbedenklich sei. Man solle daher besser wieder auf diese Methode verzichten und wieder zur Probefreilegung bzw. dem Probebohrloch zurückkehren. Wieder andere, wie z. B. Ferey (1955) möchten die Gefäßdarstellung nicht vor 24 bis 36 Stunden nach dem Unfall vornehmen.

Versuchen wir diese Fragen an unserem eigenen Krankengut zu entscheiden, so wäre 1. dazu Stellung zu nehmen, inwieweit die Angiographie zur Diagnostik überhaupt nötig ist, 2. in welchem Ausmaß die Erkennung der Hämatome durch die Angiographie sichergestellt wird, und 3. welche Gefährdungsmöglichkeiten zu erwarten sind bzw. beobachtet wurden.

Aus der folgenden Tabelle (Tab. 2) geht hervor, daß von 284 Fällen im akuten Stadium nur 78 angiographiert sind, d. h. wir haben die

Tabelle 2. *Schwere Schädel-Hirnverletzungen*

Offene Verletzungen 53 ⎫ 422
Gedeckte   „   369 ⎭

akutes Stadium
284

78   206

	Hämatome gesamt	Angiographie		Keine Angiographie	
		Hämatome	Opera-tionen	Hämatome	Opera-tionen
Epidurale Hämatome	28	18	18	10	10
Akute subdurale Hämatome ...	7	7	7		
Schwere Kontusion und intra-cerebrale Hämatome	24	22	22	2	2
		47		12	
			59		
Chronische subdurale Hämatome	85				
Kein Hämatom		31	1	194	1
	144				

Angiographie nur in besonderen Fällen und mit besonderer Indikationsstellung durchgeführt. Im einzelnen findet man, daß von 28 epiduralen Hämatomen 10 ohne Angiographie und 18 nach Angiographie operiert worden sind. Auch 2 intracerebrale Hämatome wurden ohne Angiographie operiert. Bei den 78 angiographierten Fällen des akuten Stadiums wurde in 47 Fällen ein Hämatom gefunden, in 31 Fällen konnte der Verdacht nicht bestätigt werden.

Zu den Schwierigkeiten in der Diagnostik der epiduralen wie auch der subduralen Hämatome gehört die Tatsache, daß etwa 1/3 der Fälle nicht die gewohnte temporale Lokalisation erkennen läßt, sondern frontal oder occipital gelagert ist (Abb. 1 und 2). Hierauf hat 1886 schon KRÖNLEIN

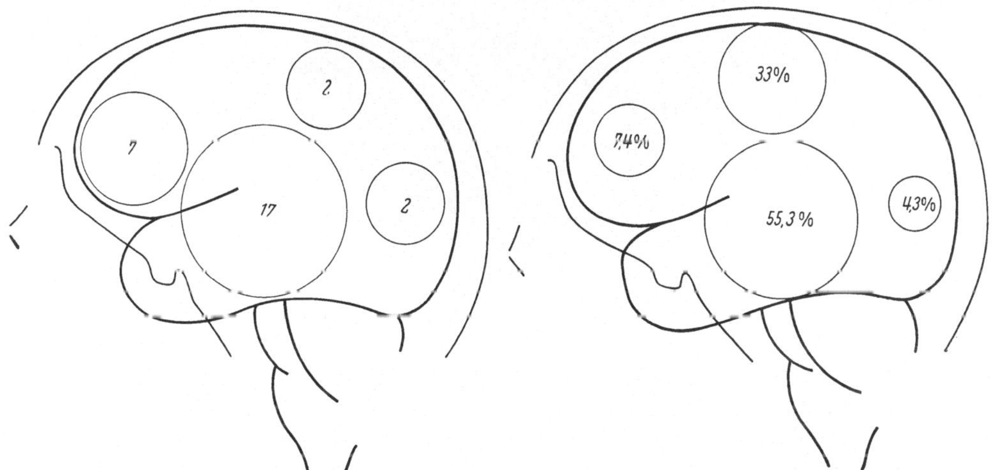

Abb. 1. Lokalisation der *epiduralen* Hämatome   Abb. 2. Lokalisation der *subduralen* Hämatome
(92 Fälle)

hingewiesen, und aus der damaligen Zusammenstellung des Schrifttums geht hervor, daß dieses Drittel atypisch gelagerter Hämatome die Mortalität dieser Krankheitsfälle im wesentlichen ausmacht. Auch heute, im Zeitalter der Angiographie, bieten diese Fälle noch Schwierigkeiten und können leicht übersehen werden. Zwei Beispiele sollen diese Schwierigkeiten erläutern:

W. W. — 24 Jahre. *Vorgeschichte:* Etwa 4 Wochen vor der Aufnahme Sturz mit dem Motorrad. Einlieferung in ein Krankenhaus, dort stärkeres Erbrechen und einige Tage Somnolenz. Dann zunehmende Besserung und Aufklarung des Bewußtseins. Da weiterhin Kopfschmerzen bestanden, augenärztliche Untersuchung, wobei beiderseits eine Stauungspapille festgestellt wurde. Deshalb Überweisung nach hier.

Befund: Stauungspapille rechts, beginnende Stauungspapille links. PSR links lebhafter als rechts. BHR rechts schwächer als links. Sonst neurologisch o. B. Bewußtseinsklar. — *EEG:* Funktionsstörung rechts temporal.

Röntgen-Schädel: Frakturlinie im Bereich des rechten Schläfenbeines von parietal bis zur Basis reichend.

Angiographie rechts und links: Außer einem steileren Verlauf der Media rechts kein pathologischer Befund.

Ventriculographie: Symmetrischer, mittelgradiger Hydrocephalus.

Da die Frakturlinie den Knochenkanal des hinteren Astes der Arteria meningea media kreuzt, wird die Möglichkeit diskutiert, daß sich durch Abriß des hinteren Astes der Arteria meningea media ein epidurales Hämatom gebildet hat. Es wird daher ein occipitales Bohrloch angelegt und ein älteres, teilweise schon in Organisation übergehendes, epidurales Hämatom entleert (Abb. 3).

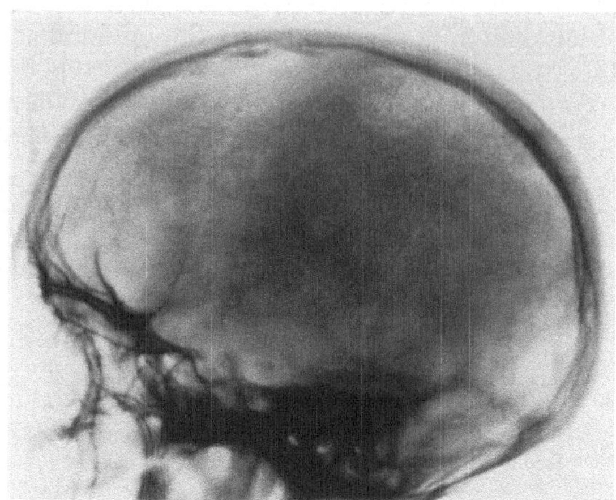

Abb. 3. Frakturlinie kreuzt den Kanal des hinteren Astes
der Arteria meningea

Man wird also zweckmäßigerweise bei einem Fall, der ein epidurales Hämatom vermuten läßt, neben der Angiographie auch das gewöhnliche Übersichtsbild des Schädels zu Rate ziehen. Schneidet die Frakturlinie wie in diesem Falle den Knochenkanal des hinteren Astes der Arteria meningea media, so erscheint eine Probefreilegung bzw. ein Probebohrloch ratsam.

Eine weitere atypische Lage des epiduralen Hämatoms zeigt der zweite Fall:

E. H. — 22 Jahre. (Abb. 4 u. 5.)

Vorgeschichte: 2 Stunden nach Motorradunfall wird Patient aufgenommen. Tief bewußtlos, röchelnde Atmung, Erbrechen, Aspiration von Blut. Beiderseits Monokelhämatom, links stärker als rechts, linke Pupille weiter als die rechte. Streckbewegungen beiderseits, rechts mehr als links. Reflexbetonung rechts, Babinski beiderseits.

Verlauf: Durch regelmäßiges Absaugen wird die Atmung freier. I.v.-Infusion von Periston. 2 Stunden später nimmt die Pupillendifferenz zu, deshalb Angiographie.

Angiographie links: Anterior nach links (!) verlagert.

Angiographie rechts: Geringe Abdrängung der Gefäße im Konvexitätsbereich. Venenausfall frontal.

Operation: Entleerung eines epiduralen Hämatoms rechts-frontal. Hirnkontusion.

Sind in derartigen Fällen im Übersichtsbild Verkalkungen der Glandula pinealis oder der Plexus chorioidei vorhanden, so kann schon die Lageverschiebung der Pinealis nach der Seite der Fraktur ein contralateral liegendes Hämatom vermuten lassen.

In der folgenden Tab. 3 sind die an unserem Krankengut beobachteten *verlaufsbestimmenden diagnostischen Fehler* für die einzelnen Hämatomlokalisationen wiedergegeben. Neben den schon erwähnten, erscheinen hier noch die doppelseitigen subduralen Hämatome und die große Zahl

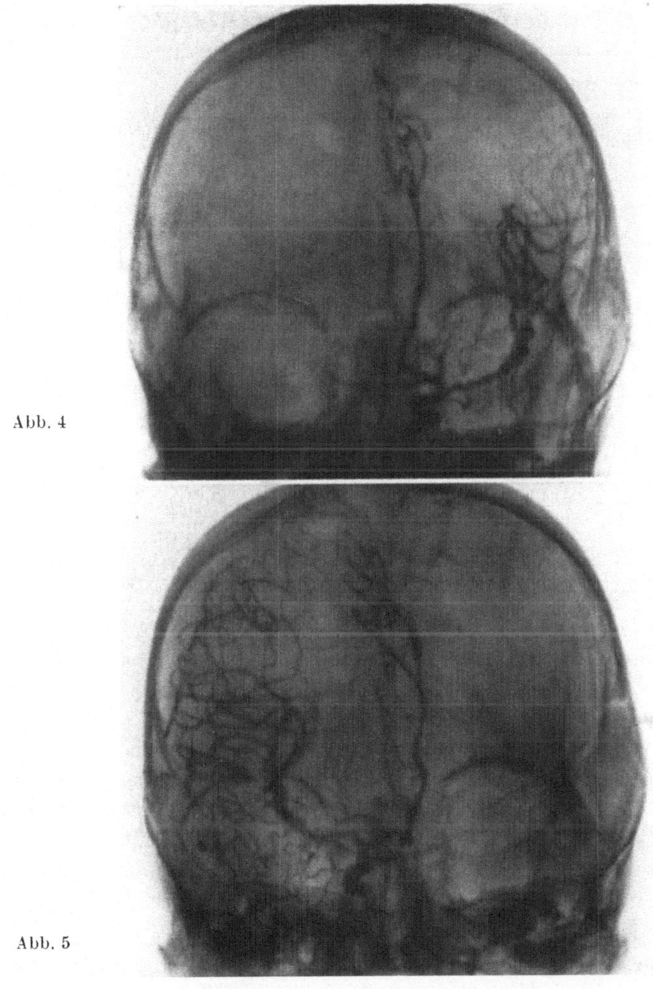

Abb. 4

Abb. 5

Abb. 4. Linksseitiges Angiogramm mit Verdrängung der Arteria cer. ant. nach links
Abb. 5. Rechtsseitiges Angiogramm mit Darstellung des Hämatoms. Die linksseitigen
Frakturlinien sind gut erkennbar

der verspätet diagnostizierten, vor allem intracerebralen Hämatome. Im ganzen sind es 52 verlaufsbestimmende Fehler gewesen, die ohne *frühzeitige* Angiographie nicht in entsprechender Weise geklärt werden konnten.

Tabelle 3. *Verlaufsbestimmende diagnostische Fehler bei traumatischen intracraniellen Hämatomen*

	epidural 28	subdural 92	Kontusionen und intracerebrale Hämatome 24
Contralateral zur Fraktur	• •	• • •	• •
Homolateral zur Parese	•		
Atypische Lokalisation frontal, occipital	• • • • • • • • •		
Doppelseitig		• • • • • • • • •	
Akutes Auftreten		• • • • • • •	
Verspätete Diagnose	• • • •		• • • • • • • • • • • • •
Nicht gefunden	•	•	
	17	20	15
		52	

Welche Möglichkeiten und welches Ausmaß der Gefährdung durch die Angiographie stehen dem gegenüber?

Eine Zusammenstellung der vorübergehenden und bleibenden Ausfälle nach cerebraler Angiographie zeigte folgendes[1]: Bei 12870 Fällen des Schrifttums wurden 14 Anfälle und 95 vorübergehende Paresen oder Aphasien beobachtet, bleibende Ausfälle in 32 Fällen (0,4%). Unter 3600 eigenen Angiographien wurden dreimal Anfälle und 11 vorübergehende Paresen und Aphasien neben 1 Parese als bleibendem Ausfall festgestellt. Todesfälle nach Angiographie wurden unter 31255 Fällen 73mal (0,23%) festgestellt; im eigenen Krankengut 6 Fälle (0,17%).

Betrachten wir im besonderen die Komplikationen bei Angiographien wegen traumatischem intracerebralem Hämatom. Hier ist vor allem der Atemstillstand zu erwähnen. Die folgende Tabelle (Tab. 4) ergibt eine Übersicht über die eigenen Beobachtungen. *Ohne* Angiographie erlebten wir bei 3 epiduralen Hämatomen einen Atemstillstand kurz vor der Operation. Bei den angiographierten Fällen haben wir die Atemstörungen während der Vorbereitung zur Angiographie mit hinzugenommen und sehen so viermal Atemstillstand während der Vorbereitungszeit und dreimal nach der Angiographie. Vergleichen wir diese in 7 Fällen bei der Angiographie erfolgten Störungen mit den durch eine falsche bzw. verspätete Diagnostik in ihrer Prognose gefährdeten 52 Fälle (Tab. 3), so

---

[1] Eine ausführliche Darstellung findet sich bei Tönnis und Schiefer: Fortschr. Neurol. Psychiat. **26**: 265—300 (1958).

Tabelle 4. *Komplikationen bei Angiographie wegen traumatischen intracraniellen Hämatomen*

	epidural	subdural	Kontusionen und intracerebrale Hämatome
Atemstillstand			
Angiographie in Narkose — Vor			● ● ● ●
Angiographie in Narkose — Nach	●		● ●
Ohne Angiographie	● ● ●		
	17	20	15
		52	

kann wohl kein Zweifel darüber bestehen, daß die Angiographie in jedem Falle die diagnostische Methode der Wahl sein darf.

Nach unseren Erfahrungen und Beobachtungen sind folgende Leitsätze für die Anwendung der Angiographie bei frischen Schädelhirnverletzungen zu empfehlen:

Anzeigestellung zur Angiographie im akuten Stadium

1. Bewußtseinsstörungen und Paresen nach freiem Intervall
2. Zunehmende Bewußtseinsstörungen oder Paresen (ohne freies Intervall)
3. Trotz Behandlung anhaltende Atem- und Kreislaufstörungen
4. Im subakuten Stadium: a) EEG-Herd-Veränderungen
   b) anhaltende Bewußtseinsstörungen und Paresen
   c) Stauungspapille.

Zeitpunkt der Angiographie:

Sofort nach Auftreten der neurologischen Zeichen, aber *nach* ausreichender Stabilisierung von Atmung und Kreislauf und nach Ruhigstellung des Patienten.

Technik der Angiographie

I. Narkose: 1. Infusion anlegen, 2. Ultrakurznarkotikum (hier: Thiopenthal-Trapanal), 3. Dolantin (100 mg) und Atropin (0,5 mg) i.v. (nicht vor Trapanal spritzen, da bei Hirnverletzten im akuten Stadium sofort Erbrechen), 4. Beatmungs-Gerät bereitstellen (Beutel nach Dr. RUBEN).

II. Angiographie percutan, mit Mandrin-Nadeln (nach BUCHTALA); dadurch wird Zuspritzen der Carotis vermieden.

Es kann kein Zweifel bestehen, daß der größte Teil der beobachteten Schädigungen durch Angiographie im akuten Stadium von Hirnverletzungen durch eine fehlerhafte Methodik der Angiographie hervorgerufen wurde.

Alle diejenigen Maßnahmen, die beim Schädelverletzten für eine ausreichende Sauerstoffzufuhr und Auffüllung des Kreislaufs notwendig erscheinen, sind auch unerläßliche Voraussetzung für die Durchführung der Angiographie im akuten Stadium der Verletzung. Hierzu gehört auch eine ausreichende Dämpfung und Ruhigstellung des Verletzten.

Zum Schluß erscheint es notwendig, die Frage der Aufklärungspflicht hinsichtlich Schädigungsmöglichkeiten durch die Angiographie zu erörtern.

Wie Friedrich es in seinem Buch „Die Aufklärungspflicht des Arztes" darstellt, hängt die Aufklärungspflicht über eventuelle Komplikationen bei einer medizinisch-diagnostischen Untersuchungsmethode einmal von der Häufigkeit und dem Ausmaß möglicher bleibender Schädigungen, zum anderen von der dringlichen Indikation zu einem solchen Eingriff ab.

Nach der allgemeinen Auffassung in der Rechtsprechung ist der Arzt nicht verpflichtet, „den Kranken auf alle nur denkbaren nachteiligen Folgen einer angeratenen Operation aufmerksam zu machen, insbesondere dann nicht, wenn die Operation lebensnotwendig ist und die mögliche nachteilige Begleiterscheinung nur selten auftritt, auch in ihrer Bedeutung gegenüber der durch die Operation zu behebenden Lebensgefahr gänzlich zurücktritt".

Diese Feststellung gilt auch für die cerebrale Angiographie, die bei relativer Gefahrlosigkeit in den meisten Fällen von entscheidender Bedeutung und Voraussetzung für einen erfolgreichen Eingriff bei lebensgefährlich Verletzten ist.

Aus den genannten Gründen kann man nach unserem Ermessen eine generelle Aufklärungspflicht über eventuelle Folgen einer Punktion oder Kontrastmittelinjektion zur cerebralen Gefäßdarstellung nicht bejahen.

R. Wanke und E. Bues, Kiel: **Indikation zur Kontrastmittelanwendung bei frischen Kopfverletzungen.** (Mit 5 Abb.)

Unser Herr Vorredner hat bereits eingehend über die Wichtigkeit der diagnostischen Anwendung der Hirnangiographie bei frischen Kopfverletzungen gesprochen. Andererseits ist die Indikation zur Kontrastmitteldiagnostik bei frischen Kopfverletzungen eng zu stellen. Letzteres gilt insbesondere für die Luft-Encephalographie. Wir halten ebenfalls eine diagnostische Luft-Encephalographie beim frischen Hirntrauma nur in Ausnahmefällen für indiziert.

Überprüfen wir in dieser Frage das Krankengut unserer Kieler neurochirurgischen Abteilung der letzten drei Jahre — es sind 629 Patienten, die unter der Diagnose einer traumatischen Hirnschädigung zur Aufnahme gekommen sind — so müssen wir sagen, daß nur bei 3 Patienten aus diagnostischen Gründen eine Luftfüllung durchgeführt worden ist. Bei 2 dieser Patienten wurde die diagnostische Luftfüllung lediglich notwendig, weil eine Hirnangiographie wegen technischer Störungen nicht vorgenommen werden konnte. Die geringe Zahl der diagnostischen

Luftfüllungen ist vor allem dann auffällig, wenn man berücksichtigt, daß unser Krankengut, entsprechend dem Charakter einer Spezial-Abteilung, mit unklaren und schweren Fällen besonders belastet ist.

Die *Hirnangiographie* hingegen wird immer wieder einmal aus primär diagnostischen Gründen notwendig. Vor allem lassen sich die epiduralen und die subduralen Blutungen durch die Hirnangiographie in der Regel gut erfassen. Entsprechende Bilder haben Sie bereits gesehen. Herr PENZHOLZ wird auch noch darüber sprechen. Wir können uns hier also kurz fassen.

Vielleicht aber interessieren unsere Zahlen, da wir über ein größeres eigenes Krankengut verfügen.

Gesamtzahl der in den letzten drei Jahren zur Aufnahme gekommenen frischen traumatischen Hirnschäden = 629 Patienten, davon 105 Verdachtsfälle.

Unterteilt nach Schweregraden der Bewußtseinsstörungen (nach BUES): Gruppe I die leichten Schäden mit kurzdauernder Bewußtlosigkeit und Benommenheit nicht über 1 Tag = 350 Patienten = 67%. Die Gruppen II bis IV die mittleren, schweren und schwersten Schäden, zusammen = 33%. Falls man nach dem Klinischen an den früheren Begriffen festhalten will, würde man also bei 1/3 dieser Patienten eine Contusio cerebri annehmen müssen. (Verlangt werden für die Gruppe II bereits eine Bewußtlosigkeit von mehreren Stunden oder eine stärkere Benommenheit von mindestens über 1 Tag = 16%, für die Gruppe III eine Bewußtlosigkeit bis zu 4 Tagen bzw. eine Benommenheit von 4 bis 10 Tagen = 7% und für die Gruppe IV eine Bewußtlosigkeit über 4 Tage bzw. eine Benommenheit über 10 Tage = 10%.)

Bei 20 dieser Patienten wurde eine Hirnangiographie durchgeführt. Das sind 3,2% der Gesamtzahl. Eine Hirnangiographie wurde also nur selten notwendig. Bei 7 der Patienten erfolgte nach einer gewissen Zeit noch eine zweite Angiographie, so daß also insgesamt 27 mal Hirnangiographien bei frischen traumatischen Hirnschäden aus diagnostischen Gründen angefertigt wurden.

Wenn die Zahl der Hirnangiographien recht niedrig erscheint, so ist dabei zu bedenken, daß man bei der Verdachtsdiagnose „epidurales Hämatom" nicht immer unbedingt eine Hirnangiographie der Operation vorausschicken wird. Das klinische Bild ist in manchen Fällen schon recht deutlich. Bei sehr akutem Verlauf wird man auch möglichst wenig Zeit vor der Operation verlieren wollen und eben sofort trepanieren.

Unser Krankengut enthält 8 epidurale Hämatome.

Sechs dieser Patienten wurden operiert, zwei wurden nicht operiert und kamen ad exitum. Der eine der beiden Patienten starb kurz nach der Einlieferung in Hyperthermie. Er bot die Zeichen einer schweren Hirnstammverletzung, die auch durch die Sektion bestätigt wurde. Das epidurale Hämatom war auch nur dünn und kleinhandtellergroß. Bei dem zweiten der beiden Patienten war die Hirnverletzung auch schwerer Art. Er überlebte noch drei Tage. Bei der Sektion sah man ein epidurales Hämatom unter der Dura der mittleren Schädelgrube in gut 5-Markstück-Größe, ohne daß hierdurch eine wesentliche Hirnverdrängung verursacht worden wäre, ein Nebenbefund.

Von unseren 4 akuten stärkeren subduralen Hämatomen wurden 3 operiert. 1 Patient wurde nicht operiert und starb gleich nach der Aufnahme.

Zu der beabsichtigten Trepanation konnte es nicht mehr kommen. Die akute subdurale Blutung war auf Grund von ausgedehnten Hirnzertrümmerungen aufgetreten.

Die Hirnangiographie ist also eine sehr gut geeignete Methode zur Erfassung derartiger Komplikationen. Vor allem ist eine exakte Diagnose möglich, so daß *gezielt* und *schonend* vorgegangen werden kann. Ist ein Team gut eingespielt, wird auch wenig Zeit durch die Hirnangiographie verloren.

Demonstration einiger Angiogramme als besondere Hinweise:

Auch sehr schmale Hämatome kommen im Angiogramm durch die Abdrängung der Rindengefäße der Mediagruppe von der Schädelkalotte gut zur Darstellung, vor allem in der kapillären und der venösen Phase.

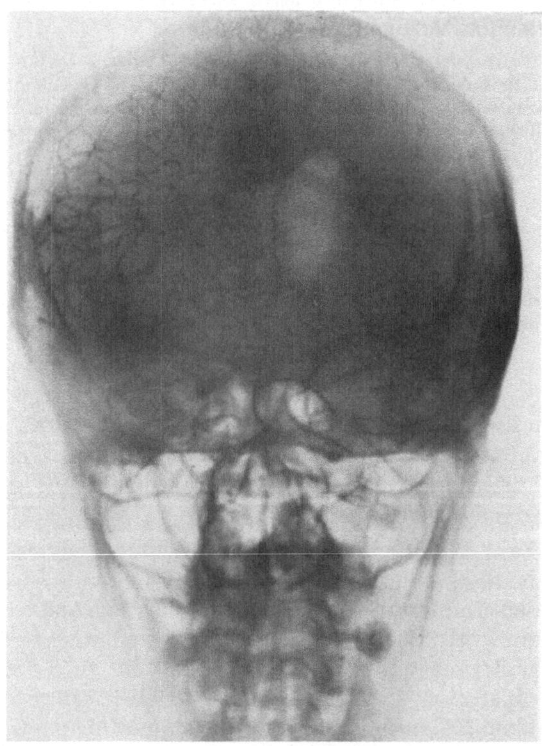

Abb. 1. Schmales subdurales Hämatom an typischer Stelle, kenntlich an der Abdrängung der Rindengefäße der Cerebri media-Gruppe vom Scheitelbein. Die stärkere Ventrikelverdrängung einer vorangegangenen Luftfüllung bzw. die stärkere Verdrängung der Cerebri anterior zur Gegenseite sind nicht allein bedingt durch das subdurale Hämatom. Hinzu kommt eine Raumverdrängung infolge kollateralen Ödems um einen Kontusionsherd

Eine Doppelseitigkeit wird nicht übersehen.

Ist im Luftbild eine Seitenverdrängung des Ventrikelsystems zu erkennen, so vermögen die Angiogramme zu zeigen, ob ein subdurales oder epidurales Hämatom oder eine Volumenszunahme der Hirnhälfte auf Grund von kollateralen Ödemen um Kontusionsherde vorliegen (Abb. 1). Dieses schmale subdurale Hämatom an typischer Stelle hat sicher nicht allein zu der stärkeren Massenverschiebung geführt. Das Hämatom war entstanden aus umfangreichen Kontusionsherden, wie die Entlastungstrepanation gezeigt hat, so daß also das kollaterale Ödem zusätzlich die Verschiebung dann bewirkt hat.

Erkennt man Volumenszunahme von bestimmten Hirnteilen, ohne daß Anhalt für eine Hirnhautblutung besteht, so wird nach einer gewissen Zeit eine Hirnangiographie wiederholt. Die spontane Rückbildung ist dann, wenn es sich lediglich um ein raumverdrängendes Ödem gehandelt hat, gut zu erkennen, wie hier auf den Bildern zu sehen ist (Abb. 2 und 3)!

Die kollateralen Ödeme verursachen Verdrängungen der Hirngefäße entsprechend einem Hirntumor, so daß also eine relativ gute Lokalisation größerer Kontusionsherde durch das Angiogramm möglich ist. Hieraus ergibt sich aber sicher keine Indikation zu der Vornahme einer Hirnangiographie. Die Behandlung würde sich auch bei Kenntnis des Kontusionsherdes nicht ändern. Wegen möglicher Schädigung ist eine

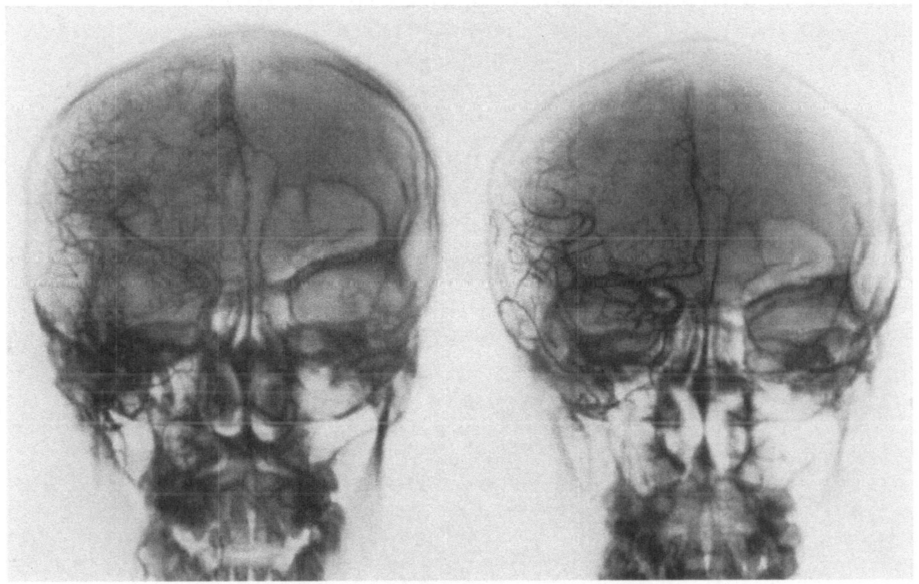

Abb. 2

spätere Begutachtung hier auch außer acht zu lassen. Die allgemeine traumatische Hirnschädigung dürfte später auch beherrschender sein.

Derartige Befunde, die auf eine örtlich betonte Raumforderung weisen, ohne daß also Anhalt für eine subdurale oder epidurale Blutung besteht, ließen sich in unserem Krankengut nach Ausscheiden der Patienten mit subduraler oder epiduraler Blutung in der Hälfte der Fälle nachweisen.

Über Schädigungen, technische Durchführung und Vorsichtsmaßnahmen bei der Hirnangiographie hat Herr Prof. TÖNNIS eben schon eingehend berichtet. Wir brauchen also nicht näher darauf einzugehen.

Die Hirnangiographie wird in der Regel zu jedem Zeitpunkt nach dem Trauma recht gut vertragen, wenn sie sachgemäß ausgeführt wird. Andererseits kann aber auch beim frischen Hirntrauma von einem sicheren therapeutischen Effekt der Hirnangiographie kaum gesprochen werden, während wir bei den Hirntumoren in bekannter Weise nicht selten ein Aufklaren nach der Hirnangiographie beobachten.

Bei der *Luft-Encephalographie* hingegen sind sichere *therapeutische*

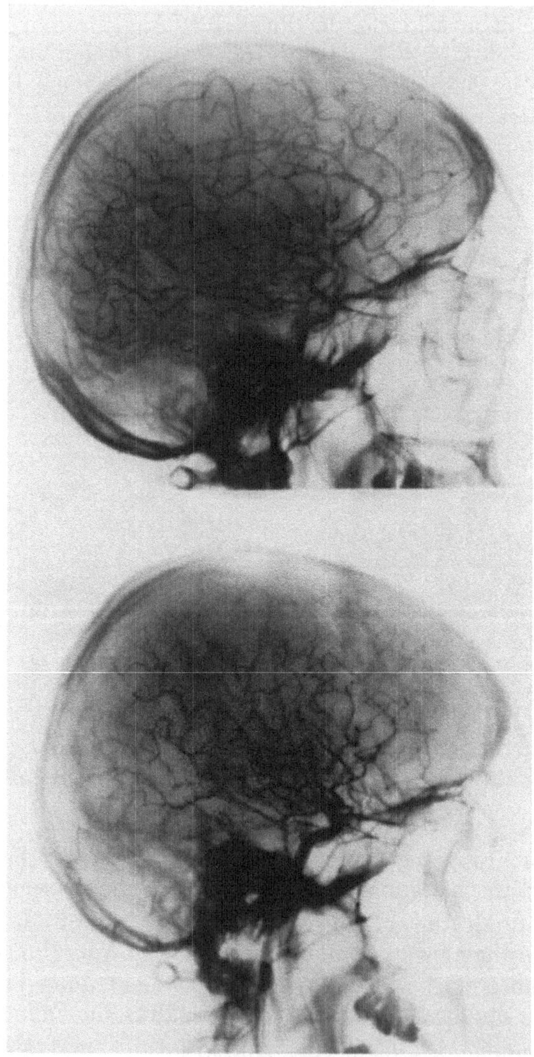

Abb. 2 (auf S. 109) und Abb. 3. Anhebung des Anfangsteils der Arteria cerebri media-Gruppe und spontane Rückbildung nach einer Woche als Ausdruck eines kollateralen zusätzlichen Ödems um einen Verletzungsherd im Schläfenlappen rechts. Eine subdurale oder epidurale Blutung wurde ausgeschlossen

Effekte auch wesentlicher Art in nicht geringer Zahl festzustellen. Die Beobachtung ist nicht neu. Die ersten Mitteilungen gehen auf den Italiener LAPIDARI schon vor 20 Jahren zurück. In Deutschland hat WANKE seit über 10 Jahren immer wieder darauf hingewiesen. Im internationalen Schrifttum sind entsprechende Arbeiten bekannt geworden von SWIFT-BERENS, FRATTINI, ROEPSTORFF, E. J. MAIER, SCHIERSMANN, DRESSLER u. a.

Die therapeutische Luftfüllung scheint uns von Wichtigkeit zu sein, während die diagnostische Luftfüllung völlig in den Hintergrund getreten ist, letzteres eben vor allem unter dem Eindruck der guten diagnostischen Möglichkeiten der Hirnangiographie. Wir sind in den letzten Jahren bemüht gewesen, Wirkung und Möglichkeiten der therapeutischen Luftfüllung bei der frischen traumatischen Hirnschädigung abzugrenzen und eine entsprechende Indikation herauszuarbeiten.

Allerdings auch bei einer erweiterten Indikation, wie sie bei der Abgrenzung einer solchen Methode notwendig ist, liegt in unserem bereits mehrfach aufgeführten Krankengut der letzten drei Jahre die Zahl der Patienten, bei denen eine therapeutische Luftfüllung durchgeführt worden ist, mit 15,1% niedrig. Nehmen wir das Gesamtkrankengut ungefähr der letzten 10 Jahre, so kam bei 150 Patienten eine therapeutische Luftfüllung zur Anwendung. Das sind etwa 7% der Gesamtzahl der Patienten mit frischen traumatischen Hirnschäden.

Man wird bei der Frage der therapeutischen Luftfüllung von vornherein berücksichtigen, daß es sicher sehr wesentlich ist, wenn starke Blutungen aus den Liquorräumen entleert werden.

Man wird fernerhin berücksichtigen, daß wir nicht die Auffassung vertreten, daß eine „Ausblasung" auszuführen sei. Wir lassen lediglich eine kleinere Menge Liquors ab, meistens 40 ccm. Luft strömt dann von selbst nach. So erhalten wir zwar häufig keine Luftfüllungen der Ventrikel. Dieses ist aber für den therapeutischen Effekt offenbar belanglos, und die Diagnostik spielt bei der Luftfüllung von vornherein kaum eine Rolle.

Zunächst unsere Zahlen über die Wirksamkeit der therapeutischen Luftfüllung bei frischen traumatischen Hirnschäden, zu Grunde gelegt die 150 Patienten der letzten 10 Jahre (siehe umstehende Tabelle). Ein sicherer wesentlicher therapeutischer Effekt schien in $\frac{1}{4}$ der Fälle gegeben. Die wesentliche Besserung war spätestens am nächsten Morgen offensichtlich. Vielleicht sind noch einige Fälle hier auszuscheiden, die am nächsten Morgen auch ohne die Luftfüllung besser geworden wären.

Bei weiteren 30% der Fälle war nur eine leichte, aber doch deutliche therapeutische Wirkung zu beobachten. Zusammen würden wir also in über der Hälfte der Fälle von einem therapeutischen Effekt sprechen. Wichtig erscheint uns dabei das Sprunghafte der Besserung. Bei weiteren 6% hielt die bereits bestehende kontinuierliche Besserung auch nach der Luftfüllung unvermindert an.

Um sicher zu gehen, haben wir bei kleineren Gruppen von Patienten den Verlauf von verschiedenen Untersuchern genau protokollieren lassen. Die gewonnenen Verhältniszahlen entsprechen ungefähr jeweils diesen Gesamtzahlen.

Ein völliges Versagen bzw. das Fehlen jeglicher positiver wie negativer Wirkung der therapeutischen Luftfüllung ergab sich in einem weiteren Viertel der Gesamtfälle.

Tabelle 1. *Therapieerfolg von Luftfüllungen bei traumatischen Hirnschäden (Chir. Univ.-Klinik Kiel 1948 bis 1958)*

Schweregrad nach Bewußtseinsstörungen	Anhaltende Besserung	Deutlich spürbare Besserung	Entscheidende Besserung	Keine Besserung	Leichte vorübergehende Erscheinungen	Vorübergehende Verschlechterung	Kein Urteil	Gesamtzahl
I	2	10 (29,4%)	10 (29,4%)	5 (14,7%)	1	0	6	34
II	1	19 35,8%)	14 (26,4%)	14 (26,4%)	2	0	3	53
III	2	11 (32,3%)	10 (29,4%)	7 (20,5%)	1	0	3	34
IV	5	5 (17,2%)	4 (13,8%)	11 (37,9%)	0	1	3	29
	10 (6,7%)	45 (30,0%)	38 (25,4%)	37 (24,6%)	4 (2,7%)	1 (0,6%)	15 (10%)	150 (100%)

83 (55,4%)

Kommen wir nun zu der besonders wichtigen Frage einer eventuellen Schädigung durch die therapeutische Luftfüllung. Hier ist von vornherein auffällig, daß gegenüber allen anderen Kranken die Patienten mit frischen traumatischen Hirnschäden am günstigsten auf diese Maßnahme ansprechen. Auch das bekannte vegetative Schocksyndrom der ersten Stunden hat hier offenbar relativ wenig Bedeutung. Zu betonen ist allerdings auch hier wie bei der Hirnangiographie, daß die Durchführung technisch einwandfrei und schonend mit den notwendigen Vorsichtsmaßregeln erfolgt. Hinzu kommt noch, daß die Patienten, bei denen eine Luftfüllung durchgeführt wurde, ausgesucht waren, wie aus der geringen Anzahl der Patienten hervorgeht, bei denen eine Luftfüllung vorgenommen worden ist. Bei irgendeiner Gefahr, auch bei schwerverletzten Patienten, bei denen Lebensgefahr bestand, kam niemals eine Luftfüllung zur Anwendung.

Somit sahen wir nur bei 4 von den 150 Patienten am nächsten Morgen noch und auch bis zum 3. oder 4. Tag gewisse Erscheinungen zusätzlich oder verstärkt auftreten, das sind 2,7% der Gesamtfälle. Dieser geringe Prozentsatz erscheint uns allerdings auch trotz der besonderen Auswahl der Patienten bemerkenswert niedrig. Patienten, bei denen wegen anderer Erkrankungen Luftfüllungen zur Anwendung kommen, reagieren nicht so günstig, zum Teil schlecht. Die Luftfüllung kann bei anderen Erkrankungen in bekannter Weise eine Gefahr darstellen, wenn diese auch, wie wir nach den letzten Erfahrungen in der Hirntumorchirurgie wissen, überschätzt worden ist.

Bei einer Patientin allerdings war eine deutliche Verschlechterung zu erkennen, die jedoch auch nur 3 Tage anhielt.

Wegen der Wichtigkeit der Frage einer eventuellen Schädigung kurz zu den hier genannten 5 Patienten im einzelnen:

Ein Patient klagte drei Tage nach der Luftfüllung noch über verstärkte Kopfschmerzen, nachdem er zuvor schon auffällig lange unter Kopfschmerzen gelitten hatte. Dickblutiger Liquor war abgelassen worden. Eine erneute Luftfüllung nach 3½ Wochen ergab keine Erweiterung des Kammersystems.

Eine zweite Patientin klagte ebenfalls über verstärkte Kopfschmerzen nach der Luftfüllung, und zwar über 2 Tage. Die Patientin verhielt sich allerdings auffälligerweise zweckgerichtet demonstrativ. Ein wesentlicher objektiver Befund konnte nicht erhoben werden.

Bei einer weiteren mittelschwer verletzten Patientin mit dickblutigem Liquor traten über 4 Tage nach der Luftfüllung angedeutete subfebrile Temperaturen auf. Die Patientin wirkte auch wieder etwas schläfriger als vor der Luftfüllung, nachdem sie unmittelbar nach der Luftfüllung zunächst frischer geworden war. Es ließ sich auch eine leichte Nackensteifigkeit feststellen. Die Patientin wurde nach 5 wöchiger stationärer Behandlung beschwerdefrei entlassen.

Bei einem vierten Patienten mit schweren neurologischen Zeichen, u. a. mit Halbseitenparese, hatte man den Eindruck, daß vielleicht von vornherein zu beobachtende leichte, krampfartige Zuckungen des paretischen Armes am Tag nach der Luftfüllung etwas verstärkt seien.

Die Patientin mit der deutlichen Verschlechterung für einige Tage war sehr schwer verletzt gewesen. Die Benommenheit hatte über 4 Wochen angehalten und war begleitet von erheblichen Unruhezuständen. Rechtsseitig bestand eine stärkere Parese. Eine zweimalige Luftfüllung hatte keine positiven Wirkungen gezeigt. Bei einer weiteren Luftfüllung verstärkten sich Nackensteifigkeit, Halbseitenparese und Verwirrtheit für 3 Tage, so daß ein ähnliches Bild wie in der ersten Zeit nach dem Unfall deutlich wurde. Dann setzte aber auch eine weitere langsame, kontinuierliche Besserung ein, so daß wir schließlich die Patientin in unsere Nervenklinik weiterverlegen konnten.

Diese Patientin mit der vorübergehenden deutlichen Verschlechterung gehört der Gruppe IV an, zählt also unter die sehr schwer Verletzten. Wir haben auch sonst den Anhalt gewinnen können, daß gerade diese Gruppe IV den geringsten Prozentsatz an Besserungen und den größten Prozentsatz an fehlenden Wirkungen hat. Die übrigen Gruppen I bis III zeigen in annähernd gleicher Häufigkeit Besserungen und fehlende Besserungen, wie der Tabelle zu entnehmen ist.

Bei den sehr schwer Verletzten wird man also in der therapeutischen Luftfüllung auch späterhin eher zurückhaltend sein. Andererseits wird im weiteren Verlauf einer schweren Verletzung doch der Zeitpunkt kommen, wo man überlegt, ob nicht der dickblutige Liquor entleert werden sollte, vor allem, wenn bereits eine stärkere Nackensteifigkeit aufgetreten ist. Wir entleeren ja auch bei unseren Hirntumoren in den ersten Tagen nach der Operation bereits, gegebenenfalls durch tägliche Punktionen ausgiebig Liquor und können gerade dadurch den Verlauf in bekannter Weise wesentlich begünstigen.

Bei den Schwer- und Schwerstverletzten wird man allerdings durch eine so relativ leichte und wenig eingreifende Maßnahme wie die Luftfüllung keine so prompten Besserungen bzw. weitgehenden Kompensationen erwarten dürfen, wie bei den leichter Verletzten.

Suchen wir nun nach weiteren Gruppen, bei denen eine therapeutische Luftfüllung ungünstig erscheint, so erhält man den Eindruck, daß bei hohem Alter die Wirksamkeit nachläßt. Vielleicht ist ein arteriosklerotisch verändertes Gefäßsystem in gewissem Sinne gefährdet gegenüber einem derartigen zusätzlichen Reiz.

Vielleicht deutet auch bis zum gewissen Grade in diese Richtung ein Sektionsbefund, den Herr Ule als Neurohistologe vom Kieler Pathologischen Institut erheben konnte. Wir sind hier in der guten Lage, auch einmal einen Sektionsbefund
zu haben. Herr Ule hat sich freundlicherweise bereit erklärt, in der Aussprache
einige klinische und neuropathologische Befunde mitzuteilen. Ich brauche also
nicht näher darauf einzugehen. Allerdings handelt es sich bei dieser Patientin
eigentlich nicht mehr um eine Luftfüllung bei frischer (!) traumatischer Hirnschädigung. Die erste Luftfüllung wurde erst 1½ Monate nach dem Trauma durchgeführt, als die Patientin immer noch vollständig bewußtlos war. Sie starb 9 Monate
nach dem Trauma, ohne das Bewußtsein wiedererlangt zu haben. Wir haben in
diesem Falle die Luftfüllung auch nicht allein aus therapeutischen, sondern aus
diagnostischen Gründen vorgenommen. Wir hatten in den ersten Tagen durch
Angiographie ein subdurales Hämatom erkannt und dieses operativ entleert. Wir
wollten durch das Encephalogramm eine weitere Raumforderung, die sich durch
ein zweites Angiogramm nicht mehr nachweisen ließ, sicher ausschließen.

Man könnte ferner daran denken, daß vielleicht die Weite des Ventrikelsystems, die in bekannter Weise im Verlauf der ersten Wochen nach
dem Trauma zunimmt, durch die Luftfüllung noch etwas mehr würde
als ohne Luftfüllung. Wir verfügen über 271 Encephalogramme dieser
150 Patienten. Wenn man die Bilder, die nach einer 2. Luftfüllung gewonnen sind, mit den Bildern einer 1. Encephalographie jeweils zu einem
bestimmten Zeitpunkt nach dem Trauma vergleicht, so läßt sich hieraus
keine schädliche Wirkung der therapeutischen Luftfüllung ablesen. Bei
einem Patienten kam aus verschiedenen Gründen 4 mal eine Luftfüllung
zur Ausführung. Ich zeigte bereits im vergangenen Jahr ebenfalls auf
der Jahrestagung dieser Gesellschaft die Bilder dieses Patienten und
ähnliche Bilder. Bei diesem Patienten war es trotz einer schwereren
Verletzung überhaupt nicht zu einer Erweiterung der Hirnkammern,
auch nicht auf den vierten Bildern, gekommen. Aus Zeitersparnis kann
ich mir die nochmalige Demonstration solcher Bilder ersparen. Übrigens
herrscht noch recht wenig Klarheit darüber, inwieweit tatsächlich die
weiten Hirnkammern, wie sie üblicherweise nach der traumatischen
Hirnschädigung beobachtet werden. der Ausdruck einer Hirnatrophie
sind. Vielleicht berührt Herr Uhle in seiner Aussprache auch noch kurz
diese Frage.

Wesentliche Schädigungen durch die Luftfüllung bei frischen traumatischen Hirnschäden haben wir also bisher *nicht nachweisen* können. Es
besteht vom Klinischen her keinerlei Anhalt dafür.

Auch aus dem Schrifttum ist uns bisher ebenfalls nichts Nachteiliges
bekanntgeworden. Wir können noch nicht einmal sagen, daß Luftfüllungen in den ersten Tagen nach dem Trauma schädlich seien.

Für die therapeutischen Erfolge finden sich zahlreiche Erklärungen
im Schrifttum. Die Entleerung des stark blutigen Liquors spielt hier
begreiflicherweise die bedeutendste Rolle. Lapidari selbst nahm zusätzlich eine blutstillende und entgiftende Wirkung der Luft in den
Liquorräumen an. Aufgeführt werden sonst noch vor allem Beeinflus-
sungen des Liquordruckes und der Liquorströmung. Man denkt ferner
an die frühzeitige Lösung frischer arachnitischer Verklebungen. Auf die
zahlreichen Spätkomplikationen durch die Arachnitis infolge liegenge-

bliebener Blutkoagula in der hinteren Zysterne wurde früher bereits
wiederholt hingewiesen (BUES).

Wir sehen beim frischen Hirntrauma einen wesentlichen Wirkungs-
mechanismus der therapeutischen Luftfüllung in dem gesetzten vegetativen Reiz, also in einer *Schockwirkung*. Diese Beobachtung gewinnt man

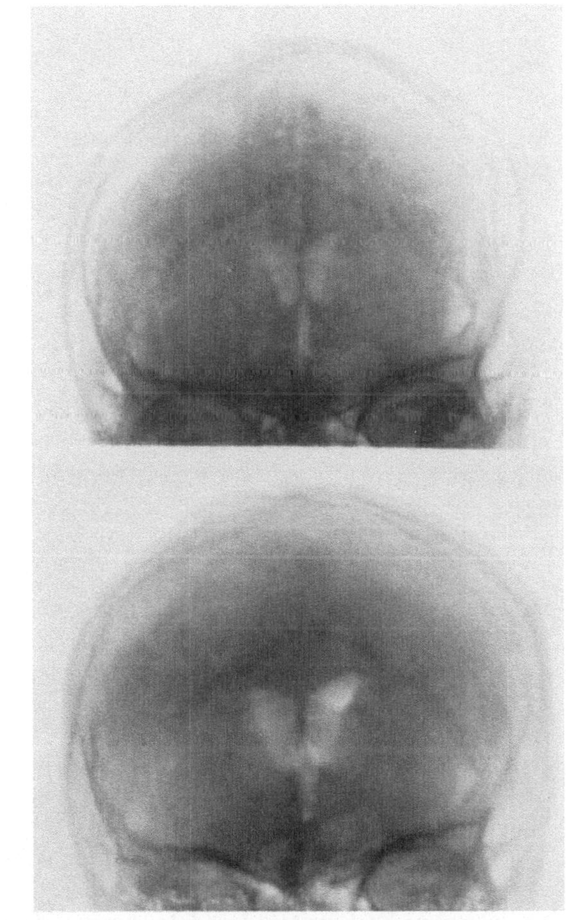

Abb. 4. Encephalogramme als Nebenbefunde bei therapeutischen Luftfüllungen. Typische Befunde:
innerhalb der ersten 10 Tage enges Ventrikelsystem mit spitzen und aufgerichteten Kanten der
Seitenventrikel a, Rückbildung zur Normalweite oder etwas weites Ventrikelsystem nach dem
10. Tag b

bei der Durchführung von Luftfüllungen bei frischen traumatischen
Hirnschäden recht bald. Hier ergibt sich nächst der Entleerung des
stark blutigen Liquors die Hauptindikation. Wenn der Heilverlauf verzögert ist, zum Stillstand gekommen ist, und der Patient dahinsiecht,
dann ist die therapeutische Luftfüllung angezeigt! Dann sehen wir die

prompten und wesentlichen Erfolge. Dann verschwinden nicht nur schlagartig die quälenden, unbeeinflußbaren Kopfschmerzen. Auch Benommenheit, leichte Verwirrtheitszustände und sogar leichte euphorische Wesensveränderungen schwinden schlagartig. Diese Beobachtung wird von allen Beteiligten immer wieder gemacht, so daß leicht die Patienten herauszufinden sind, bei denen eine therapeutische Luftfüllung wünschenswert ist.

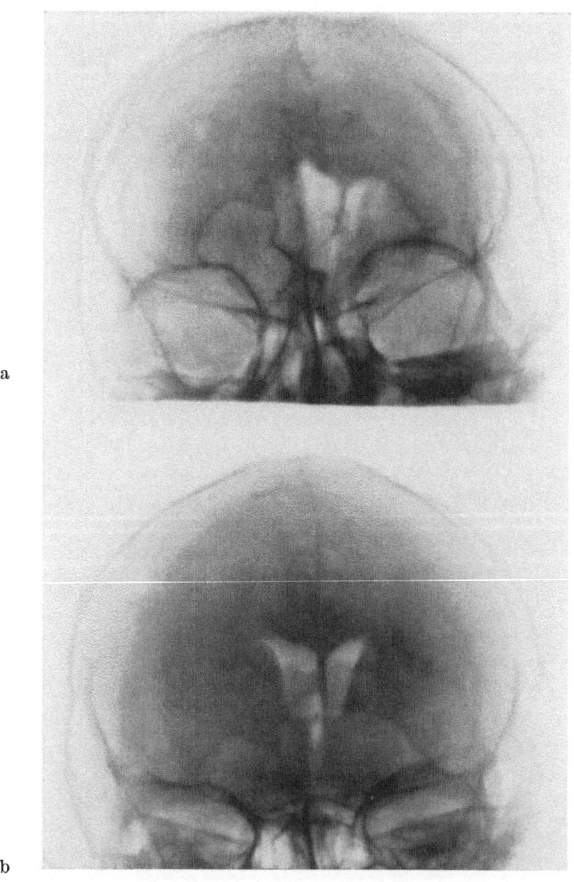

Abb. 5. Bei kollateralen Ödemen um Kontusionsherde zusätzliche Einengung oder Verdrängung des Ventrikelsystems wie hier zur Gegenseite a, spontane Rückbildung nach dem 10. Tag b. Bei stärkeren einseitigen Befunden wird eine Hirnangiographie zur genaueren Differenzierung notwendig

Finden wir stark blutigen Liquor, so wird nicht prinzipiell eine therapeutische Luftfüllung ausgeführt. Wir helfen uns mit kleineren Lumbalpunktionen. Sehen wir aber den *verzögerten Verlauf*, dann ergibt sich *die Indikation zur Luftfüllung.*

Eine 2. Luftfüllung kann übrigens auch dann Erfolg haben, wenn die 1. keinen Erfolg gezeigt hat und umgekehrt.

Als Nebenbefunde bei der therapeutischen Luftfüllung erhalten wir diagnostische Hinweise, insbesondere im Sinne der Einengung bzw. der Verlagerung und der nachfolgenden Erweiterung der Hirnkammern.

Zum Abschluß der Vollständigkeit halber noch einige derartige Bilder:

In den ersten 10 Tagen, entsprechend den bereits früher dargelegten Kurven, die typischen engen Ventrikel mit den spitzen, ausgezogenen Kanten als Ausdruck eines allgemeinen traumatischen Hirnödems (Abb. 4). Bei einseitig überwiegendem Ödem infolge eines Kontusionsherdes Einengung eines Seitenventrikels oder — insbesondere bei älteren Personen — Verdrängung des Ventrikelsystems zur Gegenseite (Abb. 5). Nach den ersten 10 Tagen die normalweiten oder in bekannter Weise die etwas weiten oder erweiterten Ventrikel jenach Schwere der allgemeinen oder der lokalisierten traumatischen Hirnschädigung. Im Bereich eines ehemaligen Kontusionsherdes besonders betonte Erweiterung von einzelnen Hirnkammerteilen.

Sieht man stärkere Seitenverschiebungen des Ventrikelsystems im Encephalogramm, so wird man aus diagnostischen Gründen noch zusätzlich ein Hirnangiogramm anfertigen müssen, um eine Hirnhautblutung sicher auszuschließen. Wird eine Diagnose angestrebt, so sollte man eben zweckmäßigerweise gleich ein Hirnangiogramm vornehmen.

Wir hoffen, daß sich mit der therapeutischen Luftfüllung, wenn sie auch nur für eine kleinere Anzahl der Patienten in Frage kommt — in einem allgemeineren Krankengut wahrscheinlich in 5% der Fälle — ein weiterer Fortschritt in der Behandlung der frischen traumatischen Hirnschäden erzielen läßt.

Schlußwort: Wir gehen so vor, wie Herr Prof. Tönnis es eben angedeutet hat. Unter frischem Stadium verstanden wir die ersten 3 bis 4 Wochen und nicht nur die ersten 3 bis 4 Tage. Die therapeutischen Luftfüllungen kommen also innerhalb dieses Zeitraumes im wesentlichen um den 10. Tag zur Anwendung.

Zu dem Einwurf, was man bei lang anhaltenden Bewußtseinstrübungen unternehmen sollte: Gerade hierbei würde sich die Indikation zur therapeutischen Luftfüllung ergeben.

Zu Herrn Ule: Wir halten bei der Patientin mit den 9 Monate lang bis zum Exitus währenden Bewußtseinstrübungen die Tatsache für sehr wichtig, daß — wie die Sektion zeigte — eine sehr ausgedehnte Stirnhirnverletzung auch über der Konvexität mit Hirnduranarbe bestanden hat. Somit erklärt sich die besonders starke Erweiterung der Vorderhörner, während die Kammermittelteile auf den in zeitlichen Abständen angefertigten mehreren Encephalogrammen stets annähernd gleich weit geblieben sind. Die isolierte Erweiterung der Vorderhörner weist hier auf eine direkte Verletzungsfolge.

H. Penzholz, Berlin: **Die Bedeutung der Carotisangiographie für die Erkennung und Behandlung intracranieller Blutungen nach Schädeltraumen.**

Intracranielle Blutungen gehören zu den gefährlichsten Komplikationen frischer Schädelverletzungen. Wenn sie auch, bezogen auf die Gesamtzahl aller Schädeltraumen relativ selten sind und nach großen

Statistiken nur etwa in 6% der Fälle vorkommen dürften, stellen sie doch eine sehr häufige Ursache für den tödlichen Ausgang von Schädelverletzungen dar. Wie kommt es, daß diese Komplikation auch heute noch so oft tödlich endet, obwohl sie durch rechtzeitiges und sinnvolles Eingreifen meist zu beherrschen sein müßte?

Es gibt hierfür eine ganze Reihe von Gründen: 1. Die akuten Blutungen verlaufen oft so rasant innerhalb weniger Stunden, daß die Bedrohlichkeit dieses Zustandes vielfach erst bemerkt wird, wenn schon irreparable Hirnstammschäden entstanden sind, die auch eine sofortige Operation nicht mehr beheben kann. 2. Die nicht so akut oder gar ausgesprochen chronisch verlaufenden Blutungen lassen oft alle klassischen Zeichen einer Compressio cerebri lange Zeit vermissen, bis sie eventuell ganz plötzlich dekompensieren. Aber nicht nur Hirndruckzeichen, sondern auch progrediente neurologische Symptome (z. B. Halbseitenerscheinungen, Pupillendifferenzen usw.) fehlen in diesen Fällen vielfach oder sie sind, wenn sie auftreten, oft irreführend und lassen die Blutung sogar an der entgegengesetzten Seite vermuten. 3. Gleichzeitig bestehende contusionelle Schäden können das klinische Bild so verwischen, daß die Erkennung und Lokalisation einer hinzukommenden raumbeschränkenden Blutung praktisch unmöglich sein kann.

Mit der Einführung der percutanen Carotisangiographie haben wir eine ganz neue diagnostische Methode in der Hand, von welcher wir gerade auch bei frischen Schädelverletzungen in den letzten Jahren immer häufiger Gebrauch gemacht haben. Wir haben dabei die Überzeugung gewonnen, daß die mit dieser Methode zu erzielenden diagnostischen Ergebnisse so wesentlich sind, daß die mit ihr verbundenen Gefahren, soweit man von solchen bei einwandfreier Technik und Indikationsstellung überhaupt sprechen kann, bei weitem aufgehoben werden. Ich darf Ihnen das an Hand unserer in den letzten drei Jahren 1955 bis 1957 gemachten Erfahrungen kurz darstellen.

Wir haben in der Neurochirurgischen Klinik der Freien Universität Berlin in dem genannten Berichtszeitraum 97 frische Kopfverletzte stationär untersucht und behandelt. Wir fanden dabei 4 epi- und 13 subdurale Hämatome. Dieser außergewöhnlich hohe Anteil intracranieller Blutungen von etwa 17% erklärt sich daraus, daß wir wegen Bettenmangels nur solche Patienten in unserer Klinik aufnehmen konnten, bei denen ein intracranielles Hämatom oder eine andere neurochirurgische Komplikation entweder bereits erwiesen oder wenigstens in hohem Maße wahrscheinlich war. Von den epiduralen Blutungen verloren wir einen Patienten, der erst im terminalen Stadium bei uns eingeliefert worden war, von den subduralen zwei.

Was zunächst die *epiduralen* Hämatome anbetrifft, so ist es natürlich sinnlos, bei rasantem Verlauf und bereits weit fortgeschrittener Hirnkompression sowie bei klassischem klinischen Bild (freies Intervall, Frakturspalt temporo-parietal, contralaterale Hemiparese, homolaterale Pupillenerweiterung) noch zu arteriographieren und damit wertvollste Zeit zu verlieren. Daß aber auch in Fällen von rasch progredienten epiduralen Hämatomen eine Arteriographie von lebensrettender Bedeutung sein kann, zeigt der folgende Fall:

Fall 1. G. H., 20jähriger Mann. Am 7. 7. 1953 um 18 Uhr Fahrradsturz, 10 Minuten bewußtlos, bei Krankenhausaufnahme schon wieder bewußtseinsklar, röntgenologisch keine Fraktur. Schon 6 Stunden später, gegen 22 Uhr, wurde der Patient benommener, sein Puls langsamer (58), um 23 Uhr reagierte der Patient nur noch auf Schmerzreize und machte dabei nur mit den linksseitigen Extremitäten Abwehrbewegungen, Babinski rechts positiv, Anisocorie links weiter als rechts. Die Arteriographie ergab ein umschriebenes, atypisch hoch parietal gelegenes Convexitätshämatom. Bei der sofort anschließend an atypischer Stelle, hoch parietal ausgeführten osteoplastischen Trepanation fand sich ein ganz umschriebenes, etwa handtellergroßes epidurales Hämatom genau unter dem Trepanationsdefekt. Es stammte aus unzähligen arteriellen Blutpunkten der Duraaußenfläche und hatte das Hirn bereits um 3 bis 4 cm komprimiert.

Ich glaube, daß die Lebensrettung und Heilung in diesem Falle sehr wesentlich dem Umstande zu verdanken war, daß das Arteriogramm die unverzügliche osteoplastische Freilegung der richtigen Stelle und damit eine exakte Blutstillung des gesamten Bereiches ermöglichte.

Welche Bedeutung die Carotisangiographie bei den intracraniellen Blutungen nach Schädeltraumen zukommt, wird aber besonders deutlich an den gewöhnlich viel atypischer verlaufenden *subduralen* Hämatomen. Von den 7 akuten bis subakuten subduralen Hämatomen, die in dem Berichtszeitraum zur Beobachtung kamen, wiesen 3 keinerlei neurologische Halbseitensymptome auf, in 2 Fällen deuteten vorhandene Halbseitensymptome auf die richtige, in den restlichen 2 auf die falsche Seite hin.

Bei den übrigen sechs mehr chronischen, traumatisch-subduralen Häma men wiesen die, wenn auch meist nur sehr diskreten Halbseitenzeichen fast immer auf die richtige Seite hin. Nur streifen möchte ich in diesem Rahmen die Tatsache, daß das EEG auch bei neurologisch fehlender oder irreführender Symptomatik das Hämatom in unseren Fällen stets auf die richtige Seite lokalisierte.

Wie verhängnisvoll die nicht rechtzeitige Erkennung eines subduralen Hämatoms sein kann, wurde uns besonders eindrucksvoll durch den folgenden Fall vor Augen geführt.

Fall 2. L. G., 43jähriger Mann. Am 6. 1. 1955 Sturz bei Glatteis auf den Hinterkopf, drei Stunden bewußtlos, Erbrechen. Erst mehrere Tage zu Hause gelegen, dann wegen zunehmender Kopfschmerzen am 10. Tag Aufnahme in die chirurgische Klinik unseres Hauses. Bei der Aufnahme starke Kopfschmerzen, aber bewußtseinsklar, keine groben neurologischen Ausfälle, Rö.-Schädel: o. B. In der darauffolgenden Nacht bemerkte die Nachtschwester eine auffallend tiefe, schnarchende Atmung. Der diensthabende Neurochirurg erhob jetzt folgenden Befund: Tiefe Bewußtlosigkeit, Babinski beiderseits positiv, Pupillen seitengleich lichtstarr, keine Stauungspapille. Unverzügliches Anlegen von Bohrlöchern beidseits parietal an typischer Stelle. Rechts entleerte sich unter starkem Druck ein etwa 3 cm dickes subdurales Hämatom. Trotzdem erwachte der Patient nicht mehr aus der Bewußtlosigkeit und verstarb sieben Tage später. Die Sektion ergab außer einer allgemeinen Hirnschwellung ausgedehnte Punktblutungen um den Aquädukt herum. Ein Resthämatom fand sich nicht.

Wäre dieser Patient früher in die Klinik gekommen, so wäre die drohende Gefahr mit Hilfe der modernen Untersuchungsmöglichkeiten insbesondere von EEG und Arteriogramm wahrscheinlich rechtzeitig erkannt und die Operation früher und sicher auch erfolgreich durchgeführt worden.

In den Fällen, in denen durch ein konzentrisch fortschreitendes Ödem um einen *Hirncontusionsherd* eine progrediente neurologische Symptomatik und zunehmender Hirndruck erzeugt werden und so ein intracranielles Hämatom vorgetäuscht wird, ist die Differentialdiagnose arteriographisch nach unseren Erfahrungen meist sicher zu stellen. Wir haben bisher nie den Eindruck gehabt, daß beim Vorliegen einer Contusion mit perifokalem Ödem die Arteriographie eine weitere Verschlechterung des Krankheitsbildes hervorgerufen hat.

Nach unserem Ermessen stellt die percutane Carotisangiographie das wichtigste moderne Hilfsmittel zur rechtzeitigen Erkennung und richtigen Lokalisierung intracranieller Blutungen auch bei frischen Schädeltraumen dar, und man sollte anstreben, daß wenigstens in den größeren Städten frische Kopfverletzte möglichst von vornherein in solche Krankenhäuser eingeliefert werden, in denen diese speziellen Untersuchungsmöglichkeiten vorhanden sind.

Ule, Kiel: Herr Bues hat in seinem Vortrag bereits den Fall besonders hervorgehoben, dessen neuropathologische Befunde ich Ihnen an Hand einiger Bilder stichwortartig demonstrieren möchte, weil sie unter dem Blickwinkel des Rahmenthemas einige Fragen aufwerfen.

Es handelt sich um die 66 Jahre alt gewordene Frau, die das schwere Schädel-Hirntrauma mit subduraler Blutung fast 10 Monate überlebt hat, in den ersten 3 Monaten in mehr oder minder tiefer Bewußtlosigkeit, später in einem Zustand, wie ihn das erste Bild zeigt, ohne Spontanäußerungen, unansprechbar, mit nur geringer Reaktion auf grobe Schmerzreize. Die Patientin mußte die ganze Zeit über mit der Sonde gefüttert werden. Sie wurde insgesamt 4mal pneumencephalographiert, jeweils im Abstand von etwa 6 Wochen, zum letzten Male 5 Monate vor dem Tode. Dabei fand sich eine zunehmende Kammererweiterung besonders im Bereich der Vorderhörner.

Von den Sektionsbefunden interessiert hier als unfallunabhängig eine mäßig ausgeprägte Arteriosklerose der Hirnschlagadern und eine hochgradige, stenosierende Coronarsklerose mit nicht mehr ganz frischem Herzinfarkt. Auf die ausgedehnten Rindenprellungsherde, die überwiegend rechts frontal und temporal an typischer Stelle lagen, möchte ich hier nicht weiter eingehen, dagegen Ihre Aufmerksamkeit auf die folgenden drei Befunde lenken, die wir erheben konnten, auf die Ödemsklerose, den Hydrocephalus und die Erweichungen. Das nächste Präparat zeigt Ihnen die unvollständige Entmarkung des Hemisphärenmarkes — hier im Stirnhirn —, die insgesamt ein solches Ausmaß erreicht hatte, daß es konsekutiv zu einer deutlichen Degeneration der Pyramidenbahnen gekommen ist. Diese Pyramidenbahndegeneration war deshalb überraschend, weil — abgesehen von einem rechtsseitigen Babinski in den ersten Wochen — spastische Zehenzeichen während des monatelangen Aufenthaltes der Patientin in der Nervenklinik nie sicher nachgewiesen werden konnten. In dem abgeblaßten Stirnhirnmark findet man außerdem eine Wucherung faserbildender Astrocyten, so daß man wohl schon von einer beginnenden Ödemsklerose sprechen kann.

Wenn man den pneumencephalographischen und den anatomischen Hirnbefund miteinander vergleicht, ist nicht zu übersehen, daß die Vorderhornerweiterung im Röntgenbild unverhältnismäßig größer ist als auf diesem Frontalschnitt. Das Kammersystem ist seit der letzten Encephalographie offensichtlich wieder kleiner geworden. Dabei liegt ein Hirnödem, das die Kammern enger gestellt haben könnte, jetzt nicht mehr vor. Vielleicht steht die eigenartige lamelläre Fältelung der seitlichen Vorderhornwand — gewissermaßen als Schrumpfungsphänomen — mit dieser sekundären Ventrikelverkleinerung im Zusammenhang. Jedenfalls zeigt diese Differenz zwischen dem Pneumencephalogramm und dem anatomischen Hirnbefund, daß ein solches Röntgenbild keine verbindliche Aussage über das Ausmaß eines irreparablen Parenchymschadens zuläßt, man also mit der pathologisch-anatomischen Diagnose „Atrophie" allein auf Grund des Pneumencephalogrammes vorsichtig sein soll, was u. a. bereits Ostertag betont hat.

Die Erweichungen schließlich, die sich als Folgen von Kreislaufstörungen in der Rinde, im Mark und in den Stammganglien nachweisen ließen, befinden sich nicht alle im gleichen Stadium, sind also offensichtlich zu verschiedenen Zeiten entstanden.

Wenn man berücksichtigt, daß in diesem zweifellos äußerst ungünstig gelagerten Fall außer dem Trauma die Cerebralsklerose, die stenosierende Coronarsklerose mit dem schweren Herzmuskelschaden und sicher auch die an einem Tage bei der Patientin beobachteten Krampfanfälle die Kreislaufsituation des Gehirns beeinflußt haben, dann ist es natürlich nicht angängig, diesen oder jenen pathomorphologischen Befund im Gehirn gerade den wiederholten Pneumencephalographien zur Last zu legen. Man muß aber meines Erachtens einräumen, daß bei einer derart kritischen Kreislaufsituation wie hier eine Pneumencephalographie immer eine besonders schwere zusätzliche Belastung des intracraniellen Vasomotoriums darstellen wird, also auch in besonderem Maße mit Komplikationen zu rechnen ist, und daß die Indikation zur Luftfüllung daher nur äußerst streng gehandhabt werden sollte.

Mueller, Heidelberg: Herr Koslowski hat sich in seiner Aussprachebemerkung darüber beklagt, daß beschlagnahmte Leichen zu lange liegen blieben, bevor über die Leichenöffnung bzw. über die Freigabe entschieden wird; dann lassen sich — wie ich zugeben muß — einwandfreie histologische Befunde am Gehirn nicht mehr erheben. Ein Manipulieren mit beschlagnahmten Leichen ist an sich ein „Verstrickungsbruch" im Sinne des StGB. Trotzdem läßt sich nach unseren Erfahrungen durch Verhandlungen mit dem zuständigen Staatsanwalt oder Richter erreichen, daß darüber hinweggesehen wird, wenn möglichst bald nach dem Tode das Gehirn oder auch das Rückenmark entnommen und zur histologischen Untersuchung vorbereitet wird. Die Organe müssen nur bei der gerichtlichen Sektion vorgelegt werden. Die Verhandlungen werden bei uns vom Institut für gerichtliche Medizin ausgeführt und haben eigentlich immer zu einem befriedigenden Erfolg geführt.

R. Streli, Linz/Donau: Über freie Beugesehnenplastik im Bereich der Hand. (Mit 5 Abb.)

Vor nicht allzu langer Zeit konnte bei Beugesehnenverletzungen im Bereiche der Hand über keine guten Erfolge berichtet werden. Die schlechten nach Naht erreichten Ergebnisse betrafen vor allem den Bereich zwischen der distalen Hohlhandbeugefalte und dem Superficialisansatz am Mittelglied. Boyes hat diesen Bereich „kritische Zone" und Bunnell „Niemandsland" genannt. In den letzten 30 Jahren sind aber bedeutende Verbesserungen der Behandlung erreicht worden. Wir kennen heute eine Reihe ausgezeichneter Ergebnisse. Sie gehen zu einem großen Teil auf die Pionierarbeit Bunnell's zurück, welcher seit 1920 zahlreiche wertvolle Beiträge geliefert hat. Ich möchte Ihnen hier über unsere Erfahrungen und unsere Ergebnisse berichten.

Wir wissen, daß die Naht der tiefen Beugesehne nur gelegentlich Erfolg hat, und zwar nur dann, wenn sie distal des Superficialisansatzes erfolgt. Wenn die Durchtrennung im Bereiche des letzten Teiles der tiefen Beugesehne erfolgt (1 cm), ist es besser, den peripheren Sehnenstumpf zu entfernen und die Sehne zu reinserieren.

Liegt die Durchtrennungsstelle der Sehnen im Bereiche der kritischen
Zone, so ist die derzeit aussichtsreichste Methode der Wiederherstellung
die freie Sehnentransplantation zwischen dem Lumbricalisursprung und
dem Fingerendglied. Dabei muß in der Regel die oberflächliche Beugesehne zwischen Mittelgelenk und Hohlhand entfernt werden, weil sonst
das Transplantat durch die auftretende Schwellung und die dadurch
bedingte Raumnot in seiner Lebensfähigkeit ernstlich gefährdet wird.

Zrubecky hat die abgespaltene Profundussehne des Nachbarfingers statt eines
freien Transplantats mit Erfolg verwendet. Mit dieser Methode haben wir keine
Erfahrungen. Auch die plastische Verlängerung der tiefen Beugesehne am Vorderarm mit Reinsertion am Endglied, wie sie Lange für die dreigliedrigen Finger
empfohlen hat, wurde bis jetzt bei uns nicht angewendet.

Bedingungen: Bei der primären Verletzung sind die Bedingungen für
eine freie Sehnentransplantation selten gegeben.

Wir haben bei zwei Fällen bis zum Jahre 1956 die primäre Beugesehnenplastik
durchgeführt. In beiden Fällen lagen glatte Schnittwunden vor. Der eine (AZ.
C 3400) wurde nach 4½ Jahren nachuntersucht. Als Transplantat wurde die Superficialissehne verwendet. Der verletzte Zeigefinger konnte bis zu einem Kuppenhohlhandabstand von 3 cm aktiv gebeugt werden. Beim zweiten Fall, der nach
vier Jahren nachuntersucht wurde, zeigte sich eine aktive Beugefähigkeit des Ringfingers bis 1 cm Kuppenhohlhandabstand. Auch hier wurde die Superficialissehne
des verletzten Fingers als Transplantat verwendet. Flynn hat über elf ausgewählte
Fälle berichtet, bei welchen er die primäre freie Beugesehnenplastik durchgeführt
hat. Etwas mehr als die Hälfte konnten den Finger voll beugen. 27% seiner Fälle
konnten bis zu einem Hohlhandabstand von 38 mm selbsttätig beugen.

In der Regel sind die Ausdehnung der Verletzung und die Gefahr der
Infektion die Contraindikation für die primäre Plastik. Es ist aber auch
notwendig, ein gut ausgebildetes Team zur Verfügung zu haben, um ein
gutes Ergebnis zu erzielen. Viel sicherer ist es, die Sehnentransplantation
nach Ablauf von 5 bis 6 Wochen durchzuführen, weil zu dieser Zeit die
Narbe schon genügend geschrumpft und weich ist und weil sich die
Durchblutung zu dieser Zeit meistens erholt hat. Wir stimmen mit
Boyes, Bunnell, und Moberg überein, daß die primäre Versorgung
auf die primäre Wundheilung ausgerichtet werden soll. Außer der Naht
eines durchtrennten Nerven sollte bei der Erstversorgung nur die Naht
der Haut nach genauer Wundausschneidung ausgeführt werden. Die
Ergebnisse der primären Plastik sind nicht besser, das Risiko aber
wesentlich größer.

Bei der *sekundären* Beugesehnentransplantation soll die Nerven-
funktion des Fingers weitgehend intakt sein. Von unseren 35 nachuntersuchten Fällen, bei welchen 42 freie Beugesehnentransplantationen
durchgeführt wurden, waren bei 12 Fingern kein Nerv durchtrennt, bei
12 Fingern 1 Nerv und bei weiteren 12 Fingern beide Nerven durchtrennt. Bei 6 Fingern bestanden eine Quetschung oder teilweise Durchtrennung eines Fingernervs. Die Sehnentransplantation wurde erst
durchgeführt, wenn wenigstens ein Fingernerv praktisch voll funktionstüchtig war. Bei schwer geschädigten Fingern mit Durchtrennung beider
Nerven und Gefäße nähen wir die Nerven in zwei Sitzungen, um die
Durchblutung nicht zu gefährden. Ödem und Schwellungen sollen abge-

klungen sein, und die Gelenke sollen vor der Sehnentransplantation passiv in vollem Umfange bewegt werden können.

Bei schwer geschädigten Fingern soll vor der Operation ein Ausmaß der Beweglichkeit erreicht werden, welches funktionell ein brauchbares Ergebnis erwarten läßt (Abb. 5).

Wenn ein Finger ausgedehnte Narbenbezirke enthält, welche bei der Operation nicht ohne Risiko zur Gänze entfernt werden können, dann soll man sich zur Transplantation nur dann entschließen, wenn andere Finger fehlen oder auch behindert sind, so daß trotz des nur teilweisen Wiedergewinnens der Funktion eine wesentliche Besserung der Greiffähigkeit der Hand zu erwarten ist.

Genügende Intelligenz und aktive Mitwirkung des Verletzten sind für ein gutes Ergebnis ebenfalls wichtig. Nach der Transplantation sind Bewegungsübungen der einzelnen Gelenke notwendig, damit das Transplantat Gleitfähigkeit gewinnt. Diese Übungen müssen vorsichtig, häufig und für jedes Gelenk gesondert ausgeführt werden. Verletzte von über 50 Jahren sollten einer Sehnentransplantation nicht unterzogen werden. Der älteste Fall, den wir operiert haben, war eine 50jährige Angestellte.

Incisionen: Am Finger ist die mittseitliche Incision allen anderen überlegen, und zwar die sogenannte dorsale. Bei dieser dringt man dorsal des Gefäßnervenbündels zur Sehnenscheide und zur Sehne vor (BUNNELL, GRAHAM, LITTLER, BOYES, PULVERTAFT). Geht man palmar des Gefäßnervenbündels auf die Beugesehne ein, hat man zwar einen besseren Zugang zu den Sehnen. Es werden aber die feinen Nervenäste durchtrennt, welche vom volaren Nervenstamm zur beugeseitigen Fingerhaut ziehen. Es können dadurch Gefühlsstörungen entstehen, welche besonders am Zeigefinger beim Greifen stören. Der Gewinn an Zugänglichkeit wiegt den Sensibilitätsschaden nicht auf.

In der Hohlhand hinterlassen die von BUNNELL angegebenen Schnitte, welche sich an die Beugefalten halten, kaum sichtbare Narben und geben dabei einen guten und direkten Zugang zu dem geplanten Operationsfeld.

Die Anwendung der *atraumatischen* Technik ist unbedingt erforderlich, um Verwachsungen auf ein Mindestmaß zu beschränken.

Sehnentransplantat: Die Diskussion über die geeignetste Sehne ist noch in Fluß. Es unterliegt keinem Zweifel, daß die kleinere Oberfläche eines dünnen Transplantats weniger Verwachsungen zu ihrer Umgebung bekommt. Die praktische Erfahrung zeigt jedoch, daß die Dicke des Sehnentransplantats bis zu der Dicke einer Superficialissehne keine allzugroße Rolle spielen dürfte. Viel wichtiger ist die Frage der Verpflanzung einer Sehne mit oder ohne umhüllendes Paratenon als Gleitgewebe. Für den Vorteil der guten Gleitfähigkeit nimmt man in Kauf, daß sich zwischen Paratenon und Umgebung Narbengewebe bildet, oder daß das Paratenon selbst wuchert. MOBERG und LITTLER sind zu der Auffassung gekommen, daß man bei der Verwendung des Palmaris longus als Transplantat so wenig Paratenon als möglich mitverpflanzen sollte. MOBERG fand bei Reoperationen massive Narben um das Transplantat, welche aus verändertem Paratenon zu bestehen schienen. Bei späteren Versuchen hat er das Sehnentransplantat mit möglichst wenig Paratenon verwendet. Die Ergebnisse zeigten sich nicht unterlegen und die Narbenbrücken, welche Gelenkskontrakturen erzeugten, wurden nicht mehr beobachtet. Kyle und Eyre Brook fanden, daß die Flexor Superficialissehne das geeignetste Transplantat ist und daß sie mit dieser die besten Resultate erreicht haben. Daß aus dem verpflanzten Paratenon eine Narbenkontraktur eines Gelenkes entstehen kann, entspricht auch unserer Erfahrung (Abb. 2). Am Kleinfinger scheint die Gefahr der Beugekontraktur durch wucherndes Paratenon deshalb groß zu sein, weil er in Mittelstellung stärker gebeugt ist. Wir haben jüngst wieder beobachtet, daß bei einem Fall, bei welchem die Palmaris-Longussehne samt Paratenon auf die Profundussehne des Kleinfingers verpflanzt wurde, das Mittelgelenk des Kleinfingers durch einen keilförmigen Narbenbezirk in fast rechtwinklige Kontrakturstellung gezogen wurde. Dieser acht Wochen nach der Transplantation bei der Tenolyse erhobene Befund ließ erkennen, daß die Kontraktur ausschließlich durch die Narbenmassen zwischen dem Paratenon und dem Mittelgelenk zustande kam. Das Ergebnis war wesentlich beeinträchtigt, obwohl die Sehne in ihrer ganzen Ausdehnung nur an zwei kleinen Stellen Verwachsungen zeigte. Ihre Oberfläche war glatt und die Gleitfunktion tadellos. Wir glauben daher, daß für den Kleinfinger ein Transplantat ohne Paratenon, am besten eine Zehenstrecksehne, verwendet werden sollte.

Sonst dürfte die Verwendung einer Superficialissehne nach unseren Erfahrungen von annähernd gleichem Wert sein wie die der Palmaris-Longussehne mit Gleitgewebe. Wir haben 33 Transplantate für vergleichbar gehalten. Die Beugefähigkeit war bei Verwendung des Palmaris Longus um 6 mm geringer (bei 14 Superficialistransplantaten betrug der Beugeausfall durchschnittlich 16 mm und bei 19 Palmaris-Longus-Transplantaten mit Paratenon durchschnittlich 22 mm). Wir sind aber der Auffassung, daß der Unterschied nicht signifikant ist, da Boyes an einer großen Serie gefunden hat, daß die Palmaris-Longussehne als Transplantat ausgezeichnet geeignet ist. Die von Pulvertaft empfohlene Verwendung der Plantarissehne, welche lang genug ist, um als Spendersehne für zwei Finger auszureichen, haben wir bis jetzt nicht angewendet und daher auch mit ihr keine Erfahrung. Diese Sehne ist aber nur bei 60 bis 70 Prozent der Menschen vorhanden.

Wenn Paratenon mitverpflanzt wird, soll es das Sehnentransplantat nur in dünner Schicht umhüllen. Das Gleitgewebe soll von der Naht nicht mitgefaßt werden, um die Ernährung und das Einwachsen der Blutgefäße zur Sehnenanastomose nicht zu gefährden.

Sehnenanastomose: Die *periphere* Anastomose wird von manchen Autoren zuerst ausgeführt. Bei uns wurde meistens zuerst die zentrale Sehnennaht gemacht. Drei Methoden mit ausziehbarer Drahtnaht können erfolgreich angewendet werden. Die eingeflochtene Ausziehdrahtnaht nach Bunnell hat sich gut bewährt. Auch die Lengemann-Naht ist gut geeignet. Die Methode mit dem *Gig* (Bunnell) scheint sich jetzt am besten zu bewähren. Wir verankern den peripheren Sehnenstumpf

an der Fingerkuppe an einer *Kuppenkappe*[1] (STRELI), um den Druck
an der Fingerkuppe gleichmäßig zu verteilen. Dadurch werden Kuppen-
nekrosen und wahrscheinlich auch reflexdystrophische Störungen vermieden. Außerdem bricht das Metall nicht, was bei der Verwendung

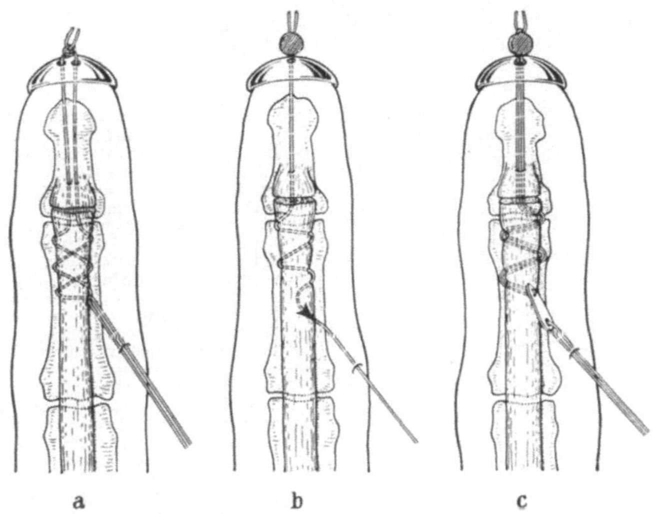

a   b   c

Abb. 1. Für die periphere Sehnenanastomose hat sich die Ausziehdrahtnahttechnik gut bewährt.
Vom peripheren Ende des Transplantates werden 1½ cm gefaßt. In der Abbildung ist das Transplantat
mit dem peripheren Sehnenstumpf verbunden.
a Die Sehnenausziehdrahtnaht nach BUNNELL. Die Sehnennaht ist achterförmig in das Transplantat eingeflochten und mit Ausziehdraht, der streckseitig aus der Haut herausgeleitet wird,
armiert. Befestigung der Sehnennaht an der Fingerkuppe mit Kuppenkappe.
b LENGEMANN-Naht. Die Drahtnaht wird an der Kuppenkappe mit einem zusammengeklemmten
Spaltschrot befestigt.
c GIG-Ausziehdrahtnaht nach BUNNELL. Sie ist nach unseren Erfahrungen am günstigsten.
Das Transplantat kann am Endglied auch am Knochen oder im Markkanal mit einer Ausziehdrahtnaht verankert werden. In diesem Fall wird der Draht durch das proximale Drittel des Nagels herausgeleitet und hier an einer Nagelkappe aus Metall befestigt.

eines Hemdknopfes, wie es sonst üblich ist, den Heilungsverlauf beein-
trächtigen kann (Abb. 1). Die Inserierung des Stumpfes am oder im
Knochen der Endphalange wurde nur dann ausgeführt, wenn der periphere Sehnenstumpf für die Anastomose ungeeignet war und mit dem
Narbengewebe ausgeschnitten werden mußte.

Die *proximale* Anastomose wird am besten mit feiner versenkter
Fagersta-Drahtnaht nach DYCHNO-BUNNELL ausgeführt. Beide Sehnen-
enden werden auf eine Länge von je 1½ cm gefaßt und in jedes Sehnen-
ende wird die Drahtnaht achterförmig eingeflochten. Der Lumbricalisursprung wird, wenn dieser Muskel intakt ist, mit ein oder zwei Nähten
am Transplantat befestigt. Wenn das Transplantat einen kleineren Durch-
messer als die Sehne des Motors besitzt, dann haben wir mit Erfolg die
Einflechtung des Transplantates mit Versenkung des Endes in die Sehne
des Motors nach HOHMANN-PULVERTAFT ausgeführt. Diese Sehnenverbin-

---

[1] Hergestellt von der Fa. Ulrich, Ulm.

dung wird mit einigen Supramid extrafein oder ganz dünnen Draht-
nähten gesichert.

An der Sehnenanastomose darf kein Teil eines Sehnenquerschnittes freiliegen,
weil erfahrungsgemäß sonst Verwachsungen mit der Umgebung entstehen, welche
die Beweglichkeit hemmen.

Muskel: Der tiefe Fingerbeuger schrumpft bei peripherer Durchtrennung seiner Sehnen in der Regel nur in beschränktem Ausmaße,

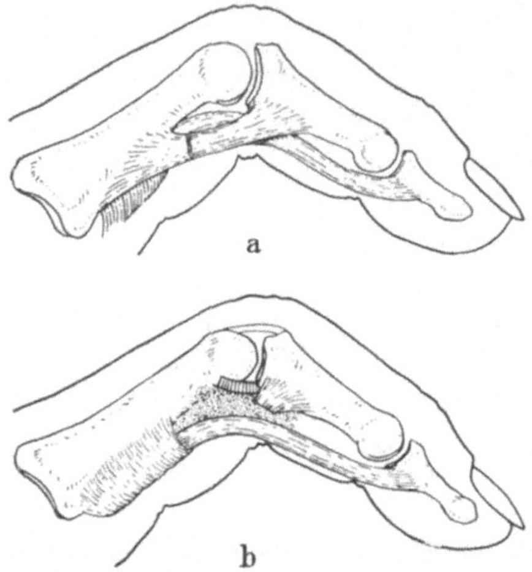

Abb. 2. Beugekontraktur des Mittelgelenkes
nach freier Sehnentransplantation.
a Der Superficialisansatz darf nicht zu lang
gelassen werden, sonst wachsen vom distalen Stumpf Fasern aus, welche eine feste
Verbindung mit dem Grundglied eingehen.
Durch Narbenschrumpfung kommt es zur
Beugekontraktur. Der Superficialisansatz
soll in Höhe des Mittelgelenkes abgetrennt
werden, das entspricht einer Länge von 7 mm
b Beugekontraktur des Mittelgelenkes durch
Narbenbildung im Winkel zwischen Grund-,
Mittelglied und Sehnentransplantat. Diese
Narbenbildung geht vermutlich vom mitver-
pflanzten Paratenon aus. Operationsskizze
von S. H., Bleilöter (AZ. H 1648). Acht Wochen nach freier Transplantation der Palmaris-Longussehne samt Paratenon können
das Grundglied in vollem Umfange und das
Endglied gut aktiv bewegt werden. Am
Mittelgelenk Beugekontraktur von fast
90 Graden. Bei der Sehnenlösung zeigt das
Transplantat gute Gleitfähigkeit und gute
Ernährung. Am Mittelgelenk, wie in der
Abbildung dargestellt, ist eine Narbenmasse,
welche die Beugekontraktur bedingt. Auch
die beugeseitige Kapsel ist verdickt.

weil er am Lumbricalisursprung oder an entstehenden Verwachsungen
fixiert wird. Dadurch bleibt der Muskel funktionstüchtig und kann als
Motor meistens verwendet werden. Moberg hat die Auffassung vertreten,
daß er gegen elastischen Widerstand mindestens 2 cm ausdehnungsfähig
sein muß, um als Motor verwendet werden zu können.

In der Literatur wird festgestellt, daß ein Muskel, dessen Sehne durchtrennt ist, nach zwei Monaten noch praktisch volle Funktion zeigt und daher gut für die Transplantation verwendet werden kann. Mit zunehmendem
Intervall wird sein Bewegungsausschlag geringer. Bei unseren nachuntersuchten Fällen waren 5, bei welchen das Intervall zwischen Sehnen-
durchtrennung und Transplantation mehr als 1 Jahr betrug. 3 Fälle
zeigten ein sehr gutes Resultat, wobei die Transplantation bei einem
1 Jahr, beim anderen 2½ Jahre und beim dritten 6 Jahre nach der Sehnen-
durchtrennung durchgeführt wurde. Zwei Fälle wurden als gut klassifiziert.
Bei dem einen wurde die Transplantation 5 Jahre nach der Verletzung
und beim anderen, einem 14jährigen Schüler, nach 12 Jahren durchgeführt.

Drei Fälle außerhalb der nachuntersuchten Serie aus dem Jahre 1957, bei denen
nach 7 bis 12 Jahren die freie Beugesehnenplastik durchgeführt wurde, waren unsere
besten Fälle überhaupt. Alle drei konnten den Finger in vollem Umfange aktiv
bewegen.

Länge des Transplantates: Es erfordert viel Erfahrung, die richtige Länge des Transplantates zu bestimmen. Die zweckmäßige Länge wird folgendermaßen bestimmt: Das am Endglied befestigte Transplantat wird nach Schluß der Hautwunde mit einigen Nähten am proximalen Sehnenstumpf mit einer Klemme befestigt. Nur die Randbündel der Sehnen werden gefaßt. Die richtige Länge des Transplantates ist dann gesichert, wenn der Finger in Mittelstellung gehalten wird. Dann wird das Handgelenk dorsal und palmar flektiert. Dabei soll der Finger in richtiger Stellung zu den übrigen Fingern bleiben. Wenn das Transplantat um 3 bis 5 mm zu lang genommen wird, spielt das keine große Rolle, weil das Transplantat ohnehin etwas schrumpft. Ist der Sehnenausschlag des Motors beim Erwachsenen geringer als gewöhnlich, wird man je nach Beruf und Geschlecht gezwungen sein, entweder auf die volle Streckung oder die volle Beugung von vornherein zu verzichten und die Länge des Transplantates den Verhältnissen anzupassen.

Wundschluß: Der Wundschluß erfolgt nach Abnahme der Blutsperre nur durch Hautnähte. Manchmal werden auch die Ringbänder genäht oder müssen sogar ersetzt werden. Die Gefäße, welche nach 5 bis 10 Minuten dauernder Kompression des Wundgebietes noch bluten, werden mit feinstem Nahtmaterial (Supramid extrafein) umstochen oder ligiert. Die Ruhigstellung erfolgt bei nicht ganz voller palmarer Beugung des Handgelenkes (etwa 40 Graden) für die Dauer von 3 Wochen. Wir verwenden dazu eine dorsale Gipsschiene unter Freilassung des operierten Fingers. Am Tage nach der Operation beginnt der Verletzte ganz vorsichtig aktive Bewegungen zur Beugeseite hin auszuführen.

Nachbehandlung: Die im Grund-, Mittel- und Endgelenk ganz vorsichtig durchgeführten aktiven Bewegungen sollen einen Bewegungsausschlag eines jeden Fingergelenkes von nur etwa 5 bis 10 Graden herbeiführen. Nach 3 Wochen wird die Schiene entfernt. Die Hautnähte werden 2 bis 3 Wochen nach der Operation und die ausziehbaren Sehnennähte 3 Wochen nach der Operation entfernt. In der vierten Woche ließen wir die einzelnen Fingergelenke bei Ruhigstellung des jeweils proximalen Fingergliedes mit einem Holzklötzchen üben.

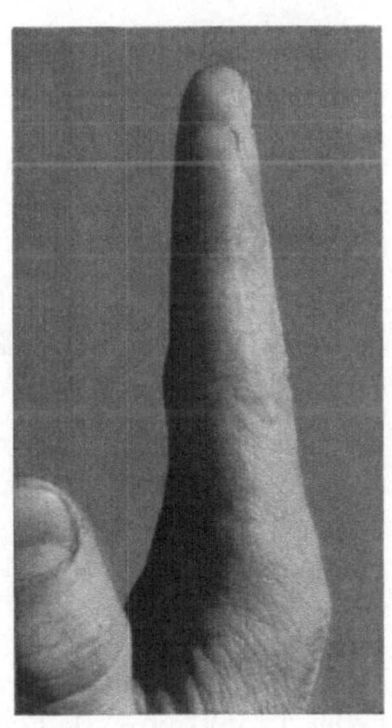

Abb. 3a

Leichtere Arbeiten konnten in der Regel nach 6 Wochen verrichtet werden. Ein Schwerarbeiter kehrt nach 8 bis 10 Wochen zu seiner Arbeit zurück. PULVERTAFT hat gezeigt, daß wenig Unterschied zwischen denjenigen Fällen besteht, welche 3 Wochen postoperativ ruhiggestellt wurden und denen, welche frühzeitig mit Bewegungsübungen begannen. Er stellt bei der Mehrzahl seiner Fälle nun postoperativ den operierten Strahl ruhig.

Ergebnisse: Wir waren mit den Ergebnissen zufrieden. Die besten Ergebnisse erzielten wir am *Daumen.* Von 10 Fällen konnten 6 als tadellos und 4 als gut bewertet werden. Unter Zugrundelegung der BOYESschen Formel (Verhältnis der aktiven zur passiven Beugefähigkeit mal 100) entsprach die durchschnittliche Beugefähigkeit 76%. In der Regel konnten auch bei schweren Nebenverletzungen in der Umgebung der

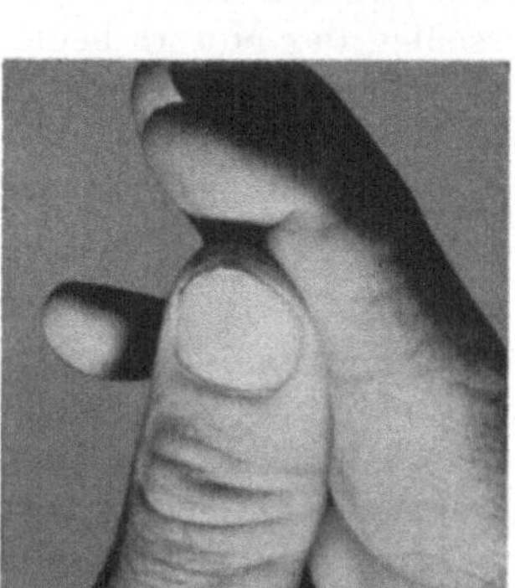

Abb. 3 b   Abb. 3 c

Abb. 3. Beispiel für ein tadelloses Ergebnis. D. J., 18j. Schlosser (AZ. E 3083) erlitt eine Schnittwunde am Grundglied des rechten Zeigefingers mit Durchtrennung beider Beugesehnen. Außerdem bestand ein offener Bruch des Mittelgliedes dieses Fingers, eine Durchtrennung des 3. volaren Gefäßnervenbündels, eine Beschädigung der Strecksehne und eine Eröffnung des Mittelgelenkes. Primär Wundausschneidung, Drahtnaht des Knochens, Naht des Nerven und der Haut. Primäre Wundheilung. Sieben Wochen nach der Verletzung ist der Bruch fest, die Fingergelenke passiv frei und die Sensibilität in guter Regeneration begriffen. Freie Verpflanzung der Superficialissehne auf die Profundussehne. Das freie Transplantat peripher mit Ausziehdrahtnaht und proximal mit versenkter eingeflochtener Drahtnaht am Lumbricalisursprung anastomosiert. Die Sehnenscheide bis auf das Ringband am Mittelglied (Breite 3 mm) reseziert.
2½ Jahre später Streckung des Fingers frei, Beugung bis 12 mm Fingerkuppenhohlhandabstand. Grund- und Mittelgelenk kann aktiv vollumfänglich gebeugt werden, das Endgelenk aktiv bis zu einer Stellung von 140 Graden. Bei gestrecktem Mittelgelenk (Abb. 3c) kann das Endgelenk aktiv bis zu einer Stellung von 130 Graden gebeugt werden. Der Verletzte ist mit dem Ergebnis sehr zufrieden, keine Hinderung im Beruf, keine Atrophie, keine Gefühlsstörung.

Sehnenbahn gute Beugefähigkeit, gute Kraft der Beugung und vor allem ein tadelloser bis guter Bewegungsausschlag des Endgelenkes erzielt werden, so daß kein Fall als mäßig oder schlecht bewertet werden mußte. Der Bewegungsausschlag des Endgelenkes verminderte sich bei maximaler Adduktion + Beugung um etwa ein Drittel so daß der Durchschnitts. wert 56% betrug. Die prozentuelle aktive Beugefähigkeit bei Mittelstellung von Grund- und Sattelgelenk betrug bei den einzelnen Fällen 100, 80, 81, 91, 57, 86, 100, 33, 57 und 72 Prozent. Die Streckhemmung betrug am Endgelenk durchschnittlich 15 Grad. Bei maximaler Adduktion plus Beugung erreichte die Daumenkuppe durchschnittlich die Grenze mittleres proximales Grundglieddrittel des gestreckten Kleinfingergrundgliedes.

Wenn auch ein steifes Endgelenk am Daumen die Greiffunktion nicht wesentlich behindert, so ist für manche Berufe, welche feinere Bewegungsabstufungen des Daumens brauchen, die Beweglichkeit des Endgelenkes wichtig. Ein langes Transplantat gibt die besten Resultate. Es soll zwischen Endglied und Vorderarm eingepflanzt werden, damit die Anastomose nicht im Bereiche des Thenars liegt.

Bei den *dreigliedrigen Fingern* mußte ein Fall als schlecht und ein Fall als mäßig bewertet werden. Hingegen konnten von den 20 Fällen

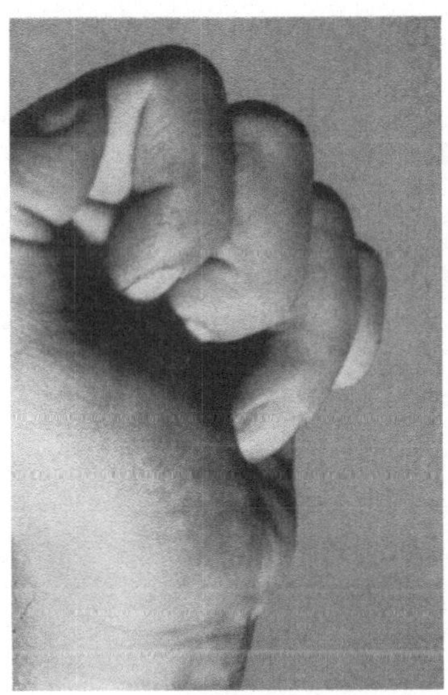

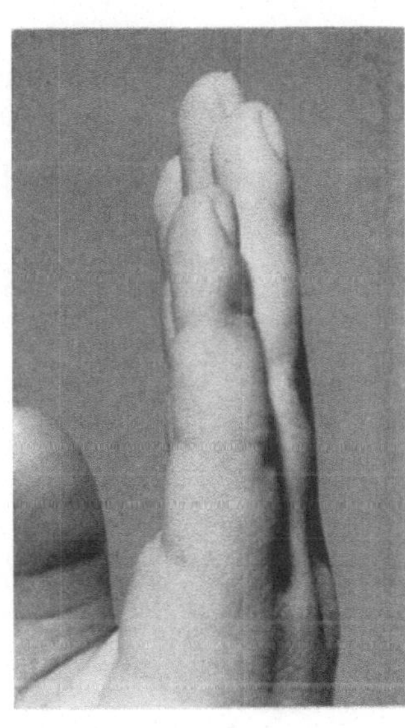

Abb. 4 a   Abb. 4 b

Abb. 4. Ergebnis nach primärer freier Beugesehnentransplantation. D. W., 7 j. (AZ. D 537), Durchtrennung beider Beugesehnen in Höhe des Mittelgelenkes des linken Ringfingers mit einem Glasscherben. Eröffnung des Mittelgelenkes. *Primäre freie Transplantation* der Superficialissehne des Ringfingers. Versenkte eingeflochtene Naht in der Hohlhand, Ausziehdrahtnaht am Endglied. Nachuntersuchung nach 4 Jahren. Keine Atrophie. Das Grundglied kann voll gebeugt werden, und er erreicht einen Kuppenabstand von der distalen Hohlhandbeugefalte von 1 cm. Streckung des Fingers frei. Der Finger ist gut gebrauchsfähig

6 als tadellos und 12 als gut bewertet werden. Die tadellosen und guten Fälle zusammengenommen, hatten eine durchschnittliche Streckhemmung von $2\frac{1}{2}$ cm und eine durchschnittliche Beugehemmung von $1\frac{1}{2}$ cm Kuppenhohlhandabstand. Für die praktische Funktion der Hand sind Streckhemmungen von 1 bis 3 cm bedeutungslos gewesen und haben auch das kosmetische Resultat nicht beeinträchtigt.

Während KYLE und EYRE BROOK auf Grund ihrer Erfahrungen glaubten, den Schluß ziehen zu müssen, daß gleichzeitige freie Sehnentransplantationen an verschiedenen Fingern nicht durchgeführt werden sollten, sind wir zu einer anderen Auffassung gekommen. Wir stimmen mit BOYES und BUNNELL überein, daß bei Durchtrennung mehrerer Sehnen die Ergebnisse erfahrungsgemäß nicht so gut sind. So wurden bei den 4 nachuntersuchten Fällen, bei welchen an verschiedenen Fingern gleichzeitig freie Beugesehnenverpflanzungen ausgeführt wurden, 2 als tadellos, einer als mäßig und einer als schlecht befunden. Unter den tadellosen Fällen war ein Fall, bei dem gleichzeitig die vier Superficialissehnen als freie Transplantate mit tadellosem Ergebnis auf die vier Profundi verpflanzt wurden.

Trotz aller Fortschritte sind aber noch einige Probleme bei der freien Beugesehnentransplantation zu lösen. Im Vordergrund stehen nach wie

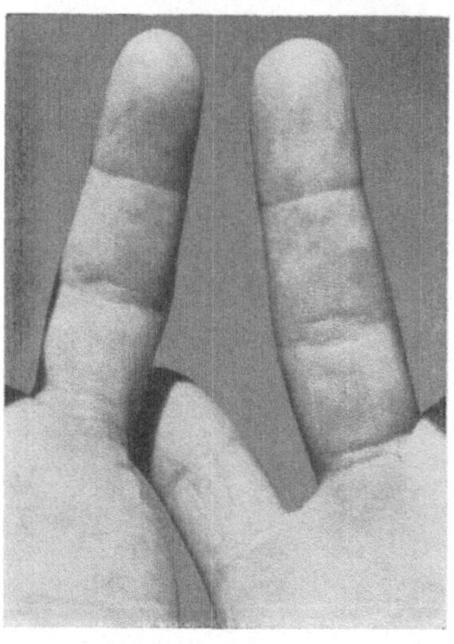

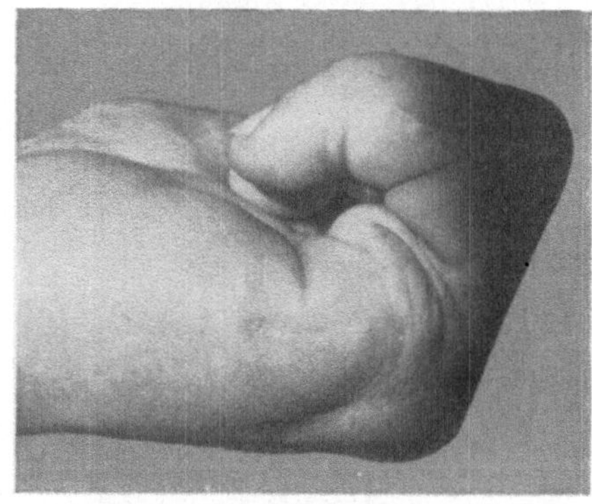

Abb. 5 aAbb. 5 b

Abb. 5. S. F., 30 J., Faßbindermeister (AZ C 312). Kreissägeverletzung. Traumatische Abtrennung des Kleinfingers. Offener Grundglied- und Rollenbruch am Daumen, Durchtrennung der I., II., VII. und VIII. Fingernerven, Durchtrennung der langen Daumenbeugesehne und teilweise Durchtrennung der langen Daumenstrecksehne. Durchtrennung beider Beugesehnen des Ringfingers der linken Hand mit Eröffnung des Grundgelenkes. Primär wurde der 5. Strahl im Bereich des Mittelhandknochens amputiert. Am Daumen wurde eine Osteosynthese mit Bohrdrähten durchgeführt und die Nerven und die Haut nach sorgfältiger Wundausschneidung genäht. 13 Wochen nach der Verletzung war die Sensibilität im Bereich des 7. Fingernerven gut und im Bereich des 8. Fingernerven zum Teil zurückgekehrt. Es bestand eine passive Streck- und Beugehemmung des Ringfingers von je 2 cm. Die Durchblutung hatte sich erholt. Verpflanzung des Palmaris Longus samt Paratenon als freies Sehnentransplantat auf den tiefen Fingerbeuger des Ringfingers. Sehnenanastomose in der Hohlhand mit eingeflochtenem Supramid mittel. Ausziehdrahtnaht am Endglied. Bei der Operation mußte der Finger von ausgedehnten Narben befreit werden. Bei der Nachuntersuchung nach fünf Jahren zeigte der Ringfinger keine Atrophie. Die Kraft war gut. Er hatte keine Schmerzen. An der Ulnarseite war das Hautgefühl etwas herabgesetzt. Die Benützungszeichen, wie an den übrigen Fingern, gut. Er verrichtete schwere Arbeit ohne Beschwerden. Es bestand eine Streckhemmung dieses Fingers von 4 cm. Trotzdem zur Zeit der Operation ein passiver Bewegungsausfall von 2 cm bestand, erreicht er nun einen Kuppenabstand des Ringfingers zur distalen Hohlhandbeugefalte von 5 mm. Er wurde als tadellos klassifiziert

vor die rasche und vollständige Wiederkehr der Gleitfunktion, welche auch durch die Tenolyse nicht ganz befriedigend gelöst werden kann, die häufig anzutreffende Atrophie am Finger, für die wir oft keine rechte Ursache finden und die Kontraktur des Mittelgelenkes, welche durch Narben an der Beugeseite des Gelenkes und nicht durch ausgewachsene Fasern eines zu sparsam resezierten Superficialisansatzes entstehen.

Literatur. Böhler, J.: Chirurg **23**, 567 (1952). — —: Bruns' Beitr. **192**, 257 (1956). — Böhler J., und R. Streli: Gleichzeitige multiple freie Beugesehnentransplantation (Wien, Med. Wschr. **108**, 537, 1958). — Böhler, L.: Technik der Knochenbruchbehandlung. Wien: Wilhelm Maudrich 1951. — Boyes, H. J.: J. Bone Surg. **32 A**, 489 (1950). — : Am. J. Surg. **89**, 1116 (1955). — Bunnell, St.: Calif. State J. Med. **19**, 204 (1921). — : Tendon Surgery of the Hand. The second Annual Fred H. Albee Lecture on Rehabilitation 1953. — —: J. Bone Surg. **33 A**, 807 (1951). — —: Industrial Med. a. Surg. 22, 251 (1953). — —: J. Bone Surg. **36 A**, 850 (1954). — —: Die Chirurgie der Hand. Wien: Wilhelm Maudrich 1958. — Carpenter, A. R.: J. Bone Surg. **XXI**, 921 (1939). — Carstam, N.: Acta chir. scand. Supplementum **182** (1953). — Ender, J., H. Krotschek und R. Simon Weidner: Die Chirurgie der Handverletzungen. Wien: Springer 1956. — Graham, W. C.: J. Bone Surg. **32 A**, 499, 531 (1950). — Herz, M.: Chirurg **1**, 555 (1929). — Iselin, M., et G. Lafaury: Dégénérescence et réparation des Tendons fléchisseurs sectionnés chez l'homme. WiederherChir. Traum. 2, 28. Basel—New York: S. Karger 1954. — Iselin, M.: Arch. klin. Chir. **287**, 533 (1957). — James, J. I. P.: Flexor Tendon Injuries of the Wrist and Hand. WiederherChir. Traum. 2, 55. Basel—New York: S. Karger 1954. — Kyle, J. B., and A. L. Eyre Brook: Brit. J. Surg. **41**, 502 (1954). — Lange, M.: Kritische Stellungsnahme zur Behandlung der Beugesehnenverletzungen der Finger. WiederherChir. Traum. 2, 73. Basel-New York: S. Karger 1954. — Lengemann, F.: Zbl. Chir. **76**, 064 (1957). — Littler, W. J.: Am. J. Surg. **74**, 315 (1954). — Moberg, E.: Behandlung frischer und veralteter Beugesehnenverletzungen in der Hand. WiederherChir. Traum. 2, 1. Basel—New York: S. Karger 1954. — Pacher, W.: Arch. orthop. u. Unfallchir. **40**, 93 (1939). — Posch, J. L.: Am. J. Surg. **89**, 784 (1955). — Posch, J. L., P. J. Walker, and H. Miller: Am. J. Surg. **91**, 669 (1956). — Pulvertaft, R. G.: Post Graduate Medicine 8, 81 (1950). — Acquisitions dans la greffe tendineuse secondaire des fléchisseurs de la main. Vortrag Brüssel 1958. — Siler, E. V.: J. Bone Surg. **32 A**, 218 (1950). — Streli, R.: Komplikationen und Gefahren bei der freien Beugesehnenplastik (Vortrag Tübingen 1958) — Technik der freien Beugesehnentransplantation an der Hand (Vortrag Tübingen 1958) — Teneff, S., und G. Fonda: Arch. orthop. u. Unfallchir. **47**, 449 (1955). — du Toit, G. T.: Persönliche Kommunikation 1958.   Van't Hof, A., and K. G. Heiple: J. Bone Surg. **40 A**, 256 (1958). — Weckesser, C. E.: Am. J. Surg. **91**, 682 (1956). — White, W. L.: Am. J. Surg. **91**, 662 (1956). — Witt, A. N.: Sehnenverletzungen und Sehnen-Muskeltransplantationen. München J. F. Bergmann 1953. — Zrubecky, G.: Beispiele aus der Wiederherstellungschirurgie. Vortrag Tübingen 1958.

Raoul Hoffmann, Genf: **Percutane Steuerung des Skelettes durch „Osteotaxis".** (Mit 5 Abb.)

Als vor bald neunzig Jahren mein seliger Vater Hauslehrer bei einem etwas rabiaten, preußischen Offizier war, sprangen einmal die Kinder mit Händeklatschen herum und riefen entzückt: „Der Papa hat sich's Bein gebrochen, muß sechs Wochen in Gips liegen." Heute würde dieser Herr, unter Umständen, seine väterliche Funktion früher wieder aufgenommen haben, zumal bei Anwendung der Methode, von der ich Ihnen sagen werde. Als angenehmes *Nebenprodukt* hat sie nämlich die Eigenschaft, das Aufstehen und eine frühzeitige, zunehmende Belastung bei liegendem Apparat, nicht nur ausnahmsweise, sondern schon mehr regelmäßig, zu erlauben. Letztes Jahr betreute ich zwei Herren in mittleren Jahren, einhundert Kilogramm schwer, mit Spiralbrüchen des Beines. Beide steuerten ihre Autos nach 27 Tagen, und die teilweise Wiederaufnahme der Arbeit im Stehen erfolgte bei dem einen schon bedeutend früher, bei dem anderen kurz nachher.

Doch jetzt zur Methode selbst:

Der *percutane Zug* am Skelett, den wir nicht mehr missen möchten, hat verhältnismäßig enge Grenzen.

Die *Osteotaxis* (O.) hingegen (von $T\alpha\sigma\sigma\omega$ „ich ordne den Knochen", und zwar von außen her, in Anlehnung an die „Taxis" der Hernien) erlaubt *direktes, allseitiges Anpacken* des Knochens ohne ihn bloßzulegen, augenblicklich darauffolgende Fixation, eventuelle sekundäre Lageverbesserungen, und, last but not least, Bewegungen von Anfang an.

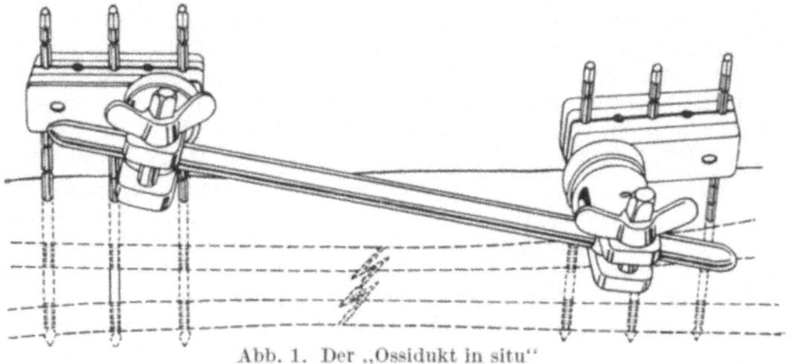

Abb. 1. Der „Ossidukt in situ"

Die O. läßt sich auch mit verschiedenen blutigen Eingriffen, zumal orthopädischen, kombinieren.

Da es etwas schwierig ist, in 10 Minuten die Erfahrungen von 20 Jahren Beschäftigung mit der Methode darzulegen, beschränke ich mich auf drei Punkte: 1. ihre *Einfachheit*, 2. ihre *Gefahren*, 3. ihre *Indikationen*. Ich stehe aber privatim für weitere Erläuterungen zu Diensten.

I. Einfachheit. Das Bild 1 zeigte den einem Patienten aufgesetzten Apparat. Der Hersteller für Deutschland und Österreich, Herr Heinrich C. Ulrich, in Ulm/Donau, hat ihn „Ossidukt" getauft.

In Abb. 2 erscheinen seine Teile.

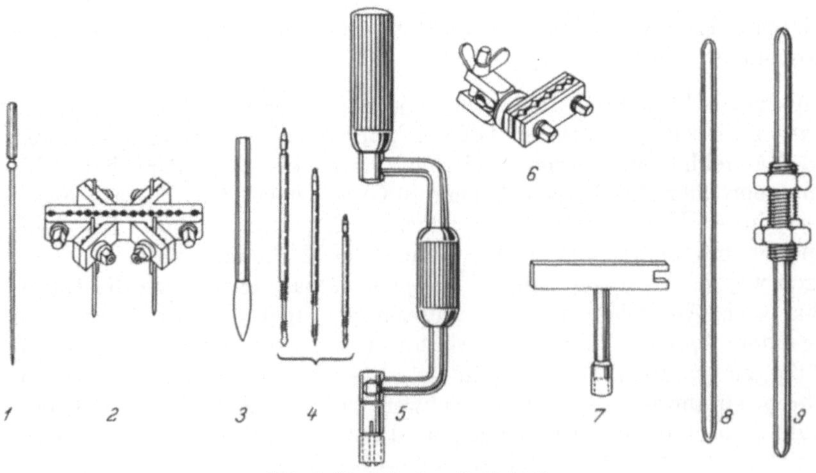

Abb. 2. Die Teile des „Ossidukts"

Zur Technik: Nach Orientierungspeilung mit schlanken *Nadeln* (1) bis auf den Knochen, wird auf einem gewöhnlichen Operationstisch (zuweilen auch im Bett eines Schwerverletzten) und *nota bene, ohne* gleichzeitige Röntgendurchleuchtung, die kleine *Führungsschablone* (2) dem ersten (später auch dem zweiten) Knochenfragment *rittlings* aufgesetzt. Mit anderen Worten, ihre vier stumpfen Stacheln, durch die Weichteile gestoßen, umfassen den Knochen. Durch senkrechte Kanäle des Instrumentes werden alsdann die *Knochenschrauben* (4) mittels der *Bohrwinde* (5) in das Skelett eingeführt (das nächste Bild wird es veranschaulichen). Die Schrauben tragen eine Zentimetereinteilung an ihrem Körper, so daß man sehen kann, wie tief sie einzuschrauben sind, je nach der Dicke des Knochens. Jedes Fragment erhält eine Gruppe von 2 bis 5 Schrauben. Diesen Gruppen werden die *Verankerungsschlosse* (6), mit *Kugelgelenk* versehen, aufgesetzt. Hier ist ein *T.-Schlüssel* (7) und hier ein gewöhnlicher *Überbrückungsstab* (8). 9 hingegen ist ein spezieller, in situ verkürzbarer bzw. verlängbarer Stab, der sog. *Gleitstab.*

Jetzt also, auf Abb. 3, beobachten Sie wie rechts die Knochenschrauben eingeführt werden. Links sitzt schon ein Verankerungsschloß — auch als „Kugelgriff" bezeichnet — auf den Schrauben.

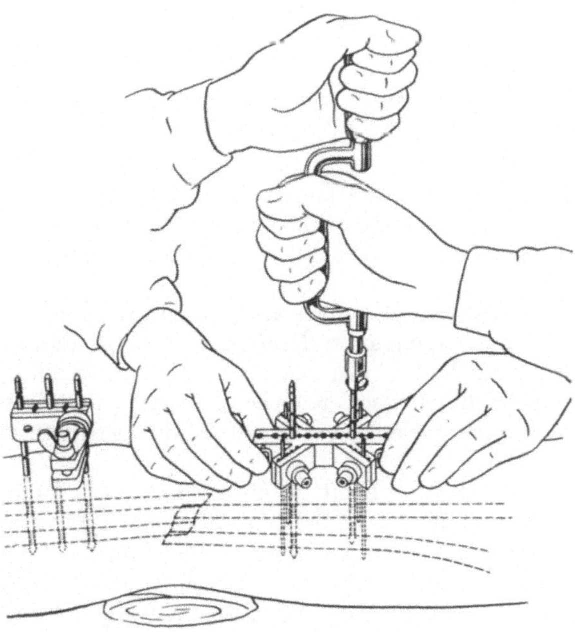

Abb. 3. Einpflanzen der Knochenschrauben

Dann kommt der Patient in den Durchleuchtungsraum. Ein Blick auf die Schraubenspitzen im Profil erlaubt etwaige kleine Lageverbesserungen vorzunehmen, worauf die Reposition, durch Zug am Glied und

direkte Steuerung mittels der Kugelgriffe, einsetzt. Ein Überbrückungsstab sitzt lose in deren Kugelgelenken, welche im Augenblick angezogen
werden, wo die Bruchenden richtig liegen. Die Prozedur kann beliebig
oft wiederholt werden.

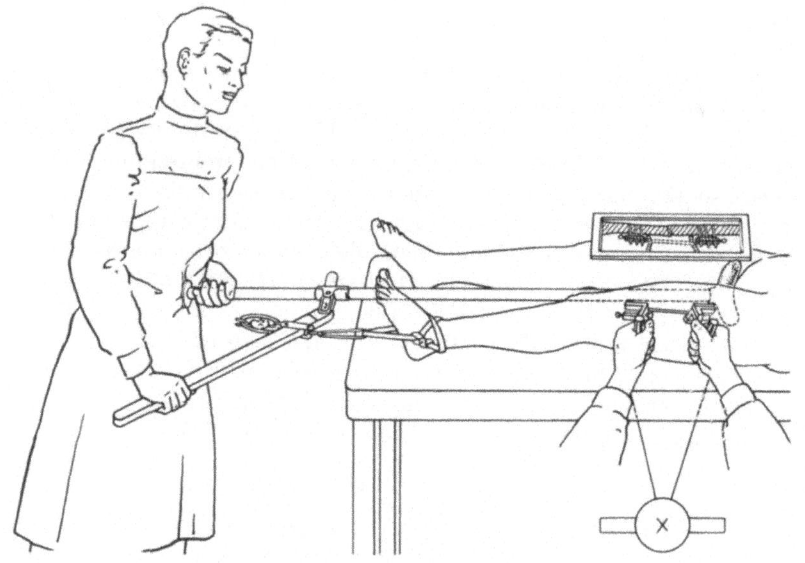

Abb. 4. Einrichtung mit Hilfe des Hebeltraktors nach Lambotte

Nach einigen Wochen oder Monaten zeigt ein probeweises Lockern der
Kugelgelenke an, wie weit die Konsolidierung gediehen ist.

Die Abb. 5 bringt die hauptsächlichsten und erprobten Formen der O.
zum Vorschein.

Der Ossidukt paßt zur Diaphyse aller langen Röhrenknochen und zu
einigen kurzen oder spongiösen Knochen (Becken, Calcaneus, Unter-
kiefer; für letzteren besteht ein besonders leichtes Modell). Er paßt zu
den Meta-epiphysen gewisser Knochen, sowie zu einigen Gelenken.
Manche Osteotomien, Gelenkresektionen, Arthroplastiken usw. gehören
ferner zur Methode.

Vorsichtshalber wird die Haut, wenn möglich, zwei Tage lang vorbereitet und zu Beginn des Eingriffs noch mit einem Brei von Penicillin in
Kampferöl bestrichen. Dieser Fettkörper, aber vor allem die nie zu ver-
gessenden 8 mm langen *Einschnitte* in die Haut durch einen Schlitz der
Führungsschablone, für den Durchgang der Knochenschrauben, verhindern, daß letztere, die auch geschmiert werden, Epidermis in die Tiefe
reißen.

Die Schrauben sitzen sehr fest (und werden deshalb auch besser vertragen), weil sie *beide* Corticales fassen. Ihr Gewinde ist nämlich durch
einen kurzen glatten Abschnitt unterbrochen, welcher sich gerade in
Höhe der oberen Rindenschicht befindet, wenn die lanzenförmige Spitze

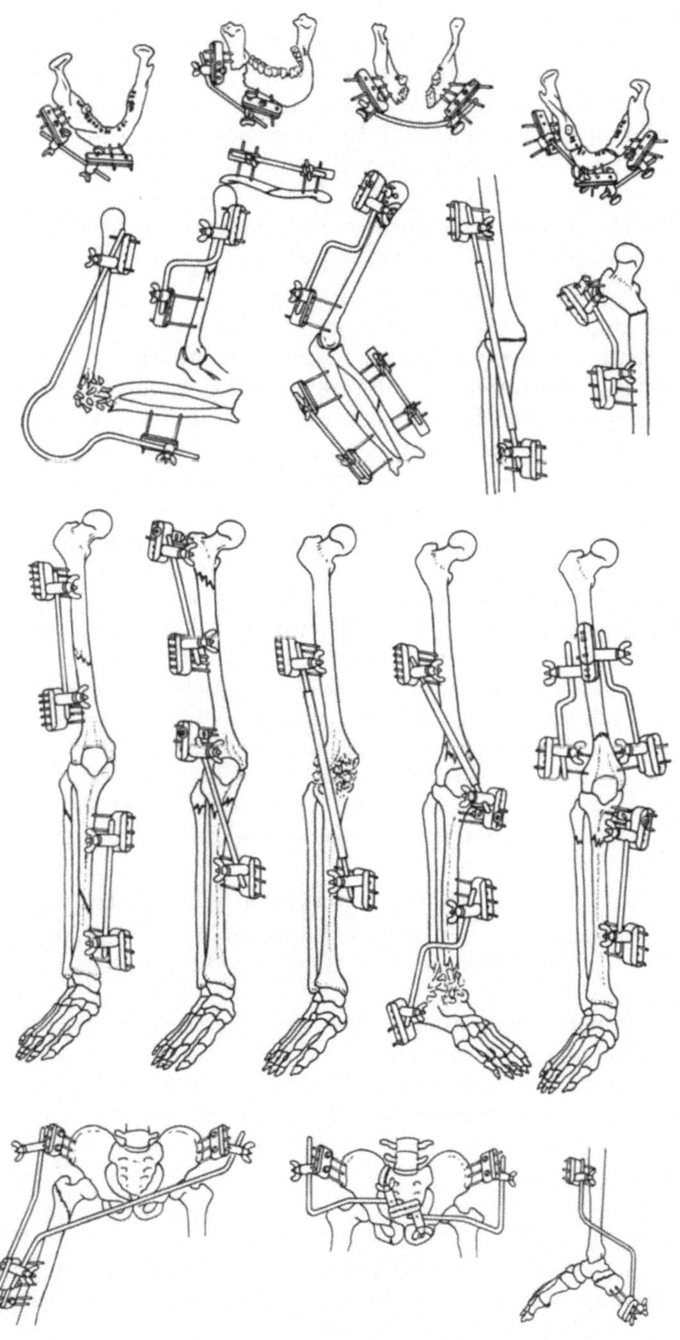

Abb. 5. Die hauptsächlichsten Anwendungen der Osteotaxis

die untere angreift. Somit darf sich die Schraube alle erforderlichen Um-
drehungen leisten, ohne die in der ersten Corticalis gezogenen Furchen zu
verpfuschen. Zusammen mit Prof. Svante Orell in Stockholm hatten
wir einen Herrn, bei dem die Schrauben 268 Tage — mein Rekord —
reaktionslos saßen, baldiges Aufstehen mit zunehmender Belastung ge-
währten und das im Laufe von 21 Monaten mehrmals voroperierte Bein
vor der empfohlenen Amputation retteten.

II. Gefahren. Wären diese unverhältnismäßig groß, so müßte die an
sich bestechende Methode verworfen werden.

Hier entscheidet die Erfahrung.

Die am Nordischen Chirurgenkongreß in Gothemburg (1954) vorge-
führte Statistik des Kantonsspitals Frauenfeld, Ostschweiz, zeigte, daß
bei den damaligen 90 durchweg schwereren Fällen, dreimal die Knochenschrauben einen kleinen Osteitisherd verursacht hatten, der nach ganz
spontaner Ausstoßung eines winzigen Sequesters schnell ausheilte. Um-
gerechnet will das heißen, daß nur eine Schraube unter ungefähr *180*
eine gelinde Knocheninfektion verursacht hatte.

Persönlich haben wir ganz ähnliche Beobachtungen gemacht bei zwei
Patienten. Der eine davon war — natürlich — ein Kollege, bejahrter
Professor der Unfallheilkunde. Die Begleitumstände seines schweren,
suprakondylären Femurbruches waren derartig, daß die, per exclusionem,
und nicht von uns selbst, gestellte Indikation zur O. klar war. Bei dem
erzielten vollen Erfolg bedeutete der kleine Zwischenfall wenig.

Doch habe ich von einigen schlimmeren, allerdings seltenen, Komplikationen gehört, aus Orten, wo nicht immer sehr sorgfältig gearbeitet
wird. Immerhin beträgt die Anzahl der bis heute ausgeführten O.ein-
griffe schätzungsweise etwa eintausend. Tausend blutige Osteosynthesen,
Marknagelungen, ja sogar Drahtextensionen, wären auch nicht ganz un-
belastet geblieben.

Prophylaxe: Penicillin-Depot die zwei ersten Wochen. Tetanusschutz.

Therapie bei Infektion: Antibiotica, Sulfonamide. Im Notfall Heraus-
nehmen einer einzelnen Schraube im Laufe der Behandlung.

III. Indikationen. Indikationen sind: *offene Brüche*, wobei die Kno-
chenenden schonend, weil von außen, zu ihrer chirurgischen Reinigung
gehandhabt, und dann — hier unter Sicht — reponiert und sofort, ohne
Hinterlassen von Fremdkörpern im Herd, fixiert werden. Die strenge
Ruhigstellung ist dem weiteren Verlauf sehr günstig, und das Wund-
gebiet bleibt zugänglich.

Hier sehen Sie eine Zertrümmerung an der unteren Extremität durch
Explosion. Der Ossidukt stützte das Skelett, die ungeheuer große Wunde
vereiterte nicht, und der Mann behielt sein Glied. Er arbeitet zu hundert
Prozent, allerdings jetzt in einem Büro. Er steuert auch sein Auto, dank
einer unbedeutenden speziellen Anordnung.

Bei dem Mann wurde übrigens in der ersten Sitzung auch die Lunge
versorgt, denn er hatte außerdem eine Thoraxwunde erlitten.

Ferner gehören *schwere geschlossene Brüche* zur O., weil sie heiklere Eingriffe erspart. Und auch *multiple Frakturen*, angesichts der körperlichen und seelischen Erleichterung für den Patienten.

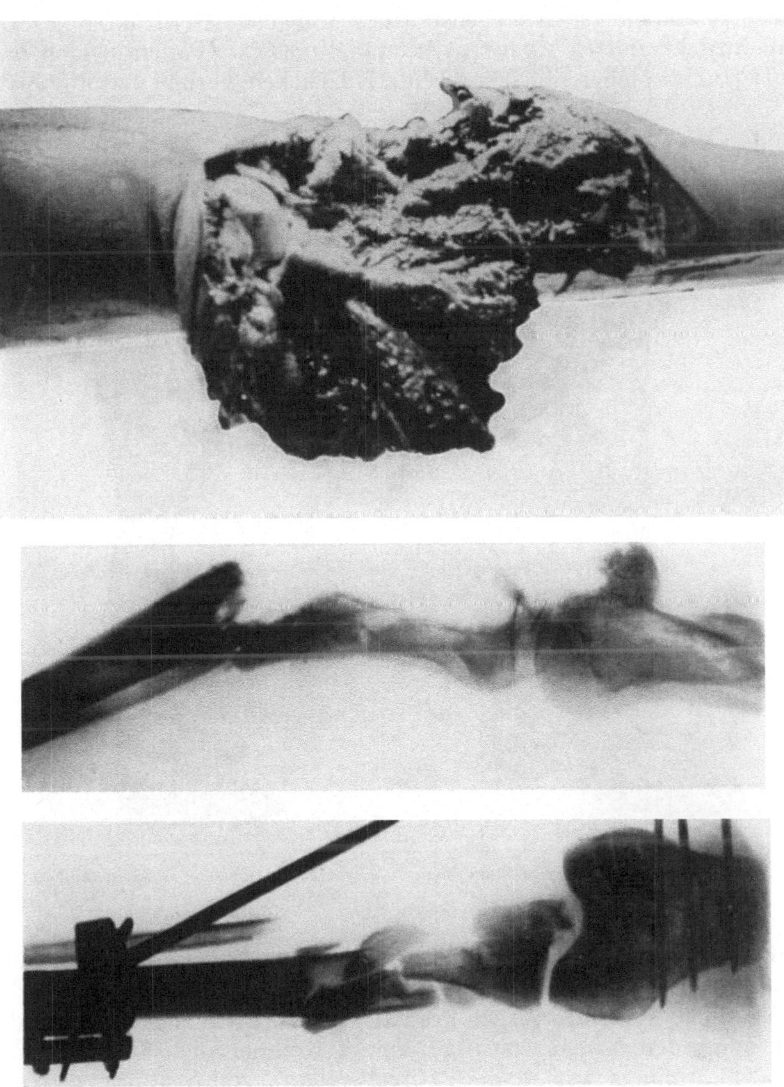

Abb. 6a und b. Offener Bruch durch Explosion eines Azetylenzylinders

Bei *mittelschweren Frakturen* spricht oft zugunsten der O. die Tatsache, daß sie die zwei „Feindlichen Schwestern", Funktion und Fixation, versöhnt. Der Ossidukt ist ein guter Gehapparat, zumal wenn er doppelt, in zwei verschiedenen Ebenen, angebracht wird. Diese junge Deutsche arbeitete lange vor Abnahme des Apparates (Abb. 7).

Die Fraktur dieser 38jährigen Dame hatte 15 Monate lang der Marknagelung, einer Cerclage mit Transplantaten, sowie dem Gipsverband getrotzt. Bei ihr wurde, nach Anbringen von 4 Kugelgriffen, der Schrägbruch nur an seiner convexen Seite angefrischt, die Achse aufgerichtet, und der, mit einigen Knochensplittern umgebene Herd unter „axialen Dauerdruck" mittels zweier „Gleitstäbe" gesetzt. Patientin ging nach 10 Tagen mit bloßen Stöcken, nicht mit Krücken, herum, und war später

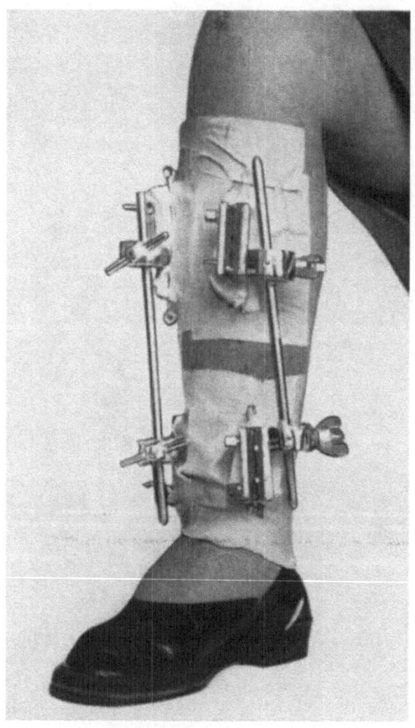
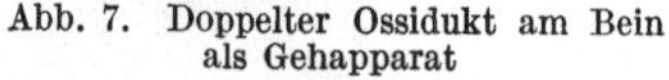
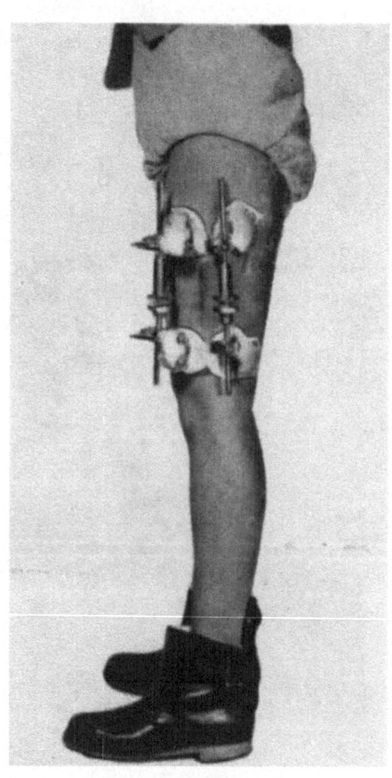

Abb. 7. Doppelter Ossidukt am Bein als Gehapparat

Abb. 8. Doppelter Ossidukt am Femur als Gehapparat, mit axialem Dauerdruck durch „Gleitstäbe"

in ihrem Haushalt tätig. Apparat erst nach 208 Tagen abgenommen, da die Callusbildung eine langsame war. Vollständige Heilung (Abb. 8).

Der allererste Chirurg, ein Freund von mir, der zugezogen worden war, trägt den Namen eines berühmten Komponisten. Deshalb wurde gesagt: „Anfangs war es die „Unvollendete" von Schubert gewesen, und nachher kamen „Hoffmanns Märchen".

Somit wären wir zu den *verzögerten Konsolidierungen* und den *Pseudarthrosen* angelangt, welche eine der besten Indikationen der O. sind. Werden bei ihnen Transplantate vorgesehen, so dürfen sie gern aus der biologisch wertvollen Spongiosa bestehen, da der Ossidukt die ganze mechanische Rolle übernimmt.

Wir verweisen auf die Arbeit von WALTER, aus der Zürcher Universitätsklinik, im „Chirurg“ 1956, S. 210—214, über 5 Ulnapseudarthrosen, alle 1- bis 3mal voroperiert, welche, auf ähnliche Art behandelt, alle binnen 8 bis 10 Wochen fest wurden, mit bald darauffolgender Arbeitsfähigkeit.

Und nun, zum Schluß, die *orthopädischen Eingriffe*. Es ist verständlich, daß bei manchen von ihnen der wie immer als allererster Akt und abseits vom geplanten Einschnitt angebrachte Apparat die blutige Operation dank der äußeren Handhaben erleichtert, und sie auch verkürzt, weil vor Naht der Weichteile die Kugelgriffe auf dem Brückenstab in jeder gewünschten Lage blockiert werden. Diese „percutane Komponente“ der Knochenchirurgie ist gewiß eine Annehmlichkeit.

Alles in allem ist die Osteotaxis nicht nur eine *Bereicherung*, sondern auch eine *Vereinfachung*, da sie uns zu „Herren des Skeletts“ macht. Sie darf außerdem als „physiologische“ Methode gelten.

Daß mit ihr, um regelmäßige Resultate zu erzielen, genau nach Vorschrift vorzugehen ist, braucht vor einer Corona wie dieser nicht betont zu werden. Ist aber diese Bedingung erfüllt, so behauptet die Osteotaxis ohne weiteres ihren Platz neben den anderen Vorgehen bzw. ersetzt sie oft mit Vorteil.

Absichtlich haben wir uns mit ihren Klippen ein wenig eingehender befaßt als vielleicht nötig wäre. In Wirklichkeit lassen sie sich viel sicherer umschiffen als es den Anschein hat.

Es würde uns zu großer Genugtuung gereichen, wenn unser jetzt erwachsener Sprößling in Deutschland die gleiche freundliche Aufnahme wie anderswo erführe.

WITT, Berlin: In der Zeit von 1951 bis 1954 wurden in der orthopädischen Klinik im Oskar-Helene-Heim in Berlin 49 Frakturen an den Gliedmaßen und am Schultergürtel mit der Osteotaxis-Methode behandelt. Bei meinem Amtsantritt habe ich den damaligen Oberarzt RICHARD beauftragt, diese Fälle kritisch auszuwerten. Die Zusammenstellung der einzelnen Frakturen, die mit dieser äußeren Schienung nach der Technik HOFFMANN behandelt wurden, sehen Sie in der ersten Tabelle:

Tabelle 1

Clavicularfrakturen	1 frische Fraktur
	1 Callusverzögerung
	1 Pseudarthrose
Acromio-clavicular-Sprengung	1
Oberarmfrakturen	2 frische Frakturen
	1 Pseudarthrose
Ellenbogengelenkfrakturen	2 frische Frakturen
Ellenbogengelenkplastik	1
Komplette Unterarmfrakturen	10 frische Frakturen
	2 Callusverzögerungen
	1 Pseudarthrose
Oberschenkelfrakturen	5 frische Frakturen
Unterschenkelfrakturen	12 frische Frakturen
	2 Callusverzögerungen
	1 Pseudarthrose
Umstellungsosteotomien	2 subtrochantere Femurosteotomien
	1 Femurschaftosteotomie
Nicht gewertete Fälle wegen offensichtlicher technischer Mängel	3

Es handelt sich um Frakturen, Callusverzögerungen und Pseudarthrosen im Bereich der Clavicula, des Humerus, des Unterarmes, des Oberschenkels und vor allem der Tibia. Wir haben diese Fälle ausgewertet in Hinsicht auf die Heilzeiten und auf eventuelle aufgetretene Wundstörungen. Ohne die Heilzeiten hier statistisch zu erfassen, muß festgestellt werden, daß eine beträchtliche Anzahl von Frakturen erst nach längerer Zeit, also mit Callusverzögerung, fest geworden sind.

Interessant ist die zweite Tabelle, die uns zeigt, daß in einer größeren Anzahl von Fällen entzündliche Reaktionen im Bereich der Schrauben aufgetreten sind. Sie verliefen zum Teil ohne wesentliche Schwierigkeiten, d. h. sie gingen von selbst zurück oder heilten unter Penicillingaben aus. Bei einer nicht zu übersehenden Anzahl mußten aber vorzeitig, d. h. vor fest knöcherner Ausheilung, die Schrauben entfernt werden, um schwerwiegende Komplikationen zu beherrschen.

Tabelle 2

1. Seröse Sekretion an den Schrauben ohne Störung des Heilverlaufs 9 = 18,4%
   Störungszeiten: 1½, 2, 2½, 8, 8, 8, 9, 10, 14 Wochen
2. Entzündliche Infiltrate: 14 = 28,6%
   a) Ausheilung durch Antibiotica   6
   b) Vorzeitige Schraubenentfernung   8
   Infiltratzeiten: 1½, 2, 2½, 3, 3, 3½, 3½, 4½, 5, 5, 6, 6, 12, 13 Wochen
3. Besondere Komplikationen: 2 =   4,1%
   1 schwere chronische Osteomyelitis
   1 lebensbedrohliche Brustwandphlegmone
4. Vorzeitige Schraubenentfernung nach 1½, 3½, 3½, 3½, 4½, 6, 6, 12 Wochen.

Das sind zweifellos kritische Momente dieser Behandlung. Wir konnten außerdem Pseudarthrosen beobachten, bei denen auch Späne angelegt wurden und die nicht zur fest knöchernen Ausheilung kamen. Da die Heilung sonst komplikationslos war, muß angenommen werden, daß die Ruhigstellung gerade für die Einheilung eines Transplantates doch nicht ausreichend war. In einem anderen Fall entstand eine Brückencallusbildung am Unterarm und damit eine komplette Drehsteife. Eine chronische Osteomyelitis am Humerus, die mehrere Operationen bereits notwendig machte und die erst vor 3 Wochen in unserer Klinik wegen des Auftretens einer schweren Abscedierung wieder in Behandlung kam, macht uns heute noch Sorgen. Besonders tragisch ist das Auftreten einer lebensbedrohlichen Brustwandphlegmone bei der Behandlung einer Clavicularfraktur. Sie konnte beherrscht werden, endete aber mit einem schweren toxischen Schaden der inneren Organe.

Auf die Technik brauche ich nicht weiter einzugehen. Es ist Anschauungssache und Sache der allgemein chirurgischen Schulung, ob es neben den anderen Frakturheilmethoden wünschenswert erscheint, 6 oder gar 12 percutane Schrauben zu verwenden, also Verbindungen von der Außenwelt zum Knochen herzustellen. Wir sind der Meinung, daß mit den üblichen konservativen Maßnahmen, also der manuellen Reposition und einer gekonnten Fixation, und den einfachen Methoden der Cerclage, eventuell der Küntscher-Nagelung und in besonderen Fällen der Anwendung des Rush-Pins, Erfolge erzielt werden können, die mindestens genausogut sind, wie die mit dieser etwas schwierigen und zeitraubenden Methode. Vor allem der Fall der Humerusfraktur mit Ausgang in chronische Osteomyelitis und die schwere Brustwandphlegmone müssen uns zu denken geben. Die kritischen Auswertungen durch RICHARD haben mich veranlaßt, in meiner Klinik das Verfahren nicht weiterführen zu lassen.

Zum Abschluß darf ich Ihnen noch sechs Fälle aus unserem Material vorweisen. Ich möchte betonen, um hier keinen falschen Eindruck zu erwecken, daß selbstverständlich auch gute Heilergebnisse mit dieser Methode erzielt werden können. Das ist aber bei der Frakturbehandlung eine Selbstverständlichkeit und das verlangen wir vor allem bei operativen Methoden. Wir können aber aus Mißerfolgen und aus Fehlern lernen und erst dann ein klares Bild für jede Methode erhalten. In diesem Sinne soll dieser Beitrag gewertet werden.

SEYFARTH, Jena: Für den Erfolg einer Sehnentransplantation an der Hand sind nach unseren Erfahrungen neben vielen technischen und biologischen Besonderheiten der Handchirurgie noch zwei weitere Faktoren mitentscheidend, und zwar die Funktionstüchtigkeit der Ligamenta annularia und die Wahl bzw. die Erhaltung einer günstigen Ausgangsposition des Fingers bei Beginn der aktiven Bewegungsübungen in der Nachbehandlung.

Die *Ligamenta annularia* sind bekanntlich die Querbänder, die die Beugesehnen bzw. das Beugesehnentransplantat an den knöchernen Fingergliedern festhalten, damit sich die Sehne bei zunehmender Beugebewegung des Fingers nicht von den Knochen entfernt und etwa wie die Sehne eines Bogens quer von der Hohlhand zur Fingerkuppe zieht. Diese Ringbänder können aus verschiedenen Gründen geschädigt sein. Entweder wurden sie bei der primären Sehnenverletzung (die der Anlaß zur Beugesehnenplastik ist) mitverletzt oder aber sie können sekundär in benachbarte Sehnennarben einbezogen werden, so daß sie bei der Herrichtung des Sehnenbettes womöglich mit entfernt werden müssen.

Gelingt es nicht, sie bei der Sehnenplastik zu erhalten bzw. zu rekonstruieren, dann spannt sich bei der aktiven Beugung die beugeseitige Haut des Fingers flügelfellförmig in Richtung auf die Hohlhand vor, wodurch die Greiffunktion des Fingers beeinträchtigt wird. MOBERG empfiehlt in solchen Fällen das Tragen eines Fingerringes am Grundglied. Wir haben jedoch die Beobachtung machen müssen, daß bisweilen ein einfacher Fingerring allein hierbei doch nicht genügt.

Ein zweites wesentliches Moment liegt darin, in der Nachbehandlung eine günstige *Ausgangsposition* des Fingers für die aktiven Bewegungsübungen zu finden und zu erhalten. Dabei sind die besonderen funktionellen Leistungen des M. flexor digitorum profundus zu berücksichtigen, der ja bei der Sehnenplastik durch ein Transplantat ersetzt wird. Die Aufgabe dieses Transplantates ist es, in erster Linie das Endgelenk und das Mittelgelenk des Fingers aktiv zu beugen. Dagegen erfolgt die Beugung im Grundgelenk bekanntlich vorwiegend durch die Lumbricales, die meist intakt sind, da diese bei der primären Verletzung praktisch niemals mitverletzt worden waren. Auf die Beugung im Grundgelenk wirkt das Transplantat lediglich unterstützend für die Lumbricalmuskeln.

Um die nach der Transplantation zunehmende Kraft des Beugesehnentransplantates nun zunächst nur auf die Mittel- und Endgelenksbeugung wirken zu lassen (oder anders: um die vielleicht anfänglich nur geringe Funktion des Transplantates möglichst wirksam auszunutzen), erscheint es ratsam, zunächst die Zusatzwirkung auf die Beugefunktion im Grundgelenk vorübergehend auszuschalten. Am einfachsten gelingt dies, indem man bei Beginn der aktiven Bewegungsübungen das Grundgelenk in einer leichten Beugestellung für eine gewisse Zeit fixiert. Somit steht die ganze funktionelle Leistung des Transplantates voll und ganz nur der Beugung des Mittel- und des Endgelenkes zur Verfügung. Dies ist besonders für die Zeit der noch geringen Kraftleistung des Transplantates im unmittelbaren Anschluß an die postoperative Ruhigstellung wichtig. Mit zunehmender Funktionsverbesserung erübrigt sich dann diese Maßnahme.

Zur Lösung dieser beiden Aufgaben lassen wir uns eine kleine, abnehmbare „Fingerfederschiene" vom Orthopädiemechaniker anfertigen, die einmal die Wirkung des (vielleicht geschädigten bzw. geschwächten) Ligamentum annulare unterstützt bzw. ersetzt, und die des weiteren das Grundgelenk in einer leichten Beugestellung durch einen Federzug fixiert.

Die Fingerfederschiene besteht im wesentlichen aus drei Teilen, und zwar einem Ring für das Fingergrundglied, einer schmalen Stahlblattfeder und einem Befestigungsriemen. Diese drei Teile sind fest zusammengefügt, die metallischen Anteile sind mit einem Lederbezug dünn aber wirksam gepolstert. Der Ring wird über das Grundglied gestülpt. An diesem Ring ist dorsal eine schmale Stahlblattfeder angearbeitet, die nach proximal verläuft, dem Handrücken aufliegt und bis zum Handgelenk reicht. An ihrem hinteren Ende befindet sich ein querverlaufender Lederriemen, mit dem die Feder am Handgelenk mit Hilfe einer kleinen Schnalle befestigt werden kann.

Der Ring stützt bzw. ersetzt das Ligamentum annulare des Grundgliedes. Gleichzeitig wird durch die Feder das Grundgelenk in einer leichten Beugestellung fixiert. Mit zunehmender Kraftausbildung kann dann der Federzug im Grundgelenk überwunden werden. Wenn die Beugefunktion im Mittel- und im Endgelenk wieder voll erreicht ist (etwa nach 2 bis 3 Monaten), kann die Schiene zunächst zeitweise, später (nach etwa 3 bis 4 Monaten) ganz weggelassen werden. Nach einer derartigen Zeit hat sich dann fast regelmäßig wieder auch spontan ein Ligamentum annulare aus dem peritendinösen Gewebe ausgebildet.

Die Fingerfederschiene hat sich in der Nachbehandlung von Beugesehnentransplantationen an der Hand außerordentlich bewährt und wir können ihre Anwendung nur empfehlen. Sie kann ohne besondere Schwierigkeiten von jedem Orthopädiemechaniker hergestellt werden.

MANSECK, Mülheim (Ruhr): Bei der Durchführung der Beugesehnenverpflanzung treten einige Probleme auf, deren erfolgreiche Lösung erst ein günstiges Ergebnis der Operation gewährleistet. Als erstes ist hier die Verwachsung der transplantierten Sehne mit der Umgebung hervorzuheben. Es erscheint uns notwendig, nicht nur die Ligg. anullaria zu belassen, sondern auch die Sehnenscheide, soweit sie nicht durch die Verletzung geschädigt worden ist, zu erhalten, um das Verwachsen der transplantierten Sehne zu verhüten.

Zur Vermeidung postoperativer Narbenkontrakturen ist es ratsam, den Hautschnitt an den lateralen Rand der Beugeseite des Fingers zu legen. Dabei sind die von der Verletzung herrührenden Narbenverhältnisse zu berücksichtigen, da sonst Wundrandnekrosen auftreten können, deren Ursache in der bereits vor der Operation durch die Verletzung bedingten Gewebeschädigung zu suchen ist. Ein weiteres Problem stellt bei der sekundären Sehnenplastik die Schrumpfung des durch die vorausgegangene Verletzung ausgeschalteten Muskels dar, der in diesem Zustand nicht kontraktil ist. Wird das Transplantat spannungslos und bei Streckstellung des Fingers eingepflanzt, so bleibt die neue Sehne funktionslos, da der Muskel bereits kontrahiert ist. Es ist daher zweckmäßig, den Muskel durch Zug am Sehnenstumpf zu dehnen, bis die durch die Schrumpfung entstandene Verkürzung ausgeglichen ist. Es wäre falsch, wollte man die durch die Schrumpfung entstandene Verkürzung, die oft 3 bis 4 cm beträgt, durch ein entsprechend längeres Transplantat ausgleichen. Die freie Sehne wird unter leichter Spannung bei halber Beugestellung des Fingers eingenäht. Von einer Blutleere nehmen wir bei der Operation Abstand. Bei sorgfältiger Blutstillung ist die Übersicht nicht erschwert und ischämische Schädigungen, die wegen der Länge der Operationsdauer (1 bis 2 Stunden) auftreten können, werden vermieden. Schließlich möchte ich noch erwähnen, daß wir den Eingriff in Allgemeinnarkose ausführen, da bei der örtlichen Betäubung die Übersicht infolge der Infiltration des Gewebes getrübt ist.

BÜRKLE DE LA CAMP, Bochum: Wie wir aus den Aussprachebemerkungen gehört haben, hat das von Herrn HOFFMANN vorgetragene Verfahren der „Osteotaxis" hier keine überzeugten Anhänger gewonnen. Ich kenne das Verfahren schon lange, habe mich aber gescheut, es bei geschlossenen Frakturen anzuwenden, da ich die Infektionsmöglichkeiten der perkutan liegenden Schrauben fürchte. Ich erinnere an die Magnus'schen Röhrchen, durch die die Enden von Drahtumschlingungen aus der Haut herausgeleitet worden sind; sie führten nicht selten zu schwerwiegenden Infektionen. Wenn die perkutan liegenden Schrauben bei der Osteotaxis durch viele Wochen und Monate durch die Haut und die Weichteile hindurch in den Knochen liegen, so ist das Einwandern einer Infektion gar nicht zu verhindern, besonders, wenn die Gliedmaßen bewegt werden.

Wir erinnern aber die großen Schwierigkeiten, die wir bei der Lagerung und Aufrechterhaltung einer befriedigenden Stellung bei eitrigen Schußfrakturen hatten. Wir haben damals alle möglichen Behelfsmittel verwendet, um die Wunden offen zu halten und die zersplitterten eiternden Frakturen einigermaßen in aussichtsreicher Stellung festzulegen. Bei solchen Frakturen dürfte die Osteotaxis nach HOFFMANN ein wirklich verwendungswertes und aussichtsreiches Behandlungsverfahren sein. Denn in verzweifelten Behandlungsfällen kann man dann mit dieser Osteotaxis eine Ruhigstellung und offene Wundbehandlung in übersichtlicher Weise ohne Gipsverband durchführen.

Wir kennen ja auch im Frieden solche schweren infizierten Zertrümmerungsfrakturen, ich möchte daher empfehlen, in solchen Fällen an dieses Verfahren der Osteotaxis zu denken.

STRELI, Linz a. D.: Schlußwort. Herrn SEYFARTH und Herrn MANSECK möchte ich für die interessante und wichtige Diskussion danken. Ich habe mich kurz gefaßt und bin daher nicht auf alle Fragen bei der freien Beugesehnentransplantation eingegangen.

Zu den Ringbändern möchte ich ergänzend hinzufügen: Diese Bänder sind wichtig, um einen richtigen Angriffswinkel der Sehne für die einzelnen Gelenke zu gewährleisten. Wenn im Bereiche der Ringbänder keine schweren narbigen Veränderungen bestehen, sollen sie bei der Sehnentransplantation erhalten werden. Wenn sie seitlich durchtrennt wurden, kann man sie nach Befestigung des Sehnentransplantatse mit ganz feinen Nähten im Bereiche des Grundgliedes und des Mittelgliedes wieder adaptieren. BOYES verzichtet in der letzten Zeit auf die Naht der Ringbänder und macht statt dessen eine subcutane Naht, mit der er im Bereiche der Ringbänder Faserbündel mitfaßt. KYLE und EYRE-BROOK verzichten auf die Naht der Ringbänder und nähen lediglich die Haut. Bei Fixation in Entlastungsstellung der Sehne entsteht in der Regel eine ausreichende bindegewebige Narbe im Ringbandbereich, so daß die Funktion der Ringbänder nach dreiwöchiger Ruhigstellung gegeben ist. Müssen aber bei der Präparation reichlich Narbengewebe und damit auch Ringbänder reseziert werden, dann ersetzt man sie durch ein freies Transplantat. Derzeit scheinen Teile der Palmaris-Sehne oder der resezierten Superficialissehne dafür besonders geeignet zu sein. Der gutausgedachte stützende Verband, welchen Herr SEYFARTH empfohlen hat, ist eine Bereicherung des Rüstzeuges bei den wiederherstellenden Eingriffen an den Beugesehnen der Finger.

Herr MANSECK hat die Meinung ausgesprochen, daß die Beugesehnenscheide nach Möglichkeit erhalten werden soll, um eine spätere Gleitfunktion des Transplantates zu sichern. Unsere eigenen Erfahrungen und die der meisten Autoren gehen in eine andere Richtung. Die Sehnenscheide wird bis auf die Ringbänder entfernt, weil das subkutane Fett die besten Voraussetzungen für die spätere Gleitfunktion des Sehnentransplantates liefert. MOBERG ist auf Grund seiner Erfahrungen bei 130 Beugesehnentransplantationen zu dieser Auffassung gekommen. Die Gleitfunktion ist nämlich von der synovialen Scheide ziemlich unabhängig. MOBERG berichtete über einen Fall, wo bei einer Hand wegen einer Tuberkulose die Synovialscheiden dreimal exstirpiert wurden. Die Gleitfunktion war trotzdem gut. BOYES ist auf Grund seiner Erfahrungen bei 138 Fällen und PULVERTAFT nach den Erfahrungen von 174 Fällen zu dem Schluß gekommen, daß es am besten ist, die fibrösen Sehnentunnelle mit Ausnahme der zwei Ringbänder zu exstirpieren.

Es ist selbstverständlich, daß das Transplantat einen guten Motor benötigt, der allerdings nicht unbedingt zu dem Finger gehören muß, welcher durch den Eingriff wieder beweglich werden soll. Nach MOBERG genügt, wie gesagt, eine Elastizität von ungefähr 2 cm am Motor, um ein brauchbares Resultat zu erzielen. Man prüft das bei der Operation. Wenn die Durchtrennung der Beugesehnen distal des Lumbricalisursprunges erfolgt ist, dann bleibt dieser Muskel in der Regel funktionstüchtig. Wenigstens fiel uns auf, daß auch nach mehr als 5 Jahren dieser Muskel ein Transplantat in einem solchen Ausmaß bewegen kann, daß keine Einschränkung der Beweglichkeit resultierte. Es handelte sich dabei allerdings um mehr jugendliche Individuen. Wenn an der Durchtrennungsstelle der Sehne oder proximal von ihr Verwachsungen des zentralen Stumpfes entstanden sind, dann sichern diese Verwachsungen ebenfalls das Erhalten der Funktion des durchtrennten Muskels. Auch PULVERTAFT hat mitgeteilt, daß im Gegensatz zu den Erwartungen kein auffälliger Unterschied in den Resultaten entstand, ob die Sehnentransplantation nach einem kurzen oder langen Intervall ausgeführt wurde.

Ich glaube nicht, daß man ohne Blutleere genügend genau und schonend präparieren kann. Wir haben durch eine Blutleere nie Schäden gesehen. Es ist allerdings wichtig, eine pneumatische Blutsperre zu verwenden. Sollte die Blutsperre länger als zwei Stunden benötigt werden, dann soll man sie 10 Minuten lang öffnen. Auch L. BÖHLER und BUNNELL haben durch das Operieren in Blutsperre keine Schäden gesehen. Die Erfahrungen anderer, welche größere Serien operiert haben, laufen in derselben Richtung. KINMONTH hat mitgeteilt, daß er sogar bei einer Blutsperrezeit bis zu 4 Stunden bei Erwachsenen keine Schäden sah.

Wir haben bis jetzt immer in Allgemeinanaesthesie operiert. Sie ist für den Verletzten angenehmer. Man begibt sich dabei allerdings des Vorteils, die aktive

Muskelaktion des Motors bei der Operation prüfen zu können. Von diesem Gesichtspunkt aus wäre es zweckmäßiger, die örtliche Betäubung anzuwenden. Die Bestimmung der Länge des Transplantates wäre damit auch leichter möglich.

Hische, Hannover: **Alter und Verkehrssicherheit.** Vortrag ist ausgefallen.

H. Lewrenz, Hamburg: **Die involutiven Abbauerscheinungen als Unfallursache im Straßenverkehr.** (Mit 3 Abb.)

Wenn man der Schwierigkeiten im modernen motorisierten Straßenverkehr Herr werden will, so wird man sich der Einzelproblematik annehmen müssen, und zwar auch dann, wenn sie im Gesamtgeschehen statistisch gesehen bedeutungslos erscheint. Denn Statistik ohne Kasuistik wird ebensowenig eine verbindliche Antwort auf jene Fragen liefern können, die uns der Straßenverkehr täglich stellt, wie anthropologische Spekulationen ohne Beziehungen zur Realerfahrung.

Auch über den niedrigsten Prozentsatz Unfallursachen müssen wir Klarheit gewinnen. In diesem Zusammenhang mag es nötig sein, um Fehlschlüssen vorzubeugen, noch einmal darauf hinzuweisen, daß Vorfahrtverletzung, unangemessene Geschwindigkeit, Kurvenschneiden, falsches Überholen, falsche Fahrbahnbenutzung, Fehler beim Anzeigen des Richtungswechsels, Sperren anderer Fahrzeuge, Nichtbeachten verkehrsregelnder Hinweiszeichen, ja selbst Trunkenheit am Steuer im allgemeinen nur *Symptome oder bestenfalls Glieder einer Unfallursachenkette* sind, nicht jedoch letzte Ursache selbst. Hinter dieser Begriffsreihe der amtlichen Unfallstatistikursachen steht eine vielfältige Sammlung menschlich-biologischer und psychologischer Unfallfaktoren. Zu ihnen gehören auch die involutiven Abbauerscheinungen, und zwar zu einem Teil als echte Erkrankungen des höheren Lebensalters, und zu einem anderen als *lebensphasische Dispositionsschuld am Unfall.*

Wir halten es für gewiß, daß die mit dem Problem „Alter und Verkehrssicherheit" zusammenhängenden Fragen in den nächsten Jahren eine immer größere Bedeutung gewinnen werden. Auch wenn man heute noch der Auffassung Luff's zustimmt, daß eine Gesundheitsüberwachung der Kraftfahrer vom 60. Lebensjahr an sich auf die Unfallhäufigkeit kaum auswirken dürfte, so bleibt doch von dieser Feststellung das wissenschaftliche Interesse an der Unfallursache im höheren Lebensalter unberührt. Es ist nach unserer Meinung auch nicht richtig, das Problem der Kraftfahrtauglichkeit älterer Menschen mit der allgemeinen Feststellung zu verharmlosen, der alte Mensch kompensiere durch Reife und Erfahrung, was ihm an fahrtechnischem Geschick mit zunehmendem Involutivabbau verlorengehe. Auch der Zuwachs an Erfahrung und das Vermögen zu rational überformtem Entscheidungs- und Handlungsvollzug bleiben vom Alterungsprozeß nicht unberührt. Das Altersproblem in unserem Zusammenhang unter dem Gesichtspunkt der geistigen Entwicklung des Menschen zur Altersweisheit mit dem Hinweis auf die Arbeiten KEHRERS, VISCHERS, KOTSOVSKYS zu behandeln ist ungerechtfertigt; denn zur Erlangung von Altersweisheit sind selten vorkommende differenzierte Primärpersönlichkeitsstrukturen Voraussetzung. Gerade das Altern trennt die Schichtung der Menschen ganz erheblich voneinander, und es ist bedeutungsvoll zu erkennen, daß Altern und Altern je nach den Bedingungen, unter denen das Leben geführt wurde, etwas anderes ist. Man kann — vor allem nicht im Zusammenhang mit unserer Fragestellung — seltene individuelle Entwicklungsbesonderheiten zum Maßstab für das Ganze nehmen.

Sieht man von jenen im Alter häufiger auftretenden eindeutig krankhaften psychophysischen Veränderungen durch primäre und sekundäre atrophisierende Hirnprozesse, Kreislaufstörungen u. a. ab, so zeigen sich ganz unabhängig hiervon Leistungseinschränkungen vor allem durch Abnahme der allgemein sensorischen Attenz spezieller und bedeutsamer im *opitsch-sensorischen Bereich*, seltener trifft der Leistungsabbau die rein motorischen Systeme. Sehr häufig aber findet man *mangelnde sensomotorische Integration und Leistungskonstanz*.

Inwieweit eine nicht mehr zureichend schnelle, präzise und vollständige Apperception realitätsnaher optisch-sensorischer Bewußtseinsinhalte durch Erfahrung und Besonnenheit kompensiert werden kann, ist noch ganz ungewiß und sollte nicht ohne weitere Untersuchung als Tatsache hingestellt werden. Zu fragen wäre: *Gibt es überhaupt altersbedingte Änderungen im Aufbau, in der Struktur wie in der Stellenwertverteilung der Bewußtseinsinhalte ohne Veränderung der gesamtpersonalen Verfassung.*

Dem sensomotorischen Leistungsvermögen kommt eine zentrale Bedeutung beim Führen eines Kraftfahrzeuges zu. Es wird in seiner Struktur vor allem beeinträchtigt durch Hirnerkrankungen und *Involutivabbau*. Nur sehr selten mußten wir die Kraftfahruntauglichkeit wegen anderer körperlicher Mängel feststellen. Unter 111 Kraftfahrern, die das 55. Lebensjahr überschritten hatten und im Jahre 1956/57 von uns für *ungeeignet* befunden wurden, mußte die mangelnde Eignung in 103 Fällen wegen unzureichender sensomotorischer Leistungsfähigkeit ausgesprochen werden. Nur in 7% der Fälle waren es andere Mängel bei intakter sensomotorischer Koordination, die uns zur Begründung eines negativen Eignungsurteils Veranlassung gaben.

Durch uns untersuchte Unfallvorgänge, an denen Kraftfahrer in höherem Lebensalter schuldhaft beteiligt waren, wurden etwa gleich häufig durch Benutzung der falschen Fahrbahnseite und Nichtbeachtung der Vorfahrt verursacht. In einigen Fällen kam es durch Abkommen von der Fahrbahn, seltener durch falsches Vorbeifahren, falsches Wenden, falsches Einbiegen, falsches Ausfahren und falsche Winkerbetätigung zu einem Unfall. Die überhöhte Geschwindigkeit oder das falsche Überholen spielt zwar in der allgemeinen amtlichen Unfallstatistik eine bedeutende Rolle, kam aber als Unfallursache bei unseren älteren Kraftfahrern überhaupt nicht vor. Hieraus ist der Schluß möglich, daß durch die langsame sichernde Fahrweise des älteren Menschen solche Unfälle vermieden werden können, deren Ursache ganz allgemein gesagt *unangemessenes Leistungsstreben* des jüngeren Kraftfahrers ist. Man kann weiter auch zu dem Schluß kommen, daß jene Unfälle, die trotz aller zurückhaltenden Fahrweise von unseren alternden Kraftfahrern verursacht wurden, Ausdruck *unzureichenden Fahrvermögens* sind. Dieser Zusammenhang ließ sich auch in fast jedem Falle durch Unfallanalyse und Leistungsanalyse nachweisen.

1. Beispiel: Ein 75jähriger Kraftfahrer stieß mit seinem Fahrzeug kurz vor einer Kreuzung auf der linken Fahrbahnseite mit einem entgegenkommenden Kraftfahrzeug zusammen. Die Straße war naß, es herrschte mäßiger Seitenwind.

Angaben unseres Prüflings: Etwa 15 m vor der Kreuzung will er das entgegenkommende Fahrzeug gesehen haben. Im gleichen Augenblick, so schildert er, wurde er durch eine Seitenböe um eine gute Wagenbreite von der rechten auf die linke Straßenseite getragen. Er fuhr einen Volkswagen, die Fahrgeschwindigkeit betrug 35 km/h, benutzt wurde der 3. Gang.

Die objektiven Unfalldaten bestanden u. a. in einer 11 m langen Bremsspur auf der linken Straßenseite.

Bei der Untersuchung fanden wir als bedeutsamsten Befund deutliche Störungen der sensomotorischen Koordination, die am Determinationsgerät eine mittlere stabile Reaktionsgeschwindigkeit von bestens 1,3 sec zuließ. Sowohl bei der tachistoskopischen Untersuchung, als auch im Hamburg-Wechsler-Intelligenz-Test zeigte sich ein eindeutig eingeschränktes optisch-sensorisches Kontrollvermögen.

Bei Analyse des Unfalles ließ sich nachweisen, daß seine Entstehung nur durch eine unzureichende Integration und Leistungskonstanz der sensomotorischen Koordination erklärt werden konnte.

Die angegebene Geschwindigkeit von 35 km/h konnte bei den geschilderten Straßenverhältnissen als richtig unterstellt werden. Eine nicht beherrschbare Versetzung des Fahrzeuges durch Windstoß um die halbe Straßenbreite ist äußerst unwahrscheinlich oder setzt eine nicht zureichende Reagibilität voraus.

Dem unsicheren optischen Kontrollvermögen des Untersuchten entsprach es vielmehr, daß er etwa in Straßenmitte fahrend doch mehr die linke als die rechte Fahrbahnseite benutzte. Er zeigte damit einen Fahrstil, der für unsichere, auch bequeme Fahrer oder auch für unzulängliches reaktives bzw. sensorisches Vermögen typisch ist. Bei dieser Fahrweise wird

1. der optisch schwer zugängliche Raum zur rechten Fahrbahnkante weit gehalten, weil der Fahrer die optische Führung am Verlauf der linken Fahrbahnkante sucht, und

2. die größere Gefahrendichte des Fahrbahnrandes vermieden (Fußgänger, Radfahrer, parkende Fahrzeuge, Straßeneinmündungen u. ä.), da sie zu einer höheren Aufmerksamkeitsspannung, größerer Weite des Wahrnehmungsfeldes, situationsangepaßtem flüssigen Wechsel der *Stellenwertverteilung im optisch-sensorischen Leistungsbereich* zwingt. Bei Befahren der Straßenmitte kann die Aufmerksamkeit vorverlagert und im wesentlichen auf die Straße selbst zentriert bleiben. Es wird mit weit freibleibendem Raum nach rechts gewissermaßen ein übertriebenes „Sicherheitsmarginal" geschaffen. Die Gefährdung des Gegenverkehrs, Behinderung des von rückwärts kommenden Verkehrs wird, wie wir immer wieder beobachten konnten, bei diesen Kraftfahrern nicht im Bewußtsein aktualisiert, da ihm nicht der gesamte aktuelle Wahrnehmungsraum gegenwärtig ist.

Für die weitere Beurteilung unseres Unfalles kam es nicht wesentlich darauf an, festzustellen, aus welchem Grunde unser Prüfling nach Offenbarwerden der Gefahrensituation die linke bzw. einen Teil der linken Fahrbahnseite benutzte; denn die Gefahr des Zusammenstoßes war in jedem Falle vorauszusehen und auch abzuwenden, sofern volle Funktionstüchtigkeit gegeben gewesen wäre: Nimmt man als ungünstigsten Fall an, daß das Gegenfahrzeug erst im Ausgang der Kurve sichtbar werden konnte, so ergibt sich bei Beachtung der Mindestbremsstrecke (11 m Bremsspur) und Annahme einer normalen Reaktionszeit von 0,8 bis 1,0 sec eine Gefahrensichtstrecke von mindestens 30 m. Da diese Strecke bei den hier ermittelten

Reaktionsleistungen des Prüflings sicher noch länger war, muß man es als ein Zeichen seiner völligen Hilflosigkeit betrachten, daß er die zunächst einmal keineswegs gefährliche Situation bei einer Eigengeschwindigkeit von 35 km/h nicht zu beherrschen vermochte, indem er eine Lenkreaktion durchführte, sondern daß er die Gefahr und schließlich auch den Unfall erst durch seine Bremsreaktion verursachte. Die verminderte sensomotorische Leistungsfähigkeit war für diesen Unfall eindeutige Ursache.

2. Beispiel: Der 68jährige Besitzer einer Herrenkleiderfabrik verursachte, zwei Jahre bevor er zu uns kam, einen Unfall, indem er die Vorfahrt eines im Gegenverkehr auf ihn zu kommenden Motorradfahrers beim Linksabbiegen nicht beachtete. Es kam zum Zusammenstoß. Der Motorradfahrer erlitt einen schweren Schädelbasisbruch.

Einige Wochen vor der Untersuchung in unserem Institut verursachte der Prüfling einen weiteren Unfall. Er befuhr die Bundesstraße 75. In einer leichten, übersichtlichen Linkskurve lenkte er sein Fahrzeug an einem Lastzug vorbei. Dessen Fahrer hatte den Zug zum Linksabbiegen etwa auf der Straßenmitte bereitgestellt und

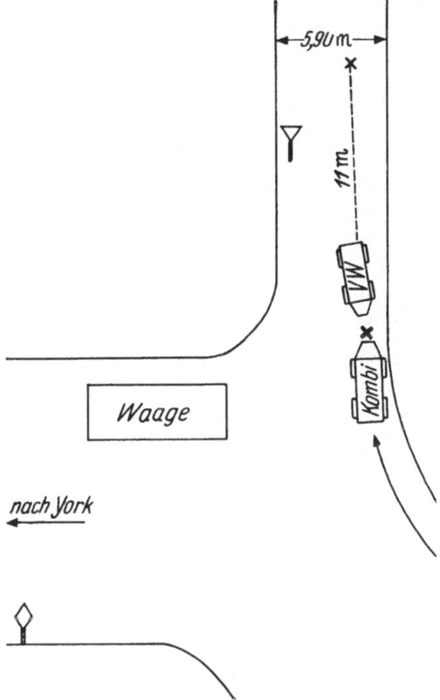

Abb. 1, Bremsspur und Stand des Fahrzeuges nach dem Unfall zeigen, daß der Fahrer des VW keinen Versuch machte, den Unfall durch eine Lenkreaktion zu verhüten

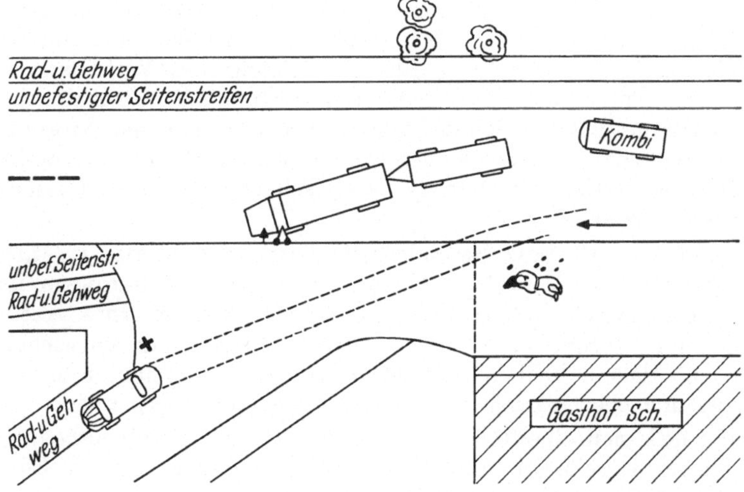

Abb. 2. Der Fahrer des PKW hatte auf übersichtlicher Straße den Mopedfahrer im Gegenverkehr nicht wahrgenommen

wartete die Durchfahrt des Gegenverkehrs ab. Unser Prüfling fuhr mit einer Geschwindigkeit von etwa 70 km/h und stieß mit einem entgegenkommenden Mopedfahrer zusammen. Der Mopedfahrer wurde auf der Stelle getötet. Die Untersuchung ergab extrem egozentrische Persönlichkeit, hohe Selbsteinschätzung des eigenen Leistungsvermögens, grobe optisch-sensorische Ausfälle bei der tachistoskopischen Untersuchung.

Bei einer praktischen Eignungsprüfung in einem Kraftfahrzeug zeigte sich die ganze Unvollkommenheit der Fahrleistungen. Es kam zu drei unfallreifen Situationen und einer Serie grober Verstöße gegen die Straßenverkehrsordnung. Der Prüfling selbst registrierte weder die Gefahrensituation noch die Ordnungsverstöße. Unfälle wurden lediglich durch das Verhalten der anderen Verkehrsteilnehmer verhindert.

Ein Vorgutachter war übrigens der Meinung, daß wohl eine gewisse altersbedingte Weitschweifigkeit im Rapport bei der Untersuchung feststellbar wurde, aber keine schwereren Abbauerscheinungen, deretwegen man Fahruntüchtigkeit annehmen sollte.

Abgesehen von den schon erläuterten sensorischen Mängeln kennzeichnete sich im Fahrstil des Prüflings seine extrem *egozentrisch charakterliche Grundtendenz*, und damit weist dieser Fall auf einen unseres Ermessens sehr bedeutsamen Zusammenhang hin, nämlich die Auswirkungen der mit dem Alterungsprozeß einsetzenden Vergröberung egozentrischer Wesenszüge auf das Verkehrsverhalten. Es ist sicher kein Zufall, daß wir unter den charakterlich besonders auffälligen Serienunfällen ganz überwiegend egozentrische Naturen oder solche Menschen fanden, die *der Umweltdruck in eine egozentrisch-egoistische Lebenshaltung hineinzwang.*

Munsch deckte einen — wie uns scheint — sehr wichtigen anthropologischen Ansatz auf, der den Schlüssel zum Verständnis mancher Unfälle liefern könnte: Das Sozialfeld des motorisierten Straßenverkehrs unterscheidet sich von anderen Leistungsfeldern unserer Gesellschaft bedeutsam dadurch, daß es den Menschen als Führer eines Kraftfahrzeuges in eine *Vereinzelung* zwingt. Die Mitmenschen sind zwar da, aber die Schnelligkeit des Verkehrsflusses, die vielfältige Zwischenschaltung technischer Mittel, die starre, Scheinsicherheit bietende, aber nicht als Institution ·wirksam werdende Reglementierung des Verhaltens verhindern die Entstehung eines echten mitmenschlichen Sozialbezuges. Jene verhaltensaktivierenden und verhaltensmodifizierenden Wirkungen, die sich aus dem *zwischenmenschlichen Kontaktverhältnis* auf anderen Sozialfeldern ergeben, bleiben für den Teilnehmer am motorisierten Straßenverkehr aus.

Wir meinen, daß diese Besonderheiten der Struktur des Leistungsfeldes jene für *Rücksichtnahme, Planung, Voreinstellung* in großem Maße erforderliche zwischenmenschliche Reaktivität hemmt. Ihre Aktualisierung muß darum ohne Fremdantrieb eigenständig entwickelten Kräften überlassen bleiben, mit denen der gute Kraftfahrer der Vereinzelung und egozentrischen Interesseneinengung entgegenwirkt.

Hierzu ließ sich eine Reihe individuell und überindividuell bedingter menschlicher Daseinssituationen aufweisen, in denen es dem Einzelmenschen bei Teilnahme am motorisierten Straßenverkehr nahezu unmöglich gemacht wird, die erforderlichen Steuerungs- und Bezugskräfte aufzubringen, damit er zu *achtungsvoller Anerkennung von Art und Interessen anderer Verkehrsteilnehmer* gelangen kann.

In diese Reihe gehört auch die Wesensänderung mancher alternder Menschen. Insbesondere der Rückzug auf einen immer kleineren Lebensraum, die innerseelische Erstarrung und Verhaltensausrichtung auf die Befriedigung eines kleinen Kreises von Eigenbedürfnissen müssen genannt werden. Hat erst einmal ein solcher Persönlichkeitswandel in involutiver Lebensphase eingesetzt, dann wird damit auch die Fähigkeit geschwächt zu ständig neuer *aktiv und produktiv gestaltender Eingliederung in das Ordnungsgefüge des Straßenverkehrs*, und zwar bis zur Kraftfahruntauglichkeit. Auf diese Weise kann es nach unserer Überzeugung lediglich aus dem lebensphasisch bedingten Persönlichkeitswandel, auch ohne sensomotorische oder mnestische Ausfälle, zur Kraftfahruntauglichkeit kommen.

Als Sachverständiger hat man es heute jedenfalls noch nicht leicht, wenn man einen solchen Entwicklungszug aufzuweisen vermag, da der nächste Gutachter dem Prüfling die Unversehrtheit seines intellektuellen Raisonnements bescheinigt, ohne die viel wesentlichere Veränderung der Gesamtpersönlichkeitsverfassung und ihre Bedeutung überhaupt zu diskutieren, weil es ihm an psychologisch-diagnostischen Möglichkeiten, wenn nicht überhaupt an psychologischer und psychopathologischer Erfahrung fehlt.

Mehrfach wurde uns die Frage gestellt, unter welchen Bedingungen könnte man der Teilnahme eines älteren Menschen am Kraftfahrzeugverkehr — besonders wenn er im Berufsleben noch volle Leistungsfähigkeit zeigt — zustimmen. Folgende Voraussetzungen sollten (selbstverständlich nicht nur beim alternden Kraftfahrer) gegeben sein: Ungestörtes mnestisches Leistungsvermögen, intakte Kritik- und Urteilsfähigkeit, fehlende altersspezifische Wesensänderung im Sinne einer egozentrisch-egoistischen Interesseneinengung. Werden diese Forderungen uneingeschränkt erfüllt, so kann man *trotz* involutiver sensomotorischer Leistungseinschränkung eine bedingte Kraftfahrtauglichkeit unter folgenden Auflagen und Beschränkungen empfehlen: 1. Regionale Beschränkung der Fahrerlaubnis, 2. Beschränkung der Fahrerlaubnis auf einen bestimmten Kraftfahrzeugtyp und eine bestimmte Kraftfahrzeugklasse, 3. Beschränkung der Höchstgeschwindigkeit auf nicht mehr als 60 km/h.

Gelegentlich hatten wir uns mit dem Vorschlag einer Nachschulung bei alternden Kraftfahrern auseinanderzusetzen. Dieser Vorschlag verkennt die Struktur des Versagens im Alter und übersieht, daß man nicht den Anfang, *sondern das Ende* einer oft jahrzehntelangen Fahrpraxis zu beurteilen hat.

Die in manchen uns zugänglich gewordenen Gutachten ausgedrückte Hoffnung, der Prüfling werde sich von nun ab, nämlich nach mehreren Verkehrsstraftaten, doch einer umsichtigeren Fahrweise bedienen, ist auch ganz unbegründet und verkennt ebenfalls das Wesen der Fahruntüchtigkeit in höherem Lebensalter. Wichtig erscheint uns nach den

Erfahrungen, die wir aus Vorgutachten sammeln konnten, der Hinweis, daß die jokose Schlagfertigkeit eines alten Menschen im Gespräch kein Ausdruck innerer Lebendigkeit oder gar besonders guten Reaktionsvermögens ist. Viel häufiger zeigt sich in ihnen bereits der Abbau eines distanzierenden kritischen Urteilsvermögens. Die sensorische Leistungsfähigkeit eines Prüflings läßt sich nicht hinreichend sicher durch die Attenz im Rapport feststellen. Hierzu bedarf es speziellerer Untersuchungsmethoden. Auch die Bestimmung der Sehschärfe, des Farbsehens, der Dunkelanpassungsfähigkeit, des Gesichtsfeldes gibt meistens nicht den geringsten Hinweis auf den oft weit vorgeschrittenen Abbau des optisch-sensorischen Leistungsvermögens.

3. Beispiel: Ein Kraftfahrer tötete nach 30jähriger unfallfreier Fahrpraxis einen Motorrollerfahrer dadurch, daß er beim Linksabbiegen die Vorfahrt des Motorrollerfahrers nicht beachtete. Die Straße war frei und übersichtlich. Irgendwelche Behinderungen für unseren Fahrer mit seinem Lkw lagen nicht vor. Zeugen sagten

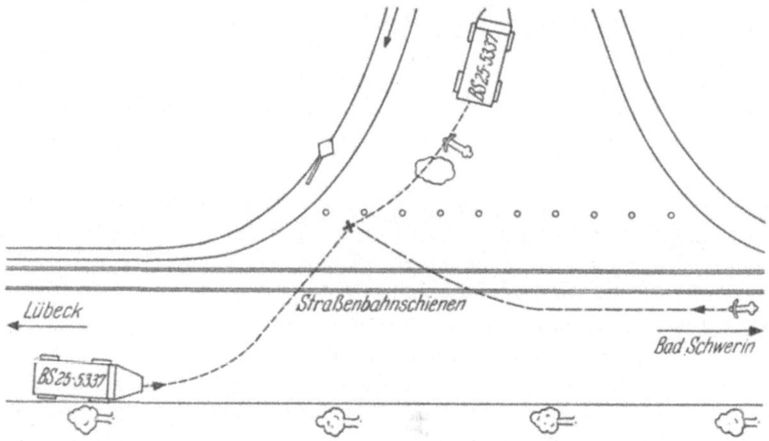

Abb. 3. Der LKW-Fahrer hatte auf übersichtlicher, freier Straße den Motorroller im Gegenverkehr nicht gesehen

aus, daß der Motorrollerfahrer weithin sichtbar war. In der nachfolgenden Gerichtsverhandlung wurde der Kraftfahrer im Hinblick auf seine unbelastete Vorgeschichte zu zwei Monaten Gefängnis mit dreijähriger Bewährung verurteilt. In der Urteilsbegründung wurde ausgeführt, daß es sich um ein mögliches momentan menschliches, jedoch nicht völlig entschuldbares Versagen handelte. Ein Grund zur Einziehung der Fahrerlaubnis schien nicht gegeben.

Erst die Verwaltungsbehörde zog, nachdem sie von dem Unfall erfahren hatte, sechs Monate später die Fahrerlaubnis ein, mit Hinweis auf die Schwere des Fehlverhaltens und den danach möglichen Rückschluß auf Fahruntauglichkeit. Dem Fahrer wurde auferlegt, sich untersuchen zu lassen.

In unserem Institut fanden wir einen Sehschärfewert von 0,2 für das linke und das rechte Auge. Der Fehler war durch Brillengläser korrigierbar bis auf 0,8. Drei Monate später nahmen wir eine neue Untersuchung vor und prüften vor allem auch, wie schon zuvor, mit dem Tachistoskop. Dabei war trotz praktisch voller Sehschärfe keine Leistungsverbesserung feststellbar. Das optisch-sensorische Kontrollvermögen lag weit unter dem Durchschnitt. Auswirkungen dieses Fehlers auf das Fahrverhalten zeigten sich bei Durchführung einer praktischen Eignungsprüfung im Kraftfahrzeug als ganz erheblich. Es kam auch in diesem Falle zu einer großen Zahl von Verstößen gegen die Straßenverkehrsordnung während der halbstündigen Fahrt. Eine Reihe von Behinderungen des nachfolgenden und des Gegenverkehrs wurden registriert und zwei große Verletzungen der Vorfahrtbestimmungen, so daß Unfälle wiederum nur durch das Verhalten der anderen Verkehrsteilnehmer verhindert wurden.

Der Fall zeigt eindeutig, daß es bei Prüfung der sensorischen Leistungen nicht in erster Linie auf eine unversehrte Funktion des peripheren Organsystems ankommt, sondern auf einen ungestörten *Aufbau in der Struktur der Bewußtseinsinhalte*, ihrer situationsgerechten Stellenwertverteilung, insbesondere auf eine ungestörte Apperceptionsfähigkeit der Objekte und Vorgänge im objektiven optischen Wahrnehmungsraum. Der Grad dieses Leistungsvermögens läßt sich mit hinreichender Treffsicherheit nur mit Hilfe der tachistoskopischen Untersuchungsmethode ermitteln.

Man muß selbstverständlich bei der Beurteilung der Fahrtauglichkeit eines Menschen bedenken, daß vom Erhalt oder der Wiedererlangung einer Fahrerlaubnis sehr häufig die beruflivhe Existenz abhängt. Dieser Umstand (wie auch das allgemeine Sicherheitserfordernis im Straßenverkehr) zwingt zu sorgfältiger Diagnostik; die gesetzlichen Bestimmungen erlauben aber nicht, das Eignungsurteil im Einzelfall von wirtschaftlichen Erwägungen des Betroffcnen abhängig zu machen.

Bei jedem Begutachtungsfall sollte man sich als Sachverständiger überlegen, ob nach den erhobenen Befunden im Falle eines Fehlverhaltens bei Teilnahme am motorisierten Straßenverkehr die volle Schuldfähigkeit im Sinne des § 51, Abs. 1 oder 2 StGB und die Haftpflichtfähigkeit im Sinne des § 827 BGB gegeben sind, wenn man nicht doch eines Tages vor der Konsequenz stehen will, daß man heute die Kraftfahrtauglichkeit bescheinigt hat und morgen die Zurechnungsunfähigkeit feststellen muß.

Wir hoffen, daß es gelungen ist, einen Hinweis dafür zu geben, daß die Frage nach dem Zusammenhang zwischen Alter und Fahrtüchtigkeit wie alle Beschäftigung mit der Leistungsfähigkeit des Menschen im motorisierten Straßenverkehr eine Reihe wichtiger allgemeinmedizinischer, psychologischer, psychopathologischer, wahrnehmungspsychologischer, soziologischer, sozialmedizinischer und forensisch-medizinischer Probleme aufwirft, mit denen wir uns intensiv auseinandersetzen müssen und denen wir in der Sachverständigentätigkeit nicht mit realitätsfernen gutachtentechnischen Konstruktionen begegnen können.

Auch für den alternden Kraftfahrer muß im übrigen der Satz gelten, daß es ein Vorrecht ist, eine Kraftfahrerlaubnis zu besitzen, und daß man sich dieses Vorrecht ständig neu erwerben muß, wenn es erhalten bleiben soll.

H. Kummer, Stuttgart: **Der ältere Mensch im Straßenverkehr.** (Mit 3 Abb.).

Die Anforderungen, die das moderne Kollektiv an das einzelne Individuum stellt, werden von der industriellen Entwicklung der letzten

Jahrzehnte mit ihren hohen Unfallzahlen in Betrieb und Verkehr maßgeblich bestimmt; sie machen es erforderlich, die Verhaltensweise und
die Belastbarkeit gerade auch des Menschen der älteren Jahrgänge
einer genaueren Untersuchung zu unterziehen, um zu erfahren, was
dieser von sich selbst noch erwarten und was die Gemeinschaft von ihm
noch fordern und was etwa noch durch sinnvolle Planung, angepaßte
Arbeits- und Trainingsmethoden und durch Ausgleichsmechanismen zusätzlich erreicht werden kann, um die Auswirkungen des biologischen
Alterungsprozesses jenseits des 5. bis 6. Lebensjahrzehnts im Rahmen
der öffentlichen und privaten Gemeinschaft noch möglichst lange ausgleichen zu können und auf diese Weise der angestrebten allgemeinen
Leistungshomogenität (notabene auf einem möglichst hohen Niveau!)
so nahe wie möglich zu kommen.

In diesem Zusammenhang ist die Teilnahme des Menschen der älteren
Jahrgänge am motorisierten Straßenverkehr von besonderem Interesse.
Es wurden daher die Untersuchungsergebnisse des MPI-Stuttgart von
530 Personen, die das 60. Jahr überschritten hatten, einer besonderen
Betrachtung unterzogen und in folgendem zusammengestellt.

Der jüngste der Untersuchten war einige Tage über 60 Jahre, der
älteste nur wenige Wochen unter 90 Jahre alt.

Von diesen 530 Personen sind 318 Führerschein(FS)-Inhaber und 212
FS-Bewerber.

Die Gründe für die Untersuchung der FS-Inhaber waren:
1. Verkehrsunfälle ohne Alkoholeinfluß,
2. Verkehrsunfälle unter Alkoholeinfluß,
3. Wiedererteilung des FS nach Fahren unter Alkoholeinfluß ohne
   Unfall,
4. Bedenken der Verwaltungsbehörden oder Arbeitgeber,
5. freiwillig.

Die Gründe für die Untersuchung der FS-Bewerber waren:
1. mehrmals nicht bestandene FS-Prüfung,
2. Bedenken der Verkehrsbehörden,
3. nach dem Erlaß des Innenministeriums von BW vom 27. 8. 1956,
4. freiwillig oder auf Veranlassung der Angehörigen.

Es handelt sich demnach sowohl bei der Gruppe des FS-Inhaber als
auch bei der Gruppe der FS-Bewerber um ein vorausgelesenes Untersuchungsgut.

Die Fahrtauglichkeits- und Eignungsuntersuchungen in den MPI's
bei den TÜV'en erfolgen durch bewährte medizinische und psychologische Untersuchungsmethoden; sie werden in Zweifelsfällen ergänzt durch
einen praktischen Fahrtest, der unter Leitung eines amtlich anerkannten
technischen Sachverständigen (AAS) in Begleitung eines zugelassenen
Kraftfahrlehrers und in Gegenwart eines Institutsmitgliedes vorgenommen wird.

Die medizinischen Untersuchungen werden von Fachärzten für Neurologie und Innere Medizin durchgeführt; in Bedarfsfällen werden Fach-
ärzte anderer Disziplinen zugezogen und ambulante oder stationäre
Spezialuntersuchungen veranlaßt.

Die psychologischen Untersuchungen erfolgen durch Diplompsychologen. Den einzelnen Instituten stehen außerdem noch wissenschaftliche Beiräte zur Seite, denen anerkannte Fachwissenschaftler angehören.

Von den ärztlichen Untersuchungen sind diejenigen des Sehvermögens, des Herz- und Kreislaufsystems und des Nervensystems von besonderer Bedeutung; die Untersuchung der übrigen Organe wird im Einzelfall in keiner Weise vernachlässigt; Ausfallserscheinungen treten hier jedoch zahlenmäßig weniger in Erscheinung. Jeder Untersuchung geht eine ärztlich erhobene Anamnese voraus, keine Untersuchung wird vorgenommen, ohne daß nicht auch eine ärztliche Exploration erfolgt.

Die psychologischen Untersuchungen haben zum Ziel die Erforschung der psychophysischen Leistungsfähigkeit und der Persönlichkeitsstruktur des Probanden. Mit aus der Psychotechnik stammenden und weiterentwickelten qualifizierten Methoden werden die Funktionsbereiche der Sensorik und Motorik einer eingehenden Leistungsanalyse unterzogen; mit den sogenannten projektiven Testverfahren wird eine tiefgehende charakterologische Strukturanalyse vorgenommen.

Unsere Gesamtuntersuchung ruht somit auf drei Schwerpunkten:
1. somatischer Befund,
2. psychophysische Leistungsfähigkeit,
3. Persönlichkeitsbild.

Die bei dieser Form der Untersuchung entstehenden Überschneidungen von ärztlichen, psychologischen und fahrtechnischen Untersuchungsbereichen lassen gerade die zentralen Gebiete der menschlichen Persönlichkeit von verschiedenen Aspekten her betrachtet erscheinen, was die Fehlerquellen vermindert und dem Gesamtergebnis und damit nicht zuletzt auch dem Patienten selbst zugute kommt.

Es wird bewußt eine vielgestaltige und mehrdimensionale Diagnostik angestrebt, die die naturwissenschaftlichen und geisteswissenschaftlichen Betrachtungsweisen in der Gemeinschaftsarbeit eines wohltemperierten Teams in jedem Einzelfall zu koordinieren versucht. Es ist deshalb nicht verwunderlich, wenn der nackte Arbeitsaufwand im Durchschnitt 3 bis 4, oft aber auch 5 bis 6 Stunden und mehr beträgt.

Unsere Untersuchungen an 530 Patienten über 60 Jahre zeigten im einzelnen folgendes:

1. im somatischen Befund Störungen im Bereich der Sinnesleistungen (Sehschwäche, Gesichtsfeldeinschränkung, erhöhte Blendempfindlichkeit, Verlangsamung der Hell-Dunkel-Anpassung und der Wiederanpassung nach Blendung; in geringerem Ausmaß Farbsehstörungen, Hörschwäche, Riech- und Geschmacksbeeinträchtigungen, Gefühlsstörungen); Störungen des Herz- und Kreislaufsystems, während andere interne Störungen weit geringer häufig in Erscheinung traten; im neurologischen Bereich pyramidale und vorwiegend extrapyramidale sowie Gleichgewichtsstörungen; im vegetativen Bereich die schlechte und wenig gesteuerte Kopfdurchblutung, Akrocyanose, Cutis mamorata, Tremor der Lider und Hände, verlängertes Nachröten bei Bückversuch, vasomotorischer Schwindel bei Kopfnackenlage, Hyperhidrosis; im

chirurgisch-orthopädischen Bereich Aufbrauchserscheinungen der Wirbelsäule und chronische Arthropathien.

2. im Bereich der psychophysischen Leistungsfähigkeit quantitative Leistungsabfälle und qualitative altersspezifische Leistungsveränderungen auf den Gebieten der Wahrnehmung und der Bewegung. Die Leistungsveränderungen wurzeln in einer Verminderung der Gestaltungsfähigkeit und in einer solchen der Bewegung. Einerseits führt die Verminderung der Phantasie, wie sie sich z. B. in den projektiven Verfahren darstellt, zu einem Nachlassen der Wahrnehmungsqualität (dasselbe gilt entsprechend für die Bewegungsphantasie), andererseits ist die Ursache der Leistungsveränderungen auch in der mangelnden Verhaltenskritik zu suchen. Die Wahrnehmungsleistungen (Sensorik) sind bei unseren Alten besonders in folgenden Punkten beeinträchtigt: Das Auffassungstempo ist verlangsamt, der Umfang eingeengt bei zum Teil konfabulatorischen Ausschmückungen, die Intensität merklich herabgesetzt, das Auffassungsfeld erfährt je nach Auffassungstyp eine abnorme Einengung bei gleichzeitigem perseverierend fixierendem Erfassen und ungleichmäßig-fluktuierender Verteilung. Der Konzentrationsverlauf zeigt eine erhebliche Inkonstanz. Häufig lassen sich in speziellen Tests Ausfallserscheinungen feststellen, die den gleichmäßigen Verlauf oft bis zu 1 sec unterbrechen. Auf dem Gebiet der Bewegungsleistungen (Motorik) fällt besonders bei den FS-Bewerbern eine mangelnde Gestaltungsleistung im Sinne einer herabgesetzten sensomotorischen Koordination, eine Beeinträchtigung des aktiven und reaktiven Bewegungsverhaltens sowie ein Mangel an Gleichmaß, Konstanz und Steuerungsvermögen auf. Das Reaktionstempo zeigt eine deutliche Verlangsamung, mitunter bis zum Sechsfachen der Norm. Auffällig ist weiter die erhöhte Störbarkeit, sie sowohl den sensorischen als auch den motorischen Gestaltungsvorgang erheblich beeinträchtigt. Das gleiche gilt für die Belastbarkeit.

3. im Bereich der charakterologischen Untersuchungen Beeinträchtigung der Vitalität hinsichtlich Ausmaß und Dynamik auf dem Boden der allgemeinen Strukturauflockerung und dem Verlust an körperlicher und geistig-seelischer Elastizität und Stabilität; Einbuße und Auflockerung der Persönlichkeit sind durch Selbsteinsicht und Selbststeuerung so lange noch kompensierbar, wie diese aktiv zur Verfügung stehen; wie jedoch die folgenden Aufstellungen zeigen, sind diese Funktionen in der überwiegenden Zahl meist ebenfalls dem Abbau verfallen.

Wir können danach an unserem Untersuchungsgut der Gruppe der über 60jährigen (sowohl bei den FS-Inhabern als auch bei den FS-Bewerbern) folgende altersspezifische Merkmale feststellen:

1. Minderung des Vitalstatus durch Einschränkung der Sinnesorganleistungen und durch Herz- und Kreislaufstörungen, durch Mangel an Anspannbarkeit, durch Elastizitätsverlust und durch Mangel an Stoffwechselbereitschaft;

2. Einschränkung der psychophysischen Leistungsfähigkeit durch qualitative und quantitative Minderung der Aufmerksamkeits- und Bewegungsleistungen: Spannung, Konstanz, Intensität, Präzision, Konzentration, rationelles Erfassen, Steuerung und Koordination;

3. Auflockerung der emotionalen und affektiven Kräfte sowie der kritischen Fähigkeiten bei gleichzeitiger Neigung zu Erstarrung und Perseveration.

Entsprechend dem Schweregrad des Einzelfalles wurden die Eignung, die bedingte Eignung oder die Nichteignung festgestellt.

Die nachfolgenden Tabellen und Abbildungen geben darüber Aufschluß:

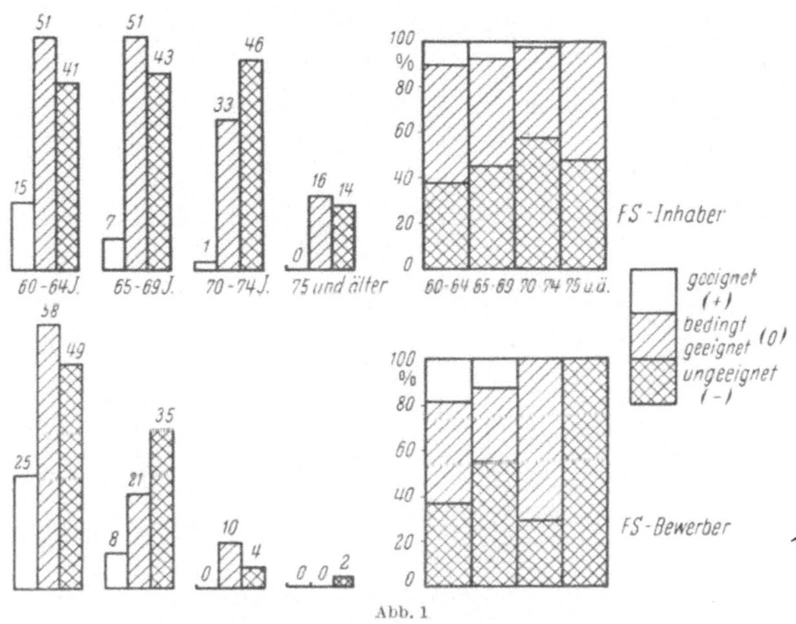

Abb. 1

Tabelle 1 *Gruppe der über 60 jährigen*
(Gesamtzahl 530)

		(+)	(o)	(−)
Fs-Inhaber	318 = 60%	− 23 = 7,2%	151 = 47,5%	144 = 45,3%
FS-Bewerber	212 = 40%	− 33 = 15,6%	89 = 42 %	90 = 42,4%
	530	56 = 10,6%	240 = 45,3%	234 = 44,1%

Altersstaffelung der FS-Inhaber und ihre Eignung in Zahl + %

	(+)	(o)	(−)	
60—64 jährige	15 = 14 %	51 = 47,7 %	41 = 38,3%	= 107
65—69 jährige	7 = 6,9 %	51 = 50,5 %	43 = 42,6%	= 101
70—74 jährige	1 = 1,25%	33 = 41,25%	46 = 57,5%	= 80
75 und älter	0	16 = 53,3 %	14 = 46,7%	= 30
	23	151	144	318 318

Altersstaffelung der FS-Bewerber und ihre Eignung in Zahl + %

	(+)	(o)	(−)	
60—64 jährige	25 = 18,9 %	58 = 44 %	49 = 3,1%	= 132
65—69 jährige	8 = 12,5 %	21 = 32 %	35 = 54,7%	= 64
70—74 jährige	0	10 = 71,4 %	4 = 28,6%	= 14
75 und älter	0	0	2 = 100 %	= 2
	33	89	90	212 212
				530

Tabelle 1 zeigt, daß von 530 Untersuchten nur 56 = 10,6% als uneingeschränkt geeignet (+) zur Teilnahme am motorisierten Straßenverkehr
angesehen werden konnten und zwar bei den FS-Inhabern nur 23 =

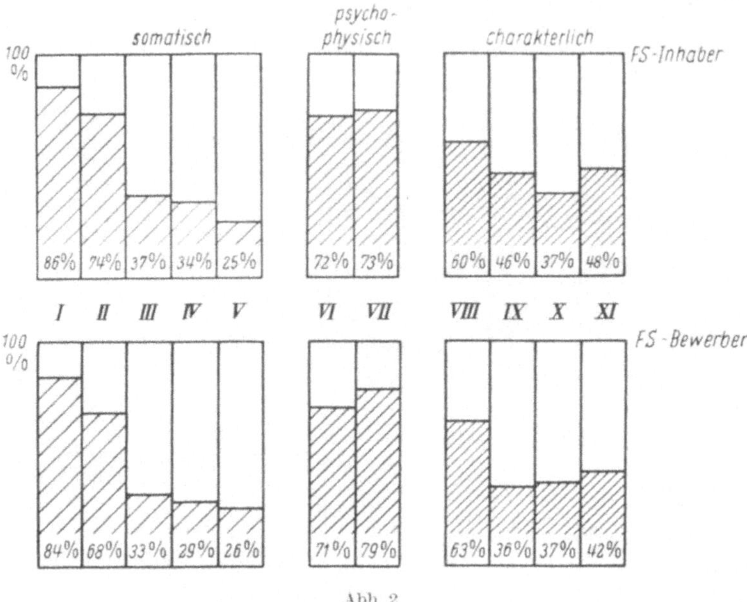

Abb. 2

Tabelle 2. *Medizinisch-Psychologische Ausfallserscheinungen der über 60 jährigen*

Somatische Befunde		FS-Inhaber (318)	FS-Bewerber (212)
I.	Gestörte Sinnesleistungen	274 = 86%	178 = 84%
II.	Internistische Störungen	236 = 74%	144 = 68%
III.	Neurologische Störungen	118 = 37%	70 = 33%
IV.	Vegetative Störungen	109 = 34%	62 = 29%
V.	Chirurgisch-orthopädische Störungen	78 = 25%	57 = 26%
	Psychophysische Leistungsschwächen		
VI.	Sensorische Einschränkungen	229 = 72%	150 = 71%
VII.	Motorische Störungen...................	235 = 73%	168 = 79%
	Störungen im Persönlichkeitsbild		
VIII.	Affektive und emotionale Störungen......	193 = 60%	133 = 63%
IX.	Einschränkungen der Verhaltenskontrolle (Kritikfähigkeit)	148 = 46%	76 = 36%
X.	Verhaltensstörungen mittleren Grades	117 = 37%	78 = 37%
XI.	Schwere Anpassungsmängel	153 = 48%	89 = 42%

7,2 % dieser Gruppe, bei den FS-Bewerbern 33 = 15,6 % jener Gruppe;
die bedingt Geeigneten (o) sind in beiden Gruppen etwas gleichmäßiger
verteilt, aber insgesamt ist diese Gruppe recht groß: sie macht mit

240 = 45,3% der Gesamtuntersuchungszahl aus; nur wenig geringer ist die Zahl der Ungeeigneten (—): 234 = 44,1% von 530 Untersuchten.

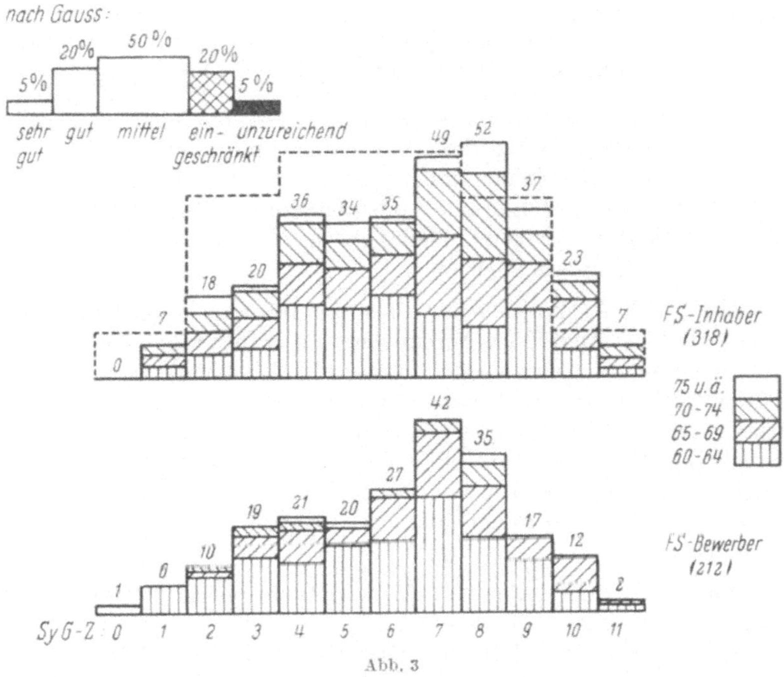

Abb. 3

Tabelle 3. *Ausfallserscheinungen der Gruppe der über 60jährigen nach Anzahl der Symptomgruppen und Alter*

| | FS-Inhaber (318) | | | | | FS-Bewerber (212) | | | | | |
	60—64	65—69	70—74	75 u.ä.		60—64	65—69	70—74	75u.ä.		
0	—	—	—	—	0	1	—	—	—	1	1
1	2	3	2	—	7	6	—	—	—	6	13
2	5	5	4	4	18	8	1	1	—	10	28
3	6	7	6	1	20	12	5	2	—	19	39
4	16	9	9	2	36	11	7	3	—	21	57
5	15	9	6	4	34	15	4	1	—	20	54
6	18	9	7	1	35	16	10	1	—	27	62
7	14	17	15	3	49	26	15	1	—	42	91
8	11	15	19	7	52	17	11	5	2	35	87
9	15	10	7	5	37	12	5	—	—	17	54
10	6	11	4	2	23	5	7	—	—	12	35
11	2	2	3	—	7	2	—	—	—	2	9
					318					212	530

Daraus ergibt sich, daß bei fast 90% aller über 60jährigen Anlaß zu Bedenken bestand, während nur 10,6% zu keinerlei Bedenken Anlaß gaben. Anders ausgedrückt machen die Geeigneten und die bedingt Geeigneten zusammen 295 = 55,9% aus, d. h. bei fast 56% der Untersuchten konnte die Belassung bzw. die Aushändigung oder Wiedererteilung des Führerscheins befürwortet werden. Das entspricht einem Verhältnis Ablehnung zu Befürwortung von etwa 1 : 1,25 (4 : 5), während dieses bei dem allgemeinen Institutsdurchschnitt 1 : 2 beträgt.

Die weiteren Tabellen und graphischen Darstellungen der Tafel 1 geben die Altersstaffelung der FS-Inhaber und -Bewerber und ihre Eignung in absoluten Zahlen und % wieder. Die Prozentaufstellung bei den kleinen Zahlen erfolgte der Vollständigkeit halber und darf daher nur in diesem Rahmen verstanden werden. Mit jeder Stufe der Staffel nimmt die Eignung erheblich ab.

Tabelle 2 soll Auskunft geben über die Häufigkeit der medizinisch-psychologischen Ausfallserscheinungen. Es wird hier deutlich, was weiter oben schon näher ausgeführt wurde. Besonders interessant ist, daß die Gruppe der FS-Inhaber zwar eindeutig weniger motorische Ausfälle zeigt als diejenige der FS-Bewerber, daß aber gleichzeitig hinsichtlich der Verhaltenskontrolle und Kritikfähigkeit das umgekehrte Verhältnis besteht, daß also der Routiniertere seiner Leistung weniger selbstkritisch gegenübersteht als der Anfänger der gleichen Altersstufe.

Tabelle 3 gibt Aufschluß über die Anzahl der einzelnen Symptomgruppen in den verschiedenen Altersstufen. Die dazugehörige graphische Darstellung läßt erkennen, daß die weitaus meisten der Untersuchten jeweils Störungen auf mehreren Symptomgebieten aufweisen. Gegenüber der Gaußschen Kurve (Glocke), die zum Vergleich als unterbrochene Linie mit eingezeichnet und in verkleinertem Maßstab danebengesetzt wurde, zeigt sich bei den Alten eine deutliche Rechtsverschiebung hinsichtlich der Symptomgruppenmenge, eine Verschiebung in Richtung der eingeschränkten bzw. unzureichenden Leistungsfähigkeit.

Diese kurzen Darlegungen mögen zeigen, daß die MPI es als ihre anthropologische Aufgabe ansehen, durch eine möglichst vielseitige und vielschichtige Diagnostik den Untersuchten, der in vielen Fällen ein Patient im echten Sinne des Wortes ist, mit *seiner* Realität bekannt zu machen und ihm die Möglichkeiten und Wege zu Kompensation und Anpassung für die Tätigkeit am Steuer eines motorisierten Straßenfahrzeuges aufzuzeigen. Wenn dies nicht mehr erreicht werden kann, muß auch die FS-Befürwortung versagt bleiben, was im Einzelfall zweifellos schmerzlich und bitter ist, auch für den Untersucher. Hinsichtlich der Alten lautet danach die Kernfrage: Hat das Nachlassen der vitalen Spannung und des strio-pallidären Tonus bereits zu einer Vergröberung der Persönlichkeit geführt und in welchem Maße, und ist die Kunst des Arztes in der Lage, hier noch für einige Zeit eine Abwendung zu erreichen? In diesem Sinne soll die vorliegende Arbeit auch ein Beitrag zur Altersforschung sein.

K. Haasch, Berlin: Die Verkehrsgefährdung des alten Menschen unter besonderer Berücksichtigung der Berliner Verhältnisse (Mit 2 Abb.)

Die Verkehrsunfallstatistiken bestätigen es immer wieder: Die Gefahren im Straßenverkehr sind nicht nur ein Problem für den im Berufsleben stehenden jüngeren Menschen, sondern in gleich hohem Maße auch für die alten Menschen.

Genau 40% der im Jahre 1957 in West-Berlin bei Verkehrsunfällen getöteten Menschen hatten das 65. Lebensjahr überschritten, weitere 19% waren älter als 55 Jahre. Sie zählen fast alle zur Gruppe der Fußgänger, also jener Gruppe, die bei einem Verkehrsunfall die geringste Chance hat zu überleben. Allein 58% der Verkehrstoten in Berlin waren Fußgänger, und 60% von ihnen älter als 65 Jahre. Erst an dieser Zahl erkennt man die ganze Schwere des Problems, vor dem wir stehen. Sie kann noch weiter verdeutlicht werden beim Vergleich der Zahl der Verletzten mit der der Getöteten. Nur jeder 105. verletzte Radfahrer, jeder 88. Kraftwagenfahrer, jeder 76. Motorradfahrer, aber jeder 19. verunglückte Fußgänger wurde tödlich verletzt. Bei den über 65 Jahre alten Fußgängern wurde sogar jeder 10. Verletzte getötet. Auch bei den Schwerverletzten stellen die Fußgänger mit 35% den Hauptanteil. Knapp die Hälfte dieser Verletzten ist über 60 Jahre alt.

Diese Zahlen aus Berlin lassen eine weit höhere Beteiligung der Fußgänger und damit auch der alten Menschen am Unfallgeschehen erkennen als in den übrigen Ländern und Städten der Bundesrepublik. Die Begrenzung West-Berlins auf das unmittelbare Stadtgebiet und die dadurch gegebene Siedlungsdichte erklären den bedeutenden Anteil der Fußgänger an Verkehrsunfällen. Andererseits läßt die hohe Beteiligung der alten Menschen an Verkehrsunfällen in Berlin auf eine Überalterung schließen, die auch tatsächlich besteht. 15,8% der Einwohner unserer Stadt haben das 65. Lebensjahr überschritten, während im Bundesgebiet nur 10% diese Altersgrenze erreicht haben.

Wie sehr der alte Mensch vom Verkehrstod bedroht ist, beweist auch ein Vergleich der Zahl der Unfalltoten des Jahres 1957 mit der Gesamtbevölkerungszahl in den einzelnen Altersgruppen. (Abb. 1.)

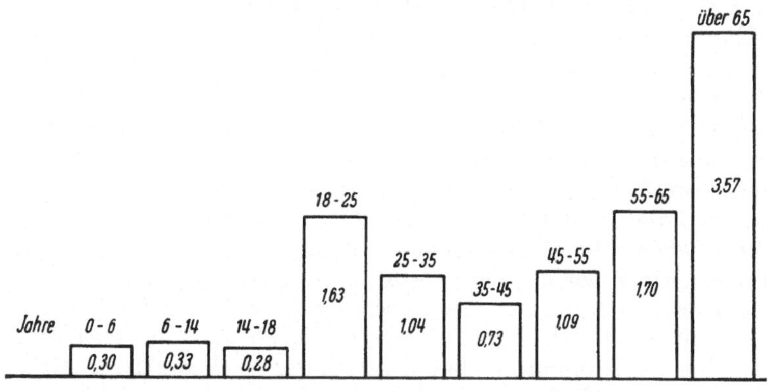

Abb. 1. Zahl der Unfalltoten bezogen auf 10 000 Menschen der jeweiligen Altersgruppe

Sie sehen an diesem Bild, wie jenseits des 65. Lebensjahres die Unfall-
mortalität erschreckend zunimmt. Bewegt sich die Todesziffer bei den
18- bis 25jährigen mit 1,63 auf 10000 Menschen der jeweiligen Alters-
klasse schon wesentlich über dem Durchschnitt, so ist sie bei den alten
Menschen gegenüber dieser Zahl noch mehr als verdoppelt.

Die Gründe hierfür liegen auf der Hand. Der alte Mensch ist den heutigen Verkehrsverhältnissen einfach nicht mehr gewachsen, er verkennt
die Gefahren, denen er sich aussetzt. Als ungünstige Faktoren kommen
häufig Einschränkungen der Hör- und Sehfähigkeit, Gehbehinderungen,
verlangsamte Reaktion und körperliche Ungeschicklichkeit hinzu. Die
hohe Mortalität ist aber zum Teil auch dadurch bedingt, daß die alten
Menschen infolge ihrer verminderten Widerstandskraft mittelbaren
Unfallfolgen erliegen. Allein in unserem Krankenhaus starben im Jahre
1957 8 Unfallverletzte mit jeweils nur einer geschlossenen Extremitäten-
fraktur an hypostatischen Pneumonien. Sie waren alle über 70 Jahre alt.
Nicht zuletzt bedeuten die bei Verkehrsunfällen so häufigen Schädelverletzungen für den bejahrten Menschen eine schwere Belastung.

Das Unfallgeschehen wird schließlich noch von anderen Faktoren
beeinflußt, auf die ich noch kurz eingehen möchte. Die Unfallziffer ist
abhängig von den Straßenverhältnissen, sie schwankt mit dem Grade
der Verkehrsdichte zu den einzelnen Tageszeiten und wächst in ihrer
Schwere mit der Geschwindigkeitszunahme der einzelnen Fahrzeuge.

Obwohl Berlin gegenüber anderen Großstädten der Bundesrepublik
über eine Mehrzahl breiter und übersichtlicher Straßenzüge verfügt,
konnten wir die Beobachtung machen, daß der alte Mensch in solchen
Straßen genauso verunglückt wie an anderen Stellen. Im Gegenteil, mit
zunehmender Breite der Fahrbahn und abnehmender Verkehrsdichte,
wo der alte Mensch, auf sich allein gestellt, die Fahrgeschwindigkeit des
herannahenden Fahrzeuges, seine eigene Gehgeschwindigkeit und die
Straßenbreite richtig abschätzen soll, hat er es ungleich schwerer als bei
Verkehrszusammenballungen auf engen Straßen, wo er im Strom der
anderen Fußgänger die Fahrbahn überqueren kann. Die Einrichtung von
Überwegen und Signalregelungen bieten für den alten Menschen nur
eine unvollständige Sicherung, da ihm Verkehrszeichen und Regeln nicht
selten unbekannt sind. Ob Verkehrsbelehrungen, wie sie in Hamburg
und Hannover jetzt durchgeführt werden, einen gleich guten Erfolg
haben werden, wie bei Schulkindern, muß bei der geringeren Elastizität
der Alten bezweifelt werden.

Eine andere Feststellung, die wir an Hand der Unterlagen der Verkehrsverletzten in unserem Krankenhaus machen konnten, erscheint uns
erwähnenswert (Abb. 2). Wie bekannt, steigt mit zunehmender Verkehrsdichte auch die Unfallkurve und erreicht zwischen 16 und 18 Uhr, wenn
der arbeitende Mensch heimkehrt, ihren Höhepunkt. Im Gegensatz
dazu registrierten wir bei den über 65 Jahre alten Menschen die meisten
Unfälle zwischen 19 und 20 Uhr, also zu einer Zeit, wo der Verkehr bereits abgeflaut ist. Man kann daraus schließen, daß die Menschen im
hohen Alter auch schon zu Zeiten geringerer Verkehrsdichte oft nicht
mehr imstande sind, den an sie gestellten Forderungen gerecht zu wer-

den. Ein letztes Wort zur Geschwindigkeitsbegrenzung: Sie hat, wie Sie alle wissen, die Unfallziffer gesenkt. Sie ist sicher in besonderem Maße den alten Menschen zugute gekommen. Dennoch bleibt das Problem

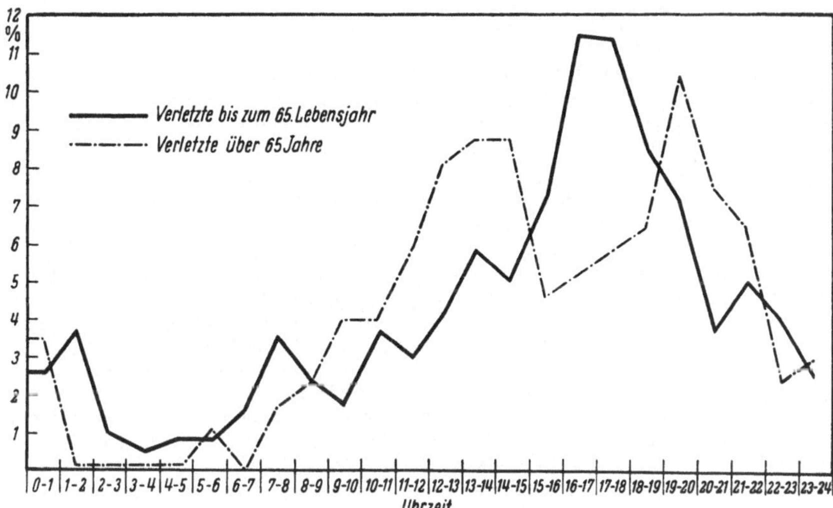

Abb. 2. Zahl der Verkehrsunfälle mit Körperverletzungen zu den einzelnen Tageszeiten

bestehen, wie man den älteren Personen im Straßenverkehr helfen kann. Es ist vielleicht nur durch gesteigerte Hilfsbereitschaft der Fußgänger untereinander und größere Rücksichtnahme der Kraftfahrer zu lösen.

Wulff, Kopenhagen: In Dänemark hat man seit jeher den Führerschein alle 5 Jahre erneuern müssen, und jedesmal muß eine neue ärztliche Untersuchung vorgenommen werden. Als vor 3 Jahren ein neues Verkehrsgesetz erschien, wurde bestimmt, daß Personen, die über 70 Jahre alt sind, nicht ohne weiteres ihren Führerschein auf 5 Jahre bekommen. Die Polizei kann die Gültigkeit des Scheines auf eine kürzere Zeit begrenzen. Diese Bestimmung, die an und für sich sehr plausibel aussieht, wurde nur damit begründet, daß das Ohr, das Auge und das Herz im Greisenalter sich schnell verschlechtern kann. Ich möchte doch betonen, daß ein statistischer Beweis für eine mit dem Alter zunehmende Gefahr nicht vorgebracht wurde.

Das einzige, was man aus der Statistik über Verkehrsunfälle herauslesen kann, ist dieses, daß verhältnismäßig viele Unfälle von Personen über 60 Jahre, die „Moped" fahren, verursacht sind. (Wir nennen das Moped mit einem Onomatopoieticon „Knallert" bei uns.) Es ist anzunehmen, daß diese Fahrer häufig selber das Opfer dieser Unfälle werden.

Diese Unfälle, die von älteren Personen verursacht werden, kann man doch nicht durch die genannten Bestimmungen des Verkehrsgesetzes einschränken, da Mopedfahrer keinen Führerschein haben sollen. Das Gesetz verlangt lediglich von ihnen, daß sie eine Haftpflichtversicherung für Schäden, die sie andern zufügen, gezeichnet haben. Der Mopedfahrer kann — theoretisch wenigstens — am selben Tag, wo er einen Verkehrsunfall verursacht hat, weiterfahren.

Es ist mir nicht gelungen, zu ermitteln, ob man in anderen Ländern über Erfahrungen verfügt, die zeigen, daß ältere Kraftwagenführer häufiger Verkehrsunfälle verursachen als jüngere. Die Versicherungsgesellschaften bei uns haben nicht den

Eindruck, hat man mir gesagt. Und in den Vereinigten Staaten müssen junge Führer einen höheren Betrag für die Haftpflichtversicherung bezahlen als die älteren. Wahrscheinlich wird man in Dänemark in einigen Jahren über Erfahrungen verfügen, die zeigen können, ob eine Revision des Führerscheins mit 1- oder 2jährigen Intervallen die Verkehrsunfälle, die von alten Führern verursacht werden, wesentlich beschränken kann.

MÜLLER-JENSEN, Hamburg: In Hamburg bemühen wir uns am Verkehrsmedizinischen Institut der Landesverkehrswacht Hamburg e. V. (Forschungs- und Prüfstelle für Fahrtüchtigkeit) einen Beitrag zur Klärung des Begriffes der Fahrtüchtigkeit und der Verkehrssicherheit zu liefern.

Ich darf einige kurze Bemerkungen, mehr symptomatischer Art, aus unserer Erfahrung zu dem hier zur Diskussion gestelltem Thema machen. Zunächst dürfte es interessieren, daß neben den Fahrern, die uns von behördlicher oder betrieblicher Seite zugeschickt werden, es gerade ältere Menschen sind, die aus eigenem Antrieb und Verantwortungsbewußtsein zu uns zur Untersuchung kommen. Es sind alte Menschen, die ihre Fahrtüchtigkeit überprüfen lassen oder solche, die erst beabsichtigen, einen Führerschein zu erwerben und die Anschaffung eines Fahrzeuges von dem Untersuchungsergebnis abhängig machen. Die letzteren kommen oft auf Veranlassung der Fahrschulen vor oder während der Ausbildung. Häufig haben die Fahranwärter schon das 70. Lebensjahr überschritten.

Bei der Beurteilung der Fahrtüchtigkeit kommt es neben einer eingehenden körperlichen Untersuchung auf eine ausführliche Exploration und bestimmte ausgewählte psychologische Prüfungen an.

Einerseits ist die Reaktionsfähigkeit bzw. senso-motorische Koordinationsfähigkeit zu prüfen, andererseits besonders die Leistungen im optischen Wahrnehmungsbereich. Wie meinen, daß das in Kiel durch MIERKE entwickelte Determinationsgerät, das ein optisches-akustisches Reizfeld darstellt, auf das bestimmte motorische Vollzüge auszuführen sind, hier gute Dienste leistet, besonders, wenn der Prüfling in seinem ganzen Verhalten bei den motorischen Handlungen, seiner Zielstrebigkeit, seiner Wachheit und Reaktionsgeschwindigkeit beobachtet wird.

Von der tachistoskopischen Untersuchung, bei denen Bilder verschiedener Wertigkeit kurz belichtet zu deuten sind, machen wir ebenfalls Gebrauch.

Ich bin der Auffassung, daß diese Untersuchungsergebnisse gerade für die Beurteilung alter Menschen wertvoll und richtungsgebend sein können, so daß keineswegs in jedem Fall eine praktische Fahrprüfung notwendig ist. Wo sie durchgeführt wurde, entsprach sie dem funktionspsychologischen Untersuchungsergebnis weitgehend. Neben dem körperlichen Befund und dem funktionspsychologischen Leistungsbild ist die Erkennung der Grundhaltung zum Fahren überhaupt wesentlich. Dabei ist zu eruieren, ob das Fahren tatsächlich noch seinem eigentlichen Zweck dient oder ob nicht eine Entfremdung oder ein Mißbrauch dieser Tätigkeit eingetreten ist.

An zwei Beispielen sei dies kurz skizziert: Es muß bedenklich erscheinen, wenn ein 86jähriger Mann bei der Exploration nicht müde wird seine Beliebtheit und seine Erfolge bei jungen Damen zu rühmen. Dieser konnte trotz erheblicher funktionspsychologischer Mängel und einer völlig ungenügenden Fahrweise bei der praktischen Fahrprüfung nicht einsehen, sein Fahren einstellen zu müssen.

Ebenso große Bedenken müssen auftreten, wenn ein anderer 86jähriger Mann seine patriarchalische Haltung nicht aufgibt, indem er seinen 40jährigen Sohn, mit dem er sich noch täglich auf Geschäftsfahrten befindet, nicht an das Steuer läßt, sondern ihm nur die Winkerbedienung überläßt.

Diese Beispiele zeigen, wie hier das Fahren seinen eigenen Sinn verliert und nur noch mißbraucht wird und dem Zwecke dient, die leider geschwundene Jugend doch noch auf flotte Weise unter Beweis zu stellen. Das Pendant hierzu stellen die Jugendlichen dar, die um jeden Preis vorzeitig den Führerschein erwerben möchten, um den Beweis des Schon-Erwachsenseins zu erbringen. Hier begegnen sich altersmäßige und pubertalhafte, trotzhafte, egozentrische Überschätzung des eigenen Leistungsvermögens, mangelnde Kritik- und Urteilsfähigkeit sowie Fehlen der Umweltanpassung.

Kurz formuliert läßt sich sagen: Die Alten wollen Auto fahren, um *noch* jung zu sein, die Jungen, um *schon* alt zu sein.

Dies mag etwas sehr vereinfacht erscheinen; aber aus der Erkennung solcher Haltungen, neben den durch die Untersuchung und die in manchen Fällen durchzuführende praktische Fahrprüfung festgestellten Mängeln, erwachsen mehrfache Aufgaben. Es ist zu entscheiden, ob diese Mängel überhaupt kompensierbar sind und ob die festgestellte Haltung nicht verbietet, sich weiterhin im Sozialfeld des Verkehrs mit genügender Sicherheit zu bewegen.

Wir müssen unsere Bedenken anmelden, ob es richtig ist, den Führerschein einmalig auf Lebenszeit zu gewähren, ohne daß eine Nachprüfung von einem bestimmten Lebensalter an erfolgt.

Dabei ist darauf hinzuweisen, daß man unterscheiden muß zwischen dem Begriff Fahr*fähigkeit* und Fahr*tüchtigkeit*, wobei der letzte Begriff die höhere Leistung und Bewährung im Verkehr darstellt. Es bedarf einer mehrdimensionalen medizinisch-psychologischen Diagnostik, um hier zu einem entsprechenden Urteil zu gelangen.

Es erwächst schließlich auch eine Aufgabe in dem Sinne, daß wir unseren ärztlichen Rat, wenn noch möglich, im Sinne psycho-therapeutischen Bemühens dahin einsetzen, dem alten Menschen zu helfen, seinen Platz, der seiner Lebensphase entspricht, zu finden und ihm zu zeigen, daß es auch im Alter noch Möglichkeiten der Entfaltung anderer Art gibt. Das hier doppelsinnig aufzufassende Wort des Dichters und Kollegen Gottfried BENN möge er erfüllen:

> „Ach, vergeblich das *Fahren*!
> Spät erst *erfahren* Sie sich
> bleiben und stille bewahren
> das sich umgrenzende Ich.“

A. W. FISCHER, Kiel: Es hat mich sehr überrascht, aus den Ausführungen von Herrn KUMMER zu entnehmen, daß die Eignung zum Führen von Kraftfahrzeugen bei den über 60 Jahre alten Bewerbern ungefähr derjenigen der gleich alten Führerscheininhaber entspricht. Wenn das stimmen würde, wäre das sehr betrüblich, es würde ja heißen, daß jemand, der über 60 ist, ganz erheblich in seiner Leistungsfähigkeit abgesunken ist. Sind nicht etwa die geprüften Führerscheininhaber insofern eine negative Auslese, als sie nur deswegen zur Untersuchung kamen, weil sie versagt hatten.

Nach allgemeiner Erfahrung lernt der ältere Mensch alles schlechter und langsamer als ein jüngerer, sei es nun eine fremde Sprache oder auch das Autofahren. Jemand, der in der Jugend einen Führerschein erwarb und Jahrzehnte hindurch täglich fährt, hat sich im Laufe der Jahre ein sehr hohes Maß von Automatie erworben. Eine solche Automatie kann derjenige, der erst im hohen Alter anfängt zu fahren, kaum mehr erwerben.

Es wäre interessant zu wissen, ob die modernen Prüfungsverfahren auch den Grad der erworbenen Automatie erfassen können. Ermüdung und Automatie hängen auch eng zusammen. Jeder Fahrschüler wird wissen und sich erinnern, daß er im Anfang nach einer halben Stunde Fahrunterricht geradezu erschöpft war, weil er eben dauernd bewußt seine Handlungen regieren muß. Hat er erst einmal eine Automatie erworben, so wird er viele Stunden lang fahren können ohne müde zu werden, eben weil seine Handlungen einen bewußten Denkakt nicht mehr erfordern.

Vor allem würde es uns auch interessieren zu hören, wie hoch eigentlich die Zahl der Unfälle ist, die durch ältere Fahrer verursacht werden. Die bekannten Fehler jüngerer Fahrer, wie Unbesonnenheit, mangelndes Nachdenken über die Möglichkeit der Folgen einer Handlung usw. wird man bei einem älteren Fahrer meist nicht mehr finden. Liegt wirklich eine Häufung von Unfällen älterer Fahrer vor, welche den Schluß zulassen, daß altersbedingte Unzulänglichkeiten ursächlich sind? Wird nicht etwa durch die erworbene Automatie eine solche altersbedingte Unzulänglichkeit weitgehend oder auch ganz ausgeglichen?

PIPER, Kiel: Die Gesamtleistung des Gesichtssinnes läßt sich nicht durch die Untersuchung einzelner Qualitäten, sondern nur durch umfassende „Komplexverfahren" erfassen. Eine eigene Methode wird demonstriert: Nach vollständiger Dunkelanpassung werden am Projektionsadaptomter nach Rieken-Meesmann die Schwellen für den einfachen Lichtsinn, für die gröbere Orientierung und die Lesefähigkeit im gleichen Untersuchungsgang unmittelbar hintereinander bestimmt. Beim alten Menschen sieht man zwar oft eine subnormale Schwellenlage, doch kommt eine solche auch bei jüngeren Personen vor (nach eigenen Erfahrungen z. B. bei Kurz- und anlagemäßig Schwachsichtigen). — Es handelt sich offenbar beim älteren Menschen nicht um einen einfachen Leistungsabbau, sondern um einen Leistungswandel; an die Stelle der labilen, bei aller Vielseitigkeit aber noch wenig differenzierten Leistung des Jugendlichen tritt die Spezialisierung auf bestimmte, durch ständige Ausübung besonders hochentwickelte Fähigkeiten. Dieser Einengung wegen ist der ältere Mensch sicherlich ungewohnten Geschicklichkeitsprüfungen gegenüber unterlegen; trotzdem kann ein alter Kraftfahrer einem jüngeren an Zuverlässigkeit der Leistung überlegen sein.

Giebel, Hamburg: Erlauben Sie mir einige Worte vom Gesichtspunkt des Chirurgen, der gewissermaßen den Effekt der Teilnahme alter Menschen am Verkehr zu sehen bekommt. Ohne allgemein Bekanntes über die Zunahme des Anteils alter Menschen an der Gesamtbevölkerung wiederholen zu wollen, nur zwei Schlaglichter: Gegenüber 1870 hat sich die Lebenserwartung der Lebendgeborenen nahezu verdoppelt, oder anders betrachtet, hat heute etwa derselbe Prozentsatz der Lebendgeborenen Aussicht, das 65. Lebensjahr zu erreichen wie damals das fünfte.

Im Material der letzten zwei Jahre unserer Klinik kamen 30% der Greise (der über 60jährigen) wegen Frakturen zu uns, während 32% aller Frakturen Greise betrafen. Dabei hatten nur ein Zehntel dieser greisen Patienten mehrere Frakturen, so daß sich die Zahl der übrigen Frakturen auf eine relativ kleinere Zahl von Patienten verteilt, d. h. fast jeder zweite Frakturenpatient war ein Greis. Ein Drittel der Greisenfrakturen waren durch Verkehrsunfälle entstanden. Arbeitsunfälle traten verständlicherweise zurück. Frauen verunglückten mehr im Hause, während bei den Verkehrsunfällen die Männer überwogen. Über 90% dieser Verkehrsunfallverletzten wurden von einem Kraftfahrzeug angefahren. Die Statistik der Hamburger Polizei für 1957 weist 177 getötete Fußgänger auf, von denen 152 durch eigene Schuld verletzt wurden, 107 über 60 Jahre alt waren, jedoch nur 20 unter 14 Jahren, ein Hinweis auf die gute Anpassungsfähigkeit der Jugend und den Erfolg der Verkehrserziehung. Trotz Zunahme der zugelassenen Kraftfahrzeuge sank die absolute Zahl der getöteten Kinder. Die erhebliche Steigerung der Unfälle der Greise im Winterhalbjahr (zwei Drittel der Zahl des gesamten Jahres) weist auf das Nachlassen der Sinnesorgane und der Reaktionsfähigkeit der Greise hin. Die Lokalisation zeigte das bekannte Überwiegen der Greise bei den Frakturen des proximalen Oberarm- und Oberschenkeldrittels. So betrafen drei Viertel aller Frakturen des proximalen Oberarmdrittels Greise, in 70,7% davon Frauen. Bei den Radiusfrakturen der Greise stellten die Frauen rund 90%. Von den Schädelfrakturen starb fast die Hälfte in den ersten zwei Tagen.

Frühzeitige und systematische Atemgymnastik ließ die Pneumonierate der Todesfälle unter 15% sinken, frühzeitige Krankengymnastik, gute funktionelle Ergebnisse auch bei unseren alten Patienten erreichen.

O. Prokop, Berlin: **Ermüdung am Steuer.** (Vorgetragen von Christiane Czwink.)

Wenn über die Ermüdung am Steuer eine Aussage gemacht werden soll, so wird man bei näherer Betrachtung ein unerhört symplexes Gebiet vor sich finden. Wäre es so, daß etwa nur oder vorwiegend eine primäre Ermüdung der Muskulatur eine Rolle spielte, so wäre das Problem relativ einfach zu überschauen. Eine solche primäre Ermüdung im Sinne von Simonson tritt aber ganz erheblich in den Hintergrund. Zweifellos spielt die primäre Ermüdung eine gewisse Rolle, wenn man an die verkrampfte Haltung der Schulter-, Oberarm- und Unterarmmuskeln bei längerem Fahren denkt, und es kann wohl nicht bezweifelt werden, daß diese statische Ermüdung einen Einfluß auf die Präzision der Steuerbewegung hat. Nach KRESTOWNIKOW führt gerade die statische Anspannung der Muskulatur rascher zur Ermüdung als rhythmische Anspannungen. Dadurch tritt auch eine Unpräzision des Nerv-Muskelsystems rascher in den Vordergrund als bei rhythmisch beanspruchter und ermüdeter Muskulatur. Viel wichtiger aber sind Betrachtungen, welche — abgesehen von den muskulären Momenten — das Schwinden der bedingt reflektorischen Reaktionsfähigkeit des Kraftfahrers zum Gegenstand haben. Die Fähigkeit, ein Kraftfahrzeug zu steuern, kann als komplexes Zusammenwirken bedingter Reflexe betrachtet werden. Visuelle und akustische Signale werden bedingt-reflektorisch beantwortet, soweit nicht — insbesondere im Stadtverkehr — bei zahlreichen neuartigen Reizen eine stark willensmäßig betonte Motorik Platz greift oder im Gegensatz dazu der bekannte CARPENTER-Effekt hinzukommt. Doch auch hier ist die Annahme eines bedingt-reflektorischen Verhaltens naheliegend. Die Betrachtung der Ermüdung im Straßenverkehr darf also mit vollem Recht zum großen Teil auf das Verhalten bedingter Reflexe bei längerer Beanspruchung zurückgeführt werden. Es ist bekannt, daß die Größe des bedingten Reflexes absinkt, wenn eine Verringerung der unbedingten Beschäftigung stattfindet. Dies kann jedoch für unsere Betrachtung nicht zutreffen, da ja auch bei längerer Autofahrt — abgesehen von längeren Autobahnfahrten — keine Verringerung der unbedingten Tätigkeit eintritt. Die Verminderung der bedingten Reflexe muß also eine andere Ursache haben. Es ist die Ermüdung des ZNS. POSNANSKAJA und JEFIMOW haben das fortlaufende Studium der bedingten Reflexe als gute Untersuchungsmethode zum Studium der Ermüdung erkannt.

PAWLOWA hat dazu einen guten Beitrag durch die Untersuchung von Maschinenrechnerinnen, die zwischen 18 und 32 Jahre alt waren geliefert. Wir können diese Untersuchungen auf die Fähigkeit, ein Kraftfahrzeug zu steuern, ohne weiteres übertragen.

Das Experiment gestaltete sich so, daß die Maschinenrechnerinnen während ihrer Arbeit zweimal untersucht wurden. Die erste Untersuchung fand von 7.30 bis 9 Uhr, die zweite Untersuchung von 14 bis 15 Uhr statt. Es wurde die motorische Antwortbereitschaft auf zwei Signale, die neben der Arbeit gegeben wurden, geprüft, und zwar auf eine leise und eine laute Klingel, also im Sinne von PAWLOW Signale des ersten Signalsystems. Nebenher wurde auch das zweite Signalsystem geprüft, indem die motorische Antwortreaktion auf verbale Reize, nämlich die Worte „leise Klingel" und „laute Klingel" geprüft wurde. Der Sachkenner wird ohne weiteres annehmen können, daß diese Untersuchungen auf das Kraftfahren schon wegen der Ähnlichkeit entsprechender Reize übertragen werden können. Die Ergebnisse der Untersuchungen waren sehr instruktiv. Vor allem zeigte sich, daß die bedingten Reflexe durch die Ermüdung schneller hinfällig werden, je kürzer sie ausgebildet waren. Mit anderen Worten haben wir hier die Bestätigung für die alte Erfahrungstatsache, daß die bedingt-reflektorische Leistung bei jungen Kraftfahrern, die erst kurze Zeit den Führerschein besitzen bzw. die erst kurze Zeit im Kraftfahren geübt sind oder bei denen mit anderen Worten die bedingten Reflexe erst kurz eingeschliffen sind, die Fähigkeit des Fahrzeugsteuerns rascher nachläßt als bei ausgereiften älteren Fahrern. Diese Tatsache des rascheren Hinfälligwerdens der bedingten Reflexe bei jugendlichen Kraftfahrern ist ja auch von der Alkoholwirkung her bekannt. Betrachtet man nun die Ergebnisse von Pawlowa weiter, so zeigt sich, daß die motorische Antwortreaktion bei den Maschinen-rechnerinnen morgens besser war als bei der zweiten Untersuchung am Nachmittag und daß intensive Reize des ersten Signalsystems zu diesem Zeitpunkt noch ebenso gut beantwortet werden wie verbale Reize. Mit der fortlaufenden Arbeit des Maschinenrechnens aber begann sich die Ermüdung auszuwirken. Es zeigte sich, daß die Antwortreaktion auf starke Signale stärker war, die Antwortreaktion auf schwache Signale, besonders die des zweiten Signalsystems, sogar verschwand. Bei noch stärkerer Ermüdung traten paradoxe Reaktionen auf, d. h. schwache Signale und solche des zweiten Signalsystems wurden stärker beant-wortet. Hier haben wir ein typisches Verhalten, wie wir es auch vom ermüdenden Kraftfahrer her kennen. Man braucht hier nur vergleichs-weise die Fahrversuche von Otto Graf zu betrachten. Wir finden anfangs bei seinen Versuchen an einer Fahrmaschine ein gewöhnliches Reagieren auf die Anforderungen der künstlichen Wegstrecke. Mit fortschreitender Ermüdung wird die Fahrweise monotoner, und es tritt ein Verzicht auf zusätzliche Steuerbewegungen bei sonst beantworteten Änderungen der Fahrbedingungen und ein Verzicht auf Geschwindigkeitswechsel ein. Gerade aber der Geschwindigkeitswechsel kann weitgehend als bedingt reflektorische Antwort auf optische Signale oder auch nur Vorstellungen solcher (Vermuten einer Kurve) bezeichnet werden. Die Untersuchungen von Pawlowa, dies sei nur nebenher erwähnt, haben, was ja eigentlich auch zu erwarten war, gezeigt, daß bei den einzelnen geprüften Personen starke individuelle Unterschiede in der Antwortbereitschaft waren. Wenn wir aber hier über einige wichtige experimentelle Grundlagen gesprochen haben, so kann diese Betrachtung von gerichtsmedizinischer Seite nicht befriedigen. Sie sind wohl richtungsweisend für die Feststellung der objek-tiven Meßbarkeit bestimmter Ermüdungsvorgänge, geben aber im Einzel-fall keinerlei praktische Anwendungsmöglichkeit. Vor allem liegt bei der Ermüdung am Steuer das Kernproblem ja ganz woanders. Es geht uns vor allen Dingen um die Begutachtung des speziellen Ermüdungsfalles bei Ermüdungsunfällen. Hier wird von den Gerichten und von der Ver-teidigung eines Ermüdungs-Verunfallten ja gar nicht angezweifelt, daß die Ermüdung so oder so abläuft. Die Kardinalfrage an den Sachverstän-digen ist die, ob der Ermüdete in der Lage war, seinen Ermüdungs-zustand subjektiv zu erkennen, was mit der Frage des schuldhaften Handelns natürlich in direkter Beziehung steht. Hat ein Kraftfahrer, der seine Arbeitszeit nicht überschritten hat (wodurch er ja allein schon straffällig würde), von einer plötzlichen Ermüdung überrascht, die Herr-schaft über den Wagen verloren, so kann er, wenn er zu Recht behauptet, daß diese Ermüdung für ihn nicht voraussehbar war, auch nicht wegen fahrlässigen Handelns bestraft werden. Da in letzter Zeit diese Behauptung des plötzlich unvorhergesehenen Einschlafens bei weitem überspitzt wiederholt vorgetragen worden ist, was zu vielleicht nicht ganz gerechtfertigten Freisprüchen, besonders bei Autobahn-Ermüdungsunfällen, geführt hat, halten wir es für richtig, zu dieser Frage Stellung zu nehmen. Dies ist um so wichtiger, als wir die Beobachtung gemacht haben, daß manche Sachverständige mit der Materie der Ermüdung nur oberflächlich vertraut sind. Wie weit in letzter Zeit die Einlassung der plötzlichen Ermüdung und Ohnmacht übertrieben worden ist, mag Ihnen der berühmte Waldshuter Fall zeigen, den wir als Sachverständige bearbeitet hatten:

Hier hat ein Schweizer Kraftfahrer mit seinem großen Wagen einen deutschen Kleinwagen durch frontales Anfahren gerammt und erheblichen Personen- und Sachschaden gesetzt. Es wurde plötzliche Ermüdung und Ohnmacht am Steuer eingewandt und diese auf Sauerkrautgenuß am Vortage zurückgeführt. So wurde behauptet, daß Bakteriotoxine aus dem Sauerkraut eine unvorhergesehene plötzliche Intoxikation mit Bewußtlosigkeit, Ohnmacht oder plötzlichem Einschlafen bewirkt hätten. Der Kraftfahrer wurde in 1. Instanz freigesprochen, da sich die Gutachten dahingehend festlegten, plötzlicher nicht voraussehbarer Bewußtseinsverlust sei sehr wahrscheinlich.

Es war kein Wunder, daß dieser Fall wiederholt bei Ermüdungsfällen ausgespielt worden ist. In zweiter Instanz wurde der genannte Kraftfahrer aber verurteilt, da sehr richtig auf die Prodromalsymptome der Ermüdung und des Einschlafens gutachtlich Bezug genommen worden ist. So wird letzten Endes der medizinische Gutachter bei der Begutachtung von Ermüdungsfällen immer wieder bei der Diskussion der Prodromalsymptome der Ermüdung und des Einschlafens am Steuer landen. Sind die Prodromalsymptome zwingend, d. h. sie veranlassen den Kraftfahrer, von seiner Weiterfahrt Abstand zu nehmen, so kann jede Weiterfahrt vom Gericht als fahrlässig angesehen werden, da im Sinne der Reichsgerichtsentscheidung betreffs der Fahrlässigkeit „die den konkreten Umständen nach erforderliche Sorgfalt außer acht gelassen wurde". Sind die Prodromalsymptome nicht zwingend und lähmen sie schleichend die Kritikfähigkeit, so kann schwerlich eine Fahrlässigkeit unterstellt werden.

Um näher Aufschluß über die Frage der subjektiven Prodromalerscheinungen der Ermüdung und des Einschlafens Kenntnis zu erlangen, haben wir bereits 1955 und 1956 veröffentlichte Untersuchungen an 569, und bis jetzt erweitert auf 588, Kraftfahrern durchgeführt, wobei wir lediglich dieses Kernproblem der subjektiv erkennbaren oder nicht erkennbaren Prodromalsymptome betrachteten. Dabei stießen wir auf ein hochinteressantes Phänomen, das uns zahlreiche Kraftfahrer bestätigten. Wir möchten dieses Phänomen heute ganz besonders in den Vordergrund rücken und einer näheren Prüfung empfehlen. Wir hatten vorher gesagt, daß die Untersuchungen von PAWLOWA ein Nachlassen der motorischen Antwortreaktion auf Signale des ersten und besonders des zweiten Signalsystems nachweisen konnten. Es war für uns eine interessante Frage, inwieweit subjektiv ein Kraftfahrer das Hinfälligwerden der bedingten Reflexe erkennt, und dabei kamen wir auf das schon angedeutete Phä-

Tabelle 1. *Die von Kraftfahrern angegebenen Prodromalsymptome der Ermüdung*

Frühsymptome	Spätsymptome
Lidschwere	Gefühl, zu schnell zu fahren
Konvergenzschwäche (wird als besonders quälend empfunden)	Absichtliches Langsamerfahren
Fremdkörperreiz in den Augen („Sandmännchen kommt")	Phantasiebilder
Doppelbilder sehen	Wunsch zu schlafen
Schielstellung der Augen (Strabismus divergens)	Plötzlicher Tonusverlust der Nackenmuskulatur (Lecher)
Trockenheit der Mundschleimhaut und Durstgefühl	
Wärmegefühl	Plötzliches Erschrecken mit Schweißausbruch und Herzklopfen bei Änderung der Fahrsituation
Frösteln	
Gähnen	
Gefühl, schlechter zu kuppeln und zu schalten (Gefühl: Wagen hat gelitten, im Getriebe stimmt etwas nicht)	Plötzliche, ganz kurze Absenzen (bei offenen Augen) mit folgendem Erschrecken

	Erste Zeichen beginnender Ermüdung
Augen	Flimmern, Schmerzen, Schweregefühl, Blick wird trübe, verringerte Sehschärfe, schlechtes Fixierungsvermögen, Sehen von: Gegenständen, Passanten, Holzklötzen, Licht, Ringen, verschleiertem Licht, Schattenbildern, frisch überzogenem Bett; Straße „schwimmt", Wahrnehmungsfähigkeit herabgesetzt.
Ohren	Leichtes Dröhnen, Gehör läßt nach, Geräuschempfindlichkeit, Ohrensausen.
Sonstige Empfindungen	Blutdrucksteigerung, Druckgefühl in Kopf und Schläfen, Durstgefühl, Ermüdung des Rückens, Erschlaffen der Arme, Gähnen, Hunger, Magenschmerzen, Nackenschmerzen, Juckreiz in Nase, Kältegefühl, kalte Füße, Kopfschwere, Kopfjucken, Kopfnicken, körperliche Ermüdung, Körperstarre, Krampf, Luftmangel, Sitzmüdigkeit, Sitzfläche schmerzt, Schläfenklopfschmerz, Schlappheit, Schweiß in Händen, schwitzen, steif, Ziehen im Nacken, schmerzhafte Reaktionen, Verkrampfungszustand, Zusammenzucken.
Psychisch	Abschweifen der Gedanken, Konzentrationsschwäche, Dösen, durchgedreht, geistige Müdigkeit, Gereiztheit, Gleichgültigkeit, relative Gleichgültigkeit, Nervosität, Interesselosigkeit, Lustlosigkeit, rauschartige Benommenheit, Unaufmerksamkeit, Unruhegefühl, Ungeduld, Willensschwäche, Wohlgefühl, Appetit auf Zigaretten, Aufschrecken.
Fahrweise	Verzögerte Reaktionen, Automatik, keine schnurgerade Fahrweise, Geschwindigkeitserhöhung, Geschwindigkeitsverminderung, Geschwindigkeitsgefühl geht verloren, Übersehen von Verkehrsschildern, Linksdrall, Schaltmüdigkeit, Schaltzeitpunkt verpaßt, Verschätzung, Zick-zack-fahren.

nomen. Zahlreiche Kraftfahrer erklärten nämlich, sie hätten nach längerem Fahren das Gefühl, sie würden wie Anfänger fahren: Beim Schalten treten Schwierigkeiten auf, der Gashebel müsse ganz gezielt beim Geben von Zwischengas durchgetreten werden, das Krachen im Getriebe beim Schalten veranlasse sie, willensmäßig die Kuppelung besser durchzutreten, bei Steuerbewegungen bemerkten sie ein Unpräzisewerden, ja es trete das eigenartige Gefühl auf, daß die Steuerung zu viel Spiel habe, bei längerem Fahren mache sich das Gefühl bemerkbar, als sei im Getriebe oder in der Kuppelung ein Schaden. Wir finden also hier ein Phänomen, das uns auch die erfahrenen Kraftfahrer hier im Hörsaal bestätigen werden. Ein Phänomen, das uns anzeigt, daß das Hinfälligwerden der bedingten Reflexe anfänglich mißverstanden wird und bei dem Kausalitätsbedürfnis des Kraftfahrers nicht dem Fahrer selbst zur Last gelegt wird, sondern eine Störung im Kraftfahrzeug vorerst unterstellt wird. Dieses eigenartige Phänomen könnte nun auch in Verbindung mit den Ergebnissen von PAWLOWA mit Maschinenrechnerinnen ein Indiz dafür abgeben, daß die Ermüdung in ihren Anfangsstadien subjektiv gänzlich unbewußt eintritt. Wie wichtig es ist, den Kraftfahrer bei der Schulung oder Ausbildung auf dieses Initialsymptom der Ermüdung aufmerksam zu machen, ist klar. Aber auch die Tragweite für die Begutachtung läge auf der Hand. Es scheint aber nicht zu stimmen, daß dieses subjektive Initialsymptom längere Zeit isoliert in Erscheinung tritt, da unsere Umfrage an Kraftfahrern (eine Fragebogenaktion) weit mehr als dieses von uns beobachtete Phänomen zutage gefördert hat. Es ist evident geworden, daß neben diesem Frühsymptom der Ermüdung nebenher noch eine Fülle weiterer Frühsymptome subjektiv bemerkbar werden. Die befragten Kraftfahrer haben hier als Frühsymptome der Ermüdung in Übereinstimmung mit den Untersuchungen der Physiologen KREIDL und HERZ u. a. eine Fülle anderer Symptome angegeben, welche erkennen lassen, daß die Frühsymptome in ihrem Zusammenwirken offenbar so eindeutig sind, daß sie nicht verkannt werden können.

Es ist bezeichnend, daß die befragten Kraftfahrer, von denen etwa ein Sechstel zugegeben hat, schon einmal am Steuer eingeschlafen zu sein, übereinstimmend aussagten, sie hätten natürlich gemerkt, daß sie müde gewesen seien. Von allen Befragten hat nur eine Person behauptet, ohne das Empfinden einer Ermüdung eingeschlafen zu sein.

Diese unsere Erhebungen, die nebenher noch andere Untersuchungen (Einfluß von Autoradio und Heizung, Einfluß von Entmüdungsmitteln) zum Gegenstand hatten, berechtigen uns zu folgenden Feststellungen:

1. Die Frühsymptome der Ermüdung am Steuer treten zwar schleichend auf, sind aber in ihrer Mannigfaltigkeit und der Fülle beim Zusammenwirken subjektiv so signifikant, daß sie sich nicht übersehen lassen.

2. Ein Weiterfahren im ermüdeten Zustand stellt u. E., ohne daß wir den Gerichten etwa vorgreifen wollen, ein „Außerachtlassen der den Umständen nach erforderlichen Sorgfalt" dar. Zugleich Verstoß gegen § 2 der STVZO der Bundesrepublik und gegen § 5 der STVO der DDR.

3. Unsere Erhebungen bei 588 Kraftfahrern berechtigen uns zu der Annahme (gerade im Hinblick auf das Sechstel, das zugegeben hat, schon einmal eingeschlafen zu sein), daß es für jeden Kraftfahrer voraussehbar ist, daß sich die Ermüdungssymptome steigern und zu einem katastrophalen Erfolg führen können. Dieses wiederum lesen wir daraus ab, daß die meisten Kraftfahrer auch die Spätsymptome der Ermüdung gut kennen und dazu präzise Angaben zu machen imstande waren.

4. Die erschreckend hohe Anzahl der durch unsere Umfrage festgestellten Kraftfahrer, die zugegeben haben, schon einmal am Steuer eingeschlafen zu sein, läßt es angezeigt erscheinen, die Verkehrsorganisationen anzuregen, besonders auf die große Gefahr der Ermüdung hinzuweisen und dabei speziell die dem erfahrenen Kraftfahrer bekannte Prodromalsymptomatik der Ermüdung auch den weniger erfahrenen Anfängern als bedeutsam vor Augen zu führen.

Literatur. Graf, O.: Arb. Physiol. **12**, 449 (1943). — Kreidl, A. und F. Herz: Pflügers Arch. **203**, 459 (1924). — Krestownikow, A. N.: Physiologie der Körperübungen. Berlin: Volk u. Gesundheit 1953. — Pawlowa, T. N.: Pawlowzeitschr. **4**, 102 (1954). — Posnanskaja i. B. und Jefimow, W. W.: Arb. Physiol. **3**, 456 (1930) (russisch). — Prokop, O. u. L.: Zbl. Verkehrsmed., Verkehrs-Physiologie u. angrenzende Gebiete 1, 19 (1955/56). — Dtsch. Z. gerichtl. Med. **44**, 343 (1955). — Simonson: Erg. d Physiologie **37**, 399—465 (1935).

F. Bschor und R. Klein, Berlin: **Geistige Leistung und Reaktionszeit im Alter.** (Mit 5 Abb.)

Ein bedeutsames biologisches Merkmal des Alters ist die Verlangsamung mancher zentralnervöser Funktionen. Eine naheliegende Methode, diese Verlangsamung quantitativ faßbar zu machen, ist die Reaktionszeitbestimmung. Bei Personen jüngeren und mittleren Alters sind die Reaktionszeitwerte gut bekannt. Im 3. Lebensjahrzehnt erreicht die Reaktionszeit für einfache akustische Reize Durchschnittswerte von 0,14 bis 0,18 sec, für einfache optische Reize von etwa 0,17 bis 0,22 sec. Diese Werte bleiben bis zum 6. Lebensjahrzehnt ziemlich konstant. Systematische Reaktionszeituntersuchungen an alten Menschen wurden erst neuerdings von Obrist[1], Egidius u. a.[2] sowie Birren u. a.[3] vorgenommen.

Wir haben nun bei 77 im wesentlichen rüstigen Männern zwischen 60 und 85 Jahren — überwiegend ehemalige Angestellte und Beamte des öffentlichen Dienstes — Reaktionszeitbestimmungen unter Verwendung akustischer und optischer Einzelreize vorgenommen. Ferner wurden Wahlreaktionen mit 2 optischen Einzelreizen (rot und grün) geprüft.

Die erhaltenen Mittelwerte sind in Abb. 1 dargestellt. Bei der Gruppe der 60- bis 64jährigen liegen die Werte nur wenig über den bekannten Werten für die jüngeren Altersklassen. Es zeigt sich eine leichte Verschlechterung der Reaktionszeiten mit zunehmendem Alter. Die Werte für die beiden letzten Altersklassen sind nicht verläßlich, da diese Gruppen mit 8 bzw. 3 Personen zu schwach besetzt sind.

Die Verschlechterung der Reaktionszeiten erfolgt für die verschiedenen Reizkonstellationen gleichmäßig. Die Wahlreaktion verlangsamt sich nicht stärker als die einfache Reaktion. Hierin könnte man eine Bestätigung der Annahme von Crossman und Szafran[4] erblicken, wonach bei unterschiedlicher Komplexität der Aufgabe stets ein einheitlicher altersbedingter Zeitfaktor hinzutritt, sich also nicht — wie man glauben möchte — schwierige Handlungen im höheren Alter stärker verlangsamen als einfache. Allerdings ist die Schwierigkeitsdifferenz zwischen Wahl- und Einzelreaktion ziemlich gering. Bei vorsichtiger Interpretation wird man also nur sagen können, daß

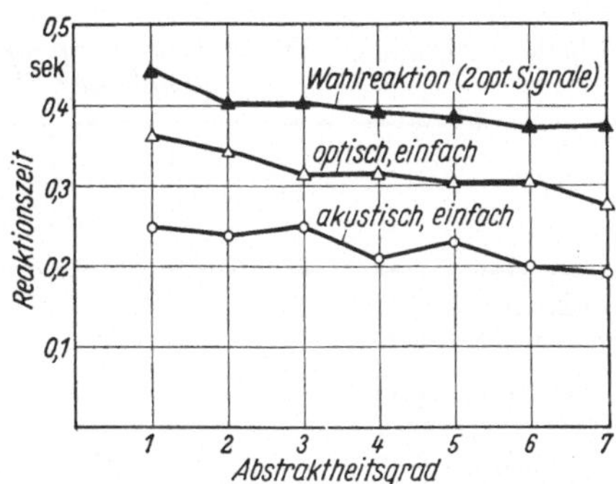

Abb. 1. Reaktionszeit und Alter. Mittelwerte

sich in unseren Versuchen die Resultate Crossmans und Szafrans hinsichtlich geringer Schwierigkeitsunterschiede bestätigen ließen.

Es fragt sich nun, ob Beziehungen zwischen der Denkfähigkeit des Untersuchten und der Reaktionszeit bestehen. Für jüngere Altersklassen ist ziemlich sicher erwiesen (Goldfarb[5]), daß zwischen der Intelligenz und der Reaktionsschnelligkeit bei einfachen Versuchsanordnungen *kein* Zusammenhang besteht. Wie liegen nun die Verhältnisse bei älteren Menschen?

Zu diesem Zwecke wurde der Abstraktheitsgrad des Denkens mit einfachen psychisch-experimentellen Methoden numerisch erfaßt und zu den Reaktionszeitwerten in Beziehung gesetzt. Faßt man die Ergebnisse bei allen 77 Untersuchten — unabhängig vom Alter — zusammen, so scheint mit zunehmendem Abtraktheitsgrad des Denkens die Reaktionsschnelligkeit linear zuzunehmen (Abb. 2).

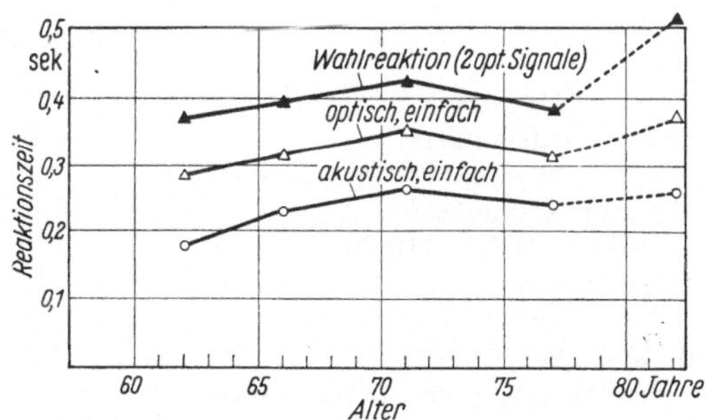

Abb. 2. Reaktionszeit und Abstraktheitsgrad des Denkens. Scheinkorrelation

Wenn man indes die einzelnen Altersklassen getrennt statistisch prüft — wir sind hier Herrn Prof. Freudenberg für seinen Rat zu großem Dank verpflichtet —, so verschiebt sich das Bild. Die Korrelationskoeffizienten sind nämlich bei getrennter Errechnung für die einzelnen Altersklassen recht klein (vgl. Tab. 2). Es besteht kein statistisch gesicherter Zusammenhang zwischen den geprüften geistigen Leistungen und den Reaktionszeitwerten. Bei den 70- bis 74jährigen sind zwar die Korrelationskoeffizienten deutlich höher, erreichen aber auch hier keine signifikanten Werte. Die Ergebnisse sind dahin auszulegen, daß auch bei alten Menschen — ebenso wie bei jüngeren — zwischen dem intellektuellen Niveau und der Reaktionsschnelligkeit kein unmittelbarer Zusammenhang nachweisbar ist.

Tabelle 1. *Mittelwerte (M) und Streuungsmaße (σ) für Reaktionszeiten, Abstraktheitspunkte und Merkfähigkeit*

| | | Altersklassen | | |
		60 bis 64 Jahre n = 19	65 bis 69 Jahre n = 33	70 bis 74 Jahre n = 14
Reaktionszeitwerte (in Centisekunden)				
akustisch, einfach	M	18,42	23,28	26,64
	σ	3,55	9,29	8,06
optisch, einfach	M	27,53	30,85	34,86
	σ	4,57	7,91	9,56
Wahlreaktion............	M	36,53	38,91	42,14
	σ	5,17	6,39	6,40
Abstraktheitspunkte	M	5,11	4,27	3,0
	σ	1,6	1,55	1,73
Merkfähigkeit (Zahlen	M	4,68	4,15	3,86
rückwärts nachsprechen) ..	σ	0,99	0,99	1,11

Tabelle 2. *Korrelationskoeffizienten, für die Altersklassen 60—64 Jahre, 65—69 Jahre und 70—74 Jahre getrennt errechnet*

| | Altersklassen | | |
	60 bis 64 Jahre n = 19	65 bis 69 Jahre n = 33	70 bis 74 Jahre n = 14
Abstraktheitspunkte/ Reaktionszeit akustisch, einfach	−0,10	−0,07	−0,28
Abstraktheitspunkte/ Reaktionszeit optisch, einfach	−0,12	−0,12	−0,54
Abstraktheitspunkte/ Wahlreaktion	−0,00	−0,21	−0,28
Merkfähigkeit/ Reaktionszeit akustisch, einfach	−0,12	−0,27	−0,66
Merkfähigkeit/ Reaktionszeit optisch, einfach	−0,09	−0,01	−0,41
Merkfähigkeit/Wahlreaktion	−0,29	−0,18	−0,27

Die Untersuchungsergebnisse deuten vielmehr auf einen allgemeinen zentralnervösen Abbau hin, der sich innerhalb der geprüften Funktionsbereiche gleichsinnig auswirkt. Es stellt sich also mit höherem Lebensalter — jenseits des 60. Lebensjahres — sowohl eine gewisse Verlangsamung des Reaktionsvermögens als auch eine Abnahme der Merkfähigkeit ein, schließlich werden die Denkvorgänge in zunehmendem Maße konkret.

Einige Fragen des geistigen Leistungsumbaues im Alter lassen sich also mit relativ einfachen Methoden klären. Die Vorträge und Diskussionsbemerkungen dieser Tagung wiesen darauf hin, daß Probleme der Alterung zunehmend Beachtung finden dürften. Um auch einem größeren Untersucherkreis Reaktionszeituntersuchungen bei geringem finanziellem und technischem Aufwand zu erleichtern, sei die von dem einen der Verf. (K.) entwickelte Apparatur, die sich seit 1½ Jahren bewährt hat, näher erläutert:

Für Untersuchungen der Reaktionszeit stellen die in den letzten Jahren angegebenen Geräte, die neben der Messung eine gleichzeitige Registrierung der Meßwerte ermöglichen, eine erhebliche Erleichterung für den Untersucher dar. Während PROKOP[6] den Zeigerrücklauf eines Galvanometers als eigentliches Meßelement benutzte, wurden von LAVES[7] und SCHMIDT[8] Elektrokardiographen für die Registrierung verwendet.

Wir benutzten für die Registrierung das handelsübliche EKG-Gerät (Siemens-Cardiostat), indem wir, wie SCHMIDT, die Wechselstromfrequenz von 50 Hz für die Berechnung der Reaktionszeiten heranzogen. Da es für unsere Untersuchungen wesentlich auf die Prüfung der Wahlreaktionen ankam, entwickelten wir mit einfachen technischen und geringen finanziellen Mitteln ein Gerät, mit welchem mehrere Reizqualitäten auf dem Einkanalschreiber sichtbar gemacht werden konnten.

Das Gerät beruht auf folgendem Prinzip (Abb. 3):

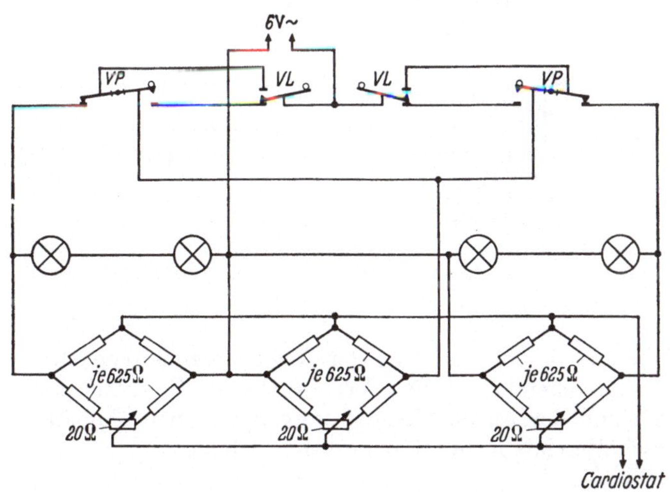

Abb. 3. Schaltskizze für Reaktometer. 2 Wahlreaktionen und Fehlerregistrierung

In einem Stromkreis finden sich 2 hintereinandergeschaltete 7-Volt-Signallämpchen und 2 Kontakttasten, und zwar ein Schließungskontakt für den Versuchsleiter (VL) und ein Öffnungskontakt, der von der Versuchsperson (VP) bedient wird. Die Zeit, die von der Schließung des Stromkreises durch den Versuchsleiter bis zur Öffnung durch die Versuchsperson verstreicht, ist die Reaktionszeit. Ihre Registrierung erfolgt dadurch, daß den Signallämpchen eine Meßbrücke parallel geschaltet ist, so daß sie an den Eingang des Cardiostaten gelegt werden kann. In die Brücken wird das Meßgerät des Cardiostaten geschaltet. Mehrere solcher Stromkreise können mit ihren Brückenzweigen an ein Meßgerät angelegt werden. Durch Stellungsänderung an den Abgleichpotentiometern kann der Reizstrom so verändert werden, daß jeder Reizqualität eine ganz bestimmte Amplitude entspricht. So ist es möglich, auf dem Einkanalschreiber 4 verschiedene Reizqualitäten sichtbar zu machen (Abb. 4).

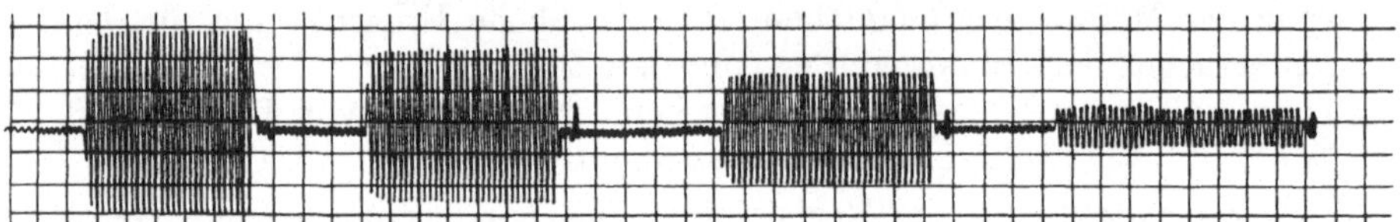

Abb. 4. Beispiel für 4 Reizqualitäten

Da bei der Prüfung von Wahlreaktionen ein falsches Reagieren die Meßergebnisse verfälscht, wurde noch eine Vorrichtung zur automatischen Fehlerregistrierung eingebaut.

Die genaue Schaltung ist der Abb. 3 zu entnehmen. Ein Beispiel für falsche und richtige Reizbeantwortung zeigt Abb. 5.

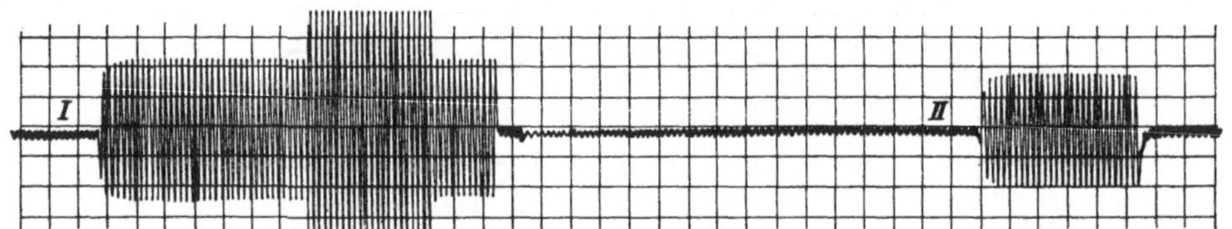

Abb. 5. Beispiel für falsche (I) und richtige (II) Reizbeantwortung bei Wahlreaktion

Der Nachteil des bei Prüfung der Reaktionszeit über einen längeren Zeitraum entstehenden großen Verbrauchs an Registrierpapier wurde durch den von der Firma Siemens vorgenommenen Einbau eines Ein- und Ausschalterelais in den Cardiostaten behoben.

Literatur. [1] Obrist, W. D.: J. Psychol. **35**, 259—266 (1953). — [2] Egidius, A. H.; K. Grunewald und I. Nilsby: Nord. Med. **51**, 85—88 (1954). — [3] Birren, J. E., and J. Botwinick: J. Gerontol. **10**, 429—432 (1955). — [4] Crossman, E. R. F., and J. Szafran: Experientia, Suppl. **IV**, 129—135 (1956). — [5] Goldfarb, W.: An investigation of reaction time in older adults etc. Teachers College, Columbia University New York 1941. — [6] Prokop, O.: Landarzt **30**, 1 (1954). — [7] Laves, W., u. a.: Der Straßenverkehrsunfall, S. 207 (1956). — [8] Schmidt, O.: Vortrag: Alkohol und Straßenverkehr. Bund für alkoholfreien Verkehr. September 1956 Berlin.

R. Herget, Essen:

Die Hauptversammlung fand statt am Donnertag, 22. 5. 1958 um 14.30 Uhr in der neuen Aula der Hebbelschule in Kiel.

Der Vorschlag des Vorstandes und Beirates unsere Gesellschaft in *„Deutsche Gesellschaft für Unfallheilkunde, Versicherungs-, Versorgungs- und Verkehrsmedizin"* umzubenennen wurde einstimmig angenommen.

Zu Ehrenmitgliedern wurden einstimmig ernannt das bisherige korrespondierende Mitglied unserer Gesellschaft Herr. Prof. Dr. Lorenz Böhler, Wien und der frühere Vorsitzende unserer Gesellschaft Herr Prof. K. H. Bauer, Heidelberg.

Der ausgesetzte Preis in Höhe von 1500 DM wurde Herrn Dr. Leo Koslowski aus Liebstadt für seine Arbeit *„Intravitale Autolyse als pathogenetisches Prinzip"* zuerkannt.

Zum Vorsitzenden unserer Gesellschaft für das Jahr 1958/59 wurde Herr Prof. Dr. H. Reinwein, Kiel fast einstimmig gewählt. Als Wahlleiter stellte sich Herr Prof. Stotz, Duisburg zur Verfügung.

Als nächstjähriger Tagungsort wurde durch Abstimmung der Mitglieder Berlin bestimmt. Von 116 abgegebenen Stimmen fielen 82 auf Berlin und 34 auf Bad-Oeynhausen.

Nach Darlegung der Kassenverhältnisse und Prüfung der Kasse durch die Herron Prof. Junge, Sanderbusch, und Dr. von Bramann, Berlin, wurde dem Kassenführer, Herrn Dr. Schwarz, Berlin, Entlastung erteilt.

Garrè · Stich · Bauer

Lehrbuch der Chirurgie

16./17. Auflage völlig neubearbeitet von **R. Stich**, o.ö. Professor für Chirurgie (em.) an der Universität Göttingen, und **K. H. Bauer**, o.ö. Professor für Chirurgie an der Universität Heidelberg. Kapitel „Anaesthesie" von Rudolf Frey, apl. Professor für Anaesthesiologie an der Universität Heidelberg. Mit 670 Abbildungen, davon 104 farbig. XIX, 934 Seiten Gr.-8°. 1958. Ganzleinen DM 78,—

Inhaltsübersicht: Einführung in Geschichte und Wesen der Chirurgie. — **Allgemeiner Teil:** Die Lehre von den Wunden und Verletzungen. — Allgemeine Chirurgie des Bewegungsapparates. — Transplantationen und plastische Chirurgie. — Allgemeine klinische Geschwulstpathologie. — Anaesthesie. Von R. Frey. — **Spezieller Teil:** Chirurgie des Kopfes, des Halses, des Thorax und seiner Organe, der Brustdrüse, des Oesophagus, des Zwerchfells, der Wirbelsäule und des Rückenmarks, des Beckens, der Bauchorgane, der Eingeweidebrüche (Hernien), der Harn- und Geschlechtsorgane. Spezielle Chirurgie der Extremitäten. — Sachverzeichnis.

Chirurgenverzeichnis

Im Einvernehmen mit der Deutschen Gesellschaft für Chirurgie herausgegeben von Professor Dr. **A. Hübner.** Vierte Auflage. XVI, 1002 Seiten 8°. 1958.

Ganzleinen DM 60,—

Vorzugspreis für Mitglieder der Deutschen Gesellschaft für Chirurgie

Ganzleinen DM 48,—

Die Deutschen Chirurgenkongresse seit der 50. Tagung
aus der Sicht ihrer Vorsitzenden

Aus Anlaß der 75. Tagung herausgegeben von **K. H. Bauer**, Vorsitzender der Deutschen Gesellschaft für Chirurgie für das Jahr 1957/58. Mit 30 Abbildungen. VII, 140 Seiten Gr.-8°. 1958. Englische Broschur DM 9,60

Ärztliches Haftpflichtrecht

Seine Grundlagen und seine Bedeutung im Verhältnis des Arztes und des Krankenhauses zum Patienten. Von Professor Dr. **A. Hübner**, Chirurg in Berlin, und Dr. **H. Drost**, Bundesrichter i. R., Karlsruhe. VII, 292 Seiten Gr.-8°. 1955.   Ganzleinen DM 36,—

Gutachtentechnik

Von Professor Dr. **Hans W. Gruhle**, Bonn. III, 66 Seiten 8°. 1955. Steif geheftet DM 6,90

Vorschriften und Richtlinien für den Praktiker und Vertrauensarzt

Von Dr. **Th. Vaternahm**, Homburg v. d. Höhe. V, 59 Seiten 8°. 1955.   DM 4,80

Chirurgische Knochen- und Gelenkerkrankungen

Zugleich ein Versuch einheitlicher Benennung der Krankheitsbilder

Von Professor Dr. med., Dr. rer. nat. h. c. **F. Oehlecker**, Hamburg. Mit einem Geleitwort von Professor Dr. H. Bürkle de la Camp. VII, 155 Seiten Gr.-8°. 1955.

Ganzleinen DM 19,80